rowohlt
POLARIS

W0056162

Jo Marchant

HEILUNG VON INNEN

Die neue Medizin
der Selbstheilungskräfte

Aus dem Englischen von
Monika Niehaus

Rowohlt Polaris

Die englische Originalausgabe erschien 2016
unter dem Titel «Cure. A Journey into the Science of Mind
Over Body» bei Canongate Books Ltd., Edinburgh.

Deutsche Erstausgabe
Veröffentlicht im Rowohlt Taschenbuch Verlag,
Reinbek bei Hamburg, August 2016
Copyright © 2016 by Rowohlt Verlag GmbH,
Reinbek bei Hamburg
«Cure. A Journey into the Science of Mind Over Body»
Copyright © Jo Marchant, 2016
Redaktion Heiner Höfener
Umschlaggestaltung und Motiv
HAUPTMANN & KOMPANIE Werbeagentur, Zürich
Satz Minion Pro, InDesign,
bei Pinkuin Satz und Datentechnik, Berlin
Druck und Bindung CPI books GmbH, Leck, Germany
ISBN 978 3 499 61935 9

Meinen Eltern,
Jim und Diana Marchant,
die mich lehrten, zu denken, zu fragen
und nachzuforschen.

Inhalt

Vorbemerkung

Für dieses Buch haben viele Wissenschaftler und Patienten ihr Wissen und ihre Erfahrungen mit mir geteilt. Sie sind auf diesen Seiten nicht alle direkt erwähnt, doch ich bin ihnen allen von Herzen dankbar.

Zitate, die nicht in den Anmerkungen am Ende des Buches belegt sind, stammen aus meinen eigenen Interviews mit Patienten und Ärzten. Alle belegten Zitate stammen aus Interviews, die ich geführt habe, oder aus anderen publizierten Quellen, und diese sind im Text entsprechend markiert.

Die Namen einiger Betroffener habe ich verändert, um ihre Privatsphäre zu schützen – in diesem Fall nenne ich nur den Vornamen der Person. Bei voller Namensnennung handelt es sich um die wahre Identität der Person. (Ausnahmen sind Davide in Kapitel 1 und Fhena in Kapitel 10 – das sind ihre wirklichen Vornamen.)

Einleitung

An einem Wochentag letzten Sommer war ich morgens mit meinen Kindern im heimischen Park. Es herrschte eine unbeschwerte Südlondoner Atmosphäre; Kinder planschten zwischen Wasserfontänen und spielten Fußball auf dem Rasen. Ich hockte zusammen mit zwei anderen Müttern auf dem Rand des Sandkastens, Sonnencreme und Reiswaffeln griffbereit, während wir zuschauten, wie unsere Kinder mit leuchtend bunten Schäufelchen schiefe Burgen bauten.

Eine der Frauen, eine intelligente, wortgewandte Mutter, die ich gerade kennengelernt hatte, erzählte, wie ein homöopathisches Medikament sie von einem hartnäckigen, äußerst unangenehmen Ekzem geheilt hatte. «Ich liebe Homöopathie!», erklärte sie. Als Naturwissenschaftlerin konnte ich dazu nicht schweigen. Homöopathie ist tatsächlich nichts weiter als Wasser (oder Zuckerpillen) in hübsch aussehenden Fläschchen – alle aktiven Substanzen in diesen Zubereitungen sind so stark verdünnt, dass kaum noch ein einziges Molekül des ursprünglichen Wirkstoffs zu finden sein dürfte. «Aber in homöopathischen Mitteln ist nichts drin!», protestierte ich.

Meine neue Freundin sah mich mitleidig an. «Nichts *Messbares*», entgegnete sie, als sei es ein wenig begriffsstutzig von mir, nicht zu begreifen, dass die Heilkräfte dieser Mittel auf einer undefinierbaren Essenz beruhen, die wissenschaftlich nicht fassbar ist. Und in diesen beiden Worten, erkannte ich, hatte diese Mutter eine der wichtigsten philosophischen Schlachten der modernen Medizin zusammengefasst.

Auf der einen Seite stehen die Anhänger der konventionellen westlichen Medizin. Sie sind rational, reduktionistisch und in der materiellen Welt verwurzelt. Ihrem Paradigma zufolge kann man den Körper mit einer Maschine vergleichen. Gedanken, Überzeugungen und Gefühle fließen in der Regel nicht in die Behandlung einer Erkrankung ein. Wenn eine Maschine defekt ist, beginnt man keine Unterhaltung mit ihr. Ärzte setzen fassbare, physische Methoden ein – bildgebende Verfahren, Tests, Medikamente, operative Eingriffe –, um das Problem zu diagnostizieren und das defekte Teil zu reparieren.

Auf der anderen Seite stehen alle Übrigen: Anhänger einer alten, alternativen und östlichen Medizin. Diese holistischen Traditionen halten das Immaterielle für wichtiger als das Materielle, subjektive Erfahrungen und Überzeugungen bedeuten mehr als objektive Ergebnisse wissenschaftlicher Testreihen. Statt Medikamente zu verschreiben, behaupten Therapeuten, die Akupunktur, spirituelles Heilen und Reiki verwenden, sich nicht greifbare Energiefelder zunutze zu machen. Befürworter der Homöopathie stört es nicht, dass ihre Heilmittel keinerlei Spuren aktiver Inhaltsstoffe enthalten, denn sie sind überzeugt, dass auf irgendeine Weise ein nicht greifbares «Gedächtnis» des Wirkstoffs im Wasser zurückbleibt.

Im Westen hat die konventionelle Medizin noch immer die Oberhand, doch auch bei uns wenden sich Millionen Menschen alternativen Heilmethoden zu. In den USA werden die Wunder spirituellen Heilens und von Reiki regelmäßig in Fernsehsendungen diskutiert. 38 Prozent aller Erwachsenen verwenden komplementäre oder alternative Medizin in irgendeiner Form (wenn man Gebete einbezieht, sind es sogar 62 Prozent). Jedes Jahr geben sie bei 354 Millionen Besuchen von Alternativmedizinern rund 34 Milliarden Dollar aus[1] (verglichen mit rund 560 Millionen Besuchen beim Hausarzt).[2] In London, wo ich lebe, legen Mütter ihren Babys häufig Bernsteinketten um, in der festen Überzeugung, diese Schmucksteine könnten die Schmerzen beim Zahnen lindern. Intelligente, gebildete Frauen verweigern wichtige Impfungen für ihre Kinder oder greifen wie meine Freundin zu Behandlungsmethoden, die wissenschaftlich sinnlos erscheinen.

Wenig überraschend schlagen Wissenschaftler zurück. Professionelle Skeptiker auf beiden Seiten des Atlantiks – Aufklärer wie James Randi und Michael Shermer, wissenschaftliche Blogger wie Steven Salzberg und David Gorski, der Biologe und Autor Richard Dawkins – prangern Religion, Pseudowissenschaft und vor allem die alternative Medizin aggressiv an.

Von dem 2009 erschienenen Buch *Bad Science* (deutsch: *Die Wissenschaftslüge*), in dem der Epidemiologe Ben Goldacre diejenigen brandmarkt, die Wissenschaft gebrauchen, um ungerechtfertigte Gesundheitsbehauptungen aufzustellen, sind in 22 Ländern insgesamt mehr als eine halbe Million Exemplare verkauft worden. Selbst Comedians von Tim Michin bis Dara Ó Briain setzen sich ein, kämpfen mit Witz und Humor für rationales Denken und spotten über die Absurdität von Behandlungen wie Homöopathie.

Ihre Anhänger stemmen sich mit Konferenzen, Artikeln, Protesten und dem, was der Wissenschaftsjournalist Steve Silberman «in den Sand gezogene Linien gegen Pseudowissenschaft»[3] nennt, gegen die Flut der Irrationalität, beispielsweise mit einer von vielen hundert britischen Ärzten unterzeichneten Petition, die verlangt, dass der National Health Service aufhört, Geld für homöopathische Behandlungen auszugeben. Klinische Versuchsreihen zeigen, so die Skeptiker, dass die meisten alternativen Heilmittel nicht besser als Placebos (Scheinmedikamente) wirken – Menschen, die sie verwenden, werden angeschmiert. Viele argumentieren, solche Schwindelbehandlungen müssten ausgerottet werden. Es gebe keinen Bereich des Gesundheitswesens, der nicht von Behandlungen, die auf konventioneller, evidenzbasierter Medizin fußen, abgedeckt werden kann.

Ich bin sehr dafür, eine rationale Weltsicht zu verteidigen.

Ich glaube leidenschaftlich an die wissenschaftliche Vorgehensweise: Ich habe einen Doktortitel in Genetik und medizinischer Mikrobiologie und habe während meiner Promotion an einem der Londoner Spitzenkrankenhäuser drei Jahre damit verbracht, die Funktionsweise von Zellen zu erforschen. Ich bin überzeugt, dass sich alles in der natürlichen Welt wissenschaftlich erforschen lässt, wenn wir die richtigen Fragen stellen, und dass medizinische Behandlungen, auf die wir vertrauen, rigoros getestet werden sollten. Die Skeptiker haben recht: Wenn wir Wissenschaft durch Wunschdenken ersetzen, können wir leicht ins finstere Mittelalter zurückrutschen – Hexen ertränken, Aderlässe vornehmen und Gott anflehen, uns vor der Pest zu bewahren.

Ich bin mir jedoch nicht sicher, dass man die alternative Medizin einfach beiseiteschieben kann. Bei meiner Tätigkeit als Wissenschaftsjournalistin treffe ich nicht nur auf diejenigen, die von der modernen Medizin geheilt werden, sondern auch auf die, denen nicht geholfen wird: Patienten, deren Leben von Darmproblemen oder chronischer Müdigkeit zerstört wird, die aber nicht ernst genommen werden, weil sie keine «richtige» Krankheit haben; Menschen, die unter chronischen Schmerzen oder Depressionen leiden und denen immer höhere Medikamentendosen verschrieben werden, die zu Sucht und anderen Nebenwirkungen führen, ohne das eigentliche Problem zu lösen; Krebspatienten, die immer wieder mit aggressiven Methoden therapiert werden, ohne dass es noch eine vernünftige Hoffnung gäbe, ihr Leben zu verlängern oder zumindest erträglicher zu gestalten.

Und ich stoße regelmäßig auf wissenschaftliche Entdeckungen – manchmal machen sie Schlagzeilen, aber häufig sind sie tief in Fachzeitschriften verborgen –, die dafür sprechen, dass nicht fassbare, immaterielle Behandlungen echte physische Vorteile bringen können. Patienten, die vor einer Operation hypnotisiert werden, erleiden weniger Komplikationen und erholen sich schneller. Meditation löst tief im Inneren unserer Zellen molekulare Veränderungen aus. Wenn eine Behandlung nicht besser als ein Placebo wirkt, heißt dies nicht, dass sie nicht wirkt – allein der Glaube, man habe ein wirksames Heilmittel erhalten, kann einen dramatischen biologischen Effekt haben. Die Mütter rund um mich herum, die Bernsteinarmbänder oder homöopathische Pillen verwenden, sind nicht unwissend oder dumm; sie wissen aus Erfahrung, dass diese Dinge wirklich helfen.

Obwohl ich daher glaube, dass die Befürworter der alternativen Medizin einem Irrtum erliegen, wenn sie von Wassergedächtnis und heilenden Energiefeldern schwärmen, bin ich im Gegenzug nicht davon überzeugt, dass die Skeptiker völlig richtig liegen. Ich begann dieses Buch zu schreiben, weil ich mich fragte, ob sie und mit ihnen viele konventionelle Ärzte einen wichtigen Bestandteil der physischen Gesundheit übersehen: ein Versäumnis, das zum Ansteigen chronischer Erkrankungen beiträgt und Millionen geistig gesunder, intelligenter Menschen in die Arme von Alternativmedizinern treibt. Ich rede natürlich von der Psyche, dem Geist.

○○○

Haben Sie jemals einen Adrenalinschock verspürt, nachdem Sie von einem Auto um Haaresbreite verfehlt wurden? Sich allein durch die Stimme Ihres Partners / Ihrer Partnerin angeturnt gefühlt? Allein durch den Anblick von Maden im Mülleimer ein starkes Gefühl der Übelkeit empfunden? Wenn das der Fall ist, dann wissen Sie aus eigener Erfahrung, wie dramatisch die Psyche unseren physischen Körper beeinflussen kann. Informationen über unseren mentalen Zustand helfen unserem Körper ständig, sich an unsere Umgebung anzupassen, auch wenn wir uns dessen vielleicht nicht bewusst sind. Wenn wir ein hungriges Raubtier – oder einen sich rasch nähernden Laster – sehen, bereitet sich unser Körper darauf vor, rasch aus der Gefahrenzone zu gelangen. Wenn uns jemand mitteilt, dass es gleich etwas zu essen gibt, bereiten wir uns auf eine angenehme, entspannende Verdauungsphase vor.

So viel wissen wir. Doch wenn es um die Gesundheit geht, neigt die Schulmedizin dazu, die Wirkung des Geistes auf den Körper zu negieren oder zumindest herunterzuspielen. Es gehört zum akzeptierten Wissen, dass negative psychische Zustände wie Stress oder Furcht die Gesundheit auf lange Sicht schädigen können (obgleich auch dies noch vor einigen Jahrzehnten höchst umstritten war). Die Vorstellung, dass auch das *Gegenteil* eintreten kann, dass unser emotionaler Zustand unter Umständen eine wichtige Rolle bei der Abwehr von Krankheiten spielen oder dass unsere Psyche «Heilkräfte» entwickeln kann, gilt jedoch als im höchsten Maße exzentrisch.

Die in der westlichen Medizin übliche Trennung zwischen Körper (Physis) und Geist (Psyche) wird gemeinhin dem französischen Philosophen René Descartes in die Schuhe geschoben. Die Heilkundigen der Antike, die wenig mehr als den Placebo-Effekt zur Hand hatten, wussten nur allzu gut, dass Körper und Geist eine Einheit bildeten. Der frühe griechische Arzt Hippokrates, der bei vielen als Vater der Medizin gilt, sprach von der «natürlichen inneren Heilkraft»; darin wurde er von seinem Landsmann, dem Arzt Galen unterstützt, der im 2. Jahrhundert n. Chr. lebte und die Überzeugung vertrat, «Vertrauen und Hoffnung» seien «wichtiger als Medikamente.»[4]

Im 17. Jahrhundert unterschied Descartes jedoch zwischen zwei grundlegend verschiedenen Typen von Substanzen: physischen Objekten, wie der Körper, die sich mittels wissenschaftlicher Methoden untersuchen ließen, und dem immateriellen Geist, der seiner Meinung nach ein Geschenk Gottes war und sich einer wissenschaftlichen Erforschung entzog. Auch wenn diese beiden Substanzen miteinander kommunizieren konnten (Descartes nahm an, dies geschehe mittels der Zirbeldrüse [Epiphyse] im Gehirn), kam er zu dem Schluss, sie existierten unabhängig voneinander.

Wenn wir sterben und keinen Körper mehr haben, lebt unser eigenständiger Geist weiter.

Die meisten Philosophen und Neurowissenschaftler lehnen diese Vorstellungen über einen Körper-Geist-Dualismus inzwischen ab. Vielmehr nehmen sie an, dass jeder Zustand des Gehirns – jede physische Konfiguration der Neuronen – intrinsisch mit einem bestimmten Gedanken oder Geisteszustand korreliert ist und beide sich nicht voneinander trennen lassen. Dennoch hatte Descartes einen enorm großen Einfluss auf die Naturwissenschaften und die Philosophie der folgenden Jahrhunderte. Subjektive Gedanken und Gefühle gelten noch immer als weniger wissenschaftlich – der strengen Forschung weniger zugänglich und sogar weniger «real» – als physikalisch messbare Größen.

In der Medizin haben praktische Fortschritte den Geist möglicherweise noch effizienter verbannt als jede philosophische Debatte. Gelehrte entwickelten eine ganze Palette diagnostischer Geräte wie Mikroskop, Stethoskop und Blutdruckmanschette und im 19. Jahrhundert in Paris zudem die Autopsie. Zuvor hatten Ärzte Erkrankungen aufgrund der von ihren Patienten beschriebenen Symptome diagnostiziert; nun konnte sie ihre Schlussfolgerungen auf strukturelle, nachweisbare Veränderungen gründen. Krankheiten wurden nicht länger durch das subjektive Erleben des Patienten definiert, sondern durch den physischen Zustand des Körpers. Inzwischen ist es so weit gekommen, dass ein Patient, der sich krank fühlt, bei dem der Arzt aber kein Problem finden kann, behandelt wird, als sei er gar nicht richtig krank.

Zu einem weiteren Schritt fort vom subjektiven Erleben kam es in den 1950er Jahren mit der Einführung kontrollierter randomisierter Tests. Die Versuchspersonen werden nach dem Zufallsprinzip der Interventions- bzw. der Kontrollgruppe zugeordnet. Um individuelle Tendenzen und somit Verzerrungen bei der Prüfung neuer Therapien zu vermeiden, wissen weder Ärzte noch Patienten, welcher Patient den Wirkstoff und welcher das Placebo erhält, und die Ergebnisse werden nach strengen statistischen Maßstäben ausgewertet. Die unzuverlässige menschliche Erfahrung wird durch objektive, harte Zahlen ersetzt.

Dies ist zweifellos eine der wichtigsten intellektuellen Errungenschaften der modernen Zeit, und die Ergebnisse grenzen an ein Wunder. Dank einer objektiven Methode, die zeigt, ob eine Behandlung wirkt oder nicht, lassen sich Ärzte nicht mehr durch unzuverlässige Behandlungen hinters Licht führen. Wir verfügen heute über Antibiotika zur Abwehr von Bakterien, Chemotherapie zur Bekämpfung von Krebs und Impfstoffe, um Kinder vor tödlichen Krankheiten von Polio («Kinderlähmung») bis Masern zu schützen. Wir können kranke Organe per Transplantation austauschen, das Downsyndrom schon im Mutterleib diagnostizieren, und Wissenschaftler arbeiten an einer Stammzellentherapie, um geschädigte Augen, Herzen und Hirne zu reparieren.

Weniger erfolgreich war dieses Paradigma jedoch beim Lösen komplexer Probleme wie Schmerzen und Depressionen oder dabei, den Anstieg chronischer Leiden wie Herz-Kreislauf-Erkrankungen, Diabetes und Demenz zu verhindern. Und es hat dazu geführt, dass Ärzte und Wissenschaftler vieles über die Funktionsweise des Körpers ignorieren, das den meisten Normalsterblichen wie gesunder Menschenverstand erscheint. Die ganz überwiegende Konzentration auf das Physische – das Messbare – hat die schwerer fassbaren Effekte der Psyche an den Rand gedrängt.

Dieser blinde Fleck hat dazu geführt, dass die Vorstellung, es gebe heilkräftige Gedanken oder Überzeugungen, von jedermann – von Leuten, die vom Wunschdenken geleitet werden, bis zu zynischen Geschäftsleuten – für sich beansprucht werden kann. Wissenschaftliche Befunde werden ignoriert oder stark verzerrt dargestellt. Selbsthilfe-Bücher, Webseiten und Blogs stellen völlig überzogene Behauptungen auf: Die Auflösung emotionaler Konflikte kann Krebs heilen (Ryke Hamer, Begründer der Germanischen Neuen Medizin); unsere Psyche kann unsere DNA kontrollieren (Zellbiologe Bruce Lipton in seinem Bestseller *The Biology of Belief*) (deutsch: *Intelligente Zellen: Wie Erfahrungen unsere Gene steuern*); Krankheiten können in einem Körper mit harmonischen Gedanken nicht gedeihen (Rhonda Byrne in dem Millionen-Bestseller *The Secret*) (deutsch: *The Secret – das Praxisbuch für jeden Tag*). Der Geist wird als Allheilmittel vermarktet, der unsere Leiden ohne jegliche Anstrengung unsererseits heilen kann, einmal abgesehen von einer Weltsicht durch eine rosarote Brille.

Die heilenden Kräfte der Psyche – oder deren Fehlen – ist daher zu einem der wichtigsten Schlachtfelder in dem umfassenderen Kampf gegen irrationales Denken geworden. Die Krux ist: Je mehr Skeptiker versuchen, wilde Behauptungen zu entkräften, indem sie logische Gründe, die Beweislage und wissenschaftliche Methodik ins Feld führen, desto stärker isolieren sie diejenigen, die sie zu überzeugen suchen. Indem Skeptiker leugnen, was vielen Leuten so offensichtlich erscheint – nämlich dass die Psyche die Gesundheit beeinflusst, dass alternative Therapien in vielen Fällen wirken – tragen sie zu einem Verlust des Vertrauens, wenn nicht gar zu einer offenen Trotzhaltung gegenüber der Wissenschaft bei. Wenn Wissenschaftler behaupten, solche Heilverfahren seien wirkungslos, dann beweist das nur, wie wenig diese Wissenschaftler wissen.

Wie wäre es, wenn wir einen anderen Ansatz wählten? Wenn wir die Rolle der Psyche für die Gesundheit anerkennen, können wir sie dann aus den Klauen der Pseudowissenschaften befreien?

Bei den Recherchen für dieses Buch bin ich um die ganze Welt gereist, um mich über die aktuelle Forschung zu informieren, die gerade auf diesem Gebiet stattfindet. Mein Ziel war es, diejenigen Wissenschaftler aufzusuchen, die gegen den Strom schwimmen und die Wirkungen der Psyche auf den Körper erforschen, um mit diesem Wissen Patienten zu helfen. Was kann die Psyche tatsächlich bewirken? Wie funktioniert sie und warum? Und wie können wir diese neuesten Erkenntnisse für unser eigenes Leben nutzen?

Wir beginnen mit dem vielleicht besten Beispiel für den Einfluss der Psyche auf den Körper – dem Placebo-Effekt – und den Wissenschaftlern, die erforschen, was wirklich passiert, wenn wir Scheinmedikamente nehmen. Anschließend beschäftigen wir uns mit einigen erstaunlichen Möglichkeiten, die Psyche zu veranlassen, gegen Krankheiten anzukämpfen; das reicht vom Einsatz von Hypnose, um die Darmperistaltik zu verlangsamen, bis zum Training des Immunsystems, das lernt, auf Geschmack und Geruch zu reagieren. Und wir erfahren, dass die richtigen Worte einer Betreuungsperson darüber entscheiden können, ob Sie eine Operation benötigen oder nicht – und sogar darüber, wie lange Sie leben.

Die zweite Hälfte des Buches geht über die unmittelbaren Wirkungen von Gedanken und Überzeugungen hinaus und beschäftigt sich damit, wie unsere psychischen Zustände unser ganzes Leben hindurch unser Erkrankungsrisiko beeinflussen. Wir besuchen Wissenschaftler, die Hirn-Scans und DNA-Analysen einsetzen, um herauszufinden, ob uns Therapien, die körperliche wie geistige Dimensionen ansprechen, von Meditation bis Biofeedback, tatsächlich gesünder machen. Und wir wollen wissen, wie unsere Wahrnehmung der Welt um uns herum unsere physische Struktur beeinflusst, bis hinab zur Aktivität unserer Gene.

Unterwegs stoßen wir auch an die Grenzen psychologischer Tricks und Therapien. Was kann die Psyche *nicht* bewirken? Wann gehen die Behauptungen ganzheitlicher Heiler zu weit? Und was passiert, wenn die Psyche die Dinge verschlimmert?

Die Recherche für dieses Buch hat mich weiter geführt, als ich mir jemals vorgestellt habe, vom Werfen virtueller Schneebälle in einem ebenfalls virtuellen Eiskanal bis zum Baden von Pilgern im Wallfahrtsort Lourdes. Die Wissenschaft, auf die ich stieß, inspirierte mich ebenso wie die Ärzte und Forscher, die darum kämpfen, Körper und Geist wieder zusammenzubringen und dabei auf jeder Ebene – praktisch, ökonomisch und philosophisch – auf Widerstand stoßen. Doch am meisten berührten mich die Patienten und

Studienteilnehmer, denen ich begegnete; sie beeindruckten mich durch ihren Mut und ihre Würde angesichts ihres Leidens.

Von ihnen und vielen anderen habe ich letztlich gelernt, dass die Psyche kein Wundermittel ist. Manchmal übt sie eine erstaunliche und unmittelbare Wirkung auf unseren Körper aus. Manchmal stellt sie einen wichtigen, aber subtilen Faktor unter vielen anderen Faktoren dar und formt unsere Gesundheit langfristig, wie es auch Sport und Ernährung tun. Und manchmal hat sie überhaupt keinen Einfluss. Noch haben wir auf viele Fragen keine Antwort. Ich hoffe jedoch, dieses Buch wird die Skeptiker veranlassen, darüber nachzudenken, was ihnen vielleicht bisher entgangen ist.

Und meiner Freundin am Sandkasten würde ich Folgendes sagen: Wir müssen wissenschaftliche Befunde und logisches Denken nicht länger verleugnen, um von den heilenden Eigenschaften der Psyche zu profitieren. Die Wissenschaft ist da. Lassen Sie uns einen näheren Blick darauf werfen, was sie sagt.

SO TUN ALS OB
Warum Nichts wirkt

Bis wenige Monate vor seinem zweiten Geburtstag schien Parker Beck aus Bedford, New Hampshire, ein glücklicher und gesunder kleiner Junge zu sein. Dann begann er, sich aus der Welt zurückzuziehen. Parker hörte auf zu lächeln, zu sprechen oder auf seine Eltern zu reagieren. Er wachte häufig nachts auf, stieß seltsame, hohe Schreie aus und entwickelte Bewegungsstereotype, drehte sich ständig und schlug sich mit den Händen gegen den Kopf. Als seine Eltern Victoria und Gary medizinischen Rat einholten, fiel das Wort, das sie gefürchtet hatten: Ihr Sohn zeigte klassische Symptome von Autismus. Trotz all ihrer Bemühungen, ihrem Sohn die beste Behandlung zukommen zu lassen, verschlechterte sich Parkers Zustand immer weiter. Bis zum April 1996 – Parker war inzwischen drei. Da passierte etwas Erstaunliches.

Wie häufig bei Kindern mit Autismus, hatte Parker auch Magen-Darm-Probleme, darunter chronischen Durchfall. Daher nahm ihn Victoria zu Karoly Horvath mit, einem Darmspezialisten an der University of Maryland. Auf Horvaths Rat hin unterzog sich Parker einer Darmendoskopie, bei der eine Kamera am Ende eines flexiblen Schlauches in den Darmtrakt geschoben wird. Der Test selbst erbrachte keine neuen Erkenntnisse. Aber fast über Nacht begann Parker, sich zu erholen. Seine Darmfunktion verbesserte sich, und er begann, gut zu schlafen. Und er fing wieder an, zu kommunizieren – er lächelte, nahm Augenkontakt auf und brach sein fast völliges Schweigen, benannte Lernkarten und sagte zum ersten Mal seit mehr als einem Jahr «Mama» und Papa».

Das Etikett «Autismus» deckt ein breites Spektrum von Störungen ab, die durch Probleme mit der Sprache und sozialen Interaktionen gekennzeichnet sind; in den Vereinigten Staaten sind rund eine halbe Million Kinder betroffen. Manche Kinder zeigen von Geburt an eine verzögerte Entwicklung, andere, wie Parker, wirken zunächst normal, entwickeln sich jedoch dann zurück. Einige der individuellen Symptome lassen sich medikamentös behandeln. Heilpädagogische und Verhaltenstherapien (für Kinder und Eltern) können sich sehr positiv auswirken. Es gibt jedoch keine effiziente Behandlung oder Heilung. Victoria erschien Parkers plötzliche Verwandlung wie ein Wunder.

Sie brachte das Krankenhaus dazu, ihr die Endoskopieprozedur, der sich Parker unterzogen hatte, in allen Einzelheiten zu schildern, bis zur Dosis des Anästhetikums, das dabei benutzt worden war. Nach einem Ausschlussverfahren kam sie zu der Überzeugung, dass eine Dosis eines Darmhormons namens Sekretin die Symptome ihres Sohnes derart positiv beeinflusst hatte. Dieses Hormon regt die Bauchspeicheldrüse (Pankreas) dazu an, Verdauungssäfte zu produzieren, und es wurde Parker im Rahmen eines Tests verabreicht, der sicherstellen sollte, dass sein Pankreas ordnungsgemäß arbeitete. Victoria war überzeugt, dass ein Zusammenhang zwischen den Darmproblemen ihres Sohnes und seinen Autismussymptomen bestand, und kam zu dem Schluss, das Hormon müsse seine dramatische Wiederherstellung ausgelöst haben.

Fest entschlossen, eine weitere Dosis Sekretin für Parker zu bekommen, wandte sich Victoria an die Ärzte der Universität of Maryland, um ihnen von ihrer Theorie zu erzählen, doch diese zeigten kein Interesse. Sie nahm auch Kontakt mit Autismusforschern und Ärzten überall im Land auf und schickte ihnen Videoaufnahmen, die Parkers Fortschritte belegten. Schließlich, im November 1996, wurde Kenneth Sokolski, Assistenzprofessor der Pharmakologie an der University of California, dessen Sohn Aaron an Autismus litt, auf ihre Geschichte aufmerksam. Sokolski überzeugte einen örtlichen Gastroenterologen, bei Aaron denselben diagnostischen Test durchzuführen. Aaron begann daraufhin ebenfalls, Augenkontakt aufzunehmen und Wörter zu wiederholen.

Das reichte Horvath von der University of Maryland aus, um einem dritten Jungen eine Sekretin-Infusion zu verabreichen – und dieser zeigte dieselbe Reaktion. Horvath verabreichte auch Parker eine zweite Dosis, und Victoria stellte einen weiteren Sprung bei den Fortschritten ihres Sohnes fest. 1998 veröffentlichte Horvath in einer medizinischen Fachzeitschrift einen Bericht über die Sekretin-Behandlung der drei Jungen und behauptete eine «dramatische Verbesserung in ihrem Verhalten, die sich in verbessertem Augenkontakt, Aufmerksamkeit und sprachlichem Ausdruck manifestierte».[1]

Horvath weigerte sich jedoch, Parker weitere Sekretin-Infusionen zu geben, und verwies darauf, dass Sekretin zur Behandlung nicht zugelassen war. Victoria fand jedoch schließlich einen anderen Arzt, der einwilligte, Parker zu behandeln, und am 7. Oktober 1998 wurde seine Geschichte in der NBC-Fernsehshow *Dateline* ausgestrahlt. Das Programm präsentierte einem Millionenpublikum die Videos, die Parker als verspielten, aufgeschlossenen kleinen Jungen zeigten, und präsentierte die Aussagen von anderen Eltern, die es mit diesem Hormon versucht hatten, nachdem sie von Parkers Fortschritten gehört hatten. «Nach diesem Sekretin kein Durchfall mehr, er geht aufs Töpfchen, schaut einem in die Augen, redet und sagt ‹sieh mal, wie schön draußen!›», erzählte eine Mutter begeistert. «Er schaute mir direkt ins Gesicht, sah mir in die Augen, als wollte er sagen ‹Mama, ich hab dich ein ganzes Jahr gar nicht gesehen›», meinte eine andere.[2] Von 200 Kindern mit Autismus, die das Hormon erhalten hatten, so das *Dateline*-Programm, habe mehr als die Hälfte positiv darauf reagiert.

Es dauerte nur zwei Wochen, bis Ferring Pharmaceuticals, das einzige US-Unternehmen, das eine Lizenz zur Sekretin-Produktion besaß, völlig ausverkauft war. Im Internet wechselten Sekretin-Dosen für Tausende von Dollars den Besitzer. Gerüchten zufolge nahmen Familien Hypotheken auf ihr Haus auf, um das nötige Geld für das Hormon aufzubringen oder um auf dem Schwarzmarkt Chargen aus Mexiko oder Japan zu kaufen. In den Folgemonaten erhielten mehr als 2500 Kinder Sekretin, und die Erfolgsgeschichten rissen nicht ab.

«Die Aufregung war riesig», erinnert sich der Pädiater Adrian Sandler am Olsen Huff Center for Child Development in Asheville, North Carolina. «Unsere Telefone hörten nicht auf zu klingeln, weil Eltern mit autistischen Kindern, deren Entwicklung wir verfolgten, verlangten, dass wir sie mit Sekretin behandelten.»[3] Mediziner machten sich jedoch Sorgen, es könne zu einer potenziellen Krise der öffentlichen Gesundheit kommen. Da es keine harten Daten gab, ob wiederholte Sekretin-Gaben sicher waren, geschweige denn, ob sie etwas nützten, wurden auf der Stelle landesweit in medizinischen Zentren mehr als ein Dutzend klinischer Studien in die Wege geleitet. Sandler leitete die erste kontrollierte Studie, die veröffentlicht wurde und 60 autistische Kinder umfasste.

Wie es der Goldstandard bei solchen Studien verlangt, wurden Sandlers Studienteilnehmer nach dem Zufallsprinzip in zwei Gruppen eingeteilt. Eine Gruppe erhielt das Hormon, die andere ein Scheinmedikament oder Placebo (in diesem Fall eine Kochsalzinjektion). Um als wirksames Medikament zu gelten, musste Sekretin besser als das Placebo abschneiden. Vor und nach der Injektion wurden die Symptome der Kinder von Klinikern, Eltern und Lehrern beurteilt, die nicht wussten, zu welcher Gruppe jedes Kind gehörte.

Im Dezember 1999 erschien Sandlers Bericht in der renommierten Fachzeitschrift *New England Journal of Medicine*, und die Ergebnisse waren ebenso überraschend wie vernichtend.[4] Zwischen den beiden Gruppen gab es keinen statistisch signifikanten Unterschied. Die anderen Studien kamen zu demselben Ergebnis:

Sekretin brachte im Vergleich zur Placebo-Behandlung keinerlei zusätzlichen Nutzen. Als Medikament für Autismus war es wirkungslos. Die ganze Verheißung von Sekretin war offenbar eine Täuschung, erfunden von Eltern, die so verzweifelt nach einer Verbesserung bei ihren Kindern Ausschau hielten, dass sie diese buchstäblich «gesehen» hatten. Die Sekretin-Geschichte war zu Ende.

Oder etwa doch nicht? Die Schlussfolgerung in Sandlers Artikel umfasste nur einen einzigen Satz: «Eine Einzeldosis von synthetischem menschlichen Sekretin stellt keine wirksame Behandlung für Autismus dar.» Was er in diesem Artikel jedoch nicht erwähnt, ist, wie verblüfft er darüber war, dass sich der Zustand der Kinder in *beiden* Gruppen signifikant verbesserte. «Das Interessante für mich war», erzählt er mir, «dass es den Kindern in beiden Gruppen besser ging. Sowohl in der Gruppe, die Sekretin erhielt, als auch in derjenigen, die Kochsalz erhielt, gab es eine signifikante Reaktion auf die Therapie.»

War das ein glücklicher Zufall? Wie bei vielen chronischen Erkrankungen können die Symptome beim Autismus in Abhängigkeit von der Zeit fluktuieren. Einer der Gründe, warum es so wichtig ist, neue Behandlungen gegen ein Placebo zu testen, besteht darin, dass jede augenscheinliche Veränderung von Symptomen nach einer Medikation ein Zufallsprodukt sein kann. Sandler war jedoch überrascht, wie stark diese Verbesserung war.

Die Kinder in seiner Studie wurden nach einer offiziellen Skala, der sogenannten Autism Behavior Checklist, bewertet, die ein breites Spektrum von Symptomen umfasst, zum Beispiel, ob sie auf eine schmerzhafte Schnittverletzung oder Quetschung reagieren oder ob sie eine Umarmung erwidern. Die Skala reicht von 0 bis 158, wobei höhere Werte schwerere Symptome kennzeichnen. Die Kinder in Sandlers Placebo-Gruppe begannen die Studie mit einem Mittelwert von 63. Einen Monat nach der Injektion mit dem Placebo (Kochsalzlösung) war dieser Mittelwert auf 45 gesunken.[5] Das ist eine Verbesserung von 30 Prozent innerhalb weniger Wochen – etwas, das vielen Eltern von autistischen Kindern wie ein Wunder erscheinen würde. Zudem war die Wirkung nicht gleichmäßig verteilt. Während einige Kinder keine Reaktion zeigten, reagierten andere geradezu dramatisch.

Dieses Muster sprach nach Sandlers Meinung dafür, dass sich die Becks und andere Eltern, überzeugt vom Nutzen der Behandlung, die Veränderungen bei ihren Kindern nicht eingebildet hatten. Die Symptomatik ihrer Kinder verbesserte sich tatsächlich. Aber das hatte nichts mit Sekretin zu tun.

○ ○ ○

Bonnie Anderson bemerkte das Wasser auf ihrem Küchenboden nicht, bis es zu spät war. Eines Sommerabends im Jahr 2005 war die 75-Jährige auf ihrem Sofa vor dem laufenden Fernseher eingeschlafen.[6] Sie erinnert sich nicht an das Programm, vielleicht irgendein ein alter Film. Als sie aufwachte, war es dunkel, und sie ging barfuß in die Küche, um sich ein Glas Wasser zu holen, ohne sich die Mühe zu machen, das Licht anzuschalten. Der Wasserreinigungsfilter war jedoch undicht, und sie rutschte auf den nassen Fliesen aus und landete flach auf dem Rücken.

Bonnie konnte sich nicht bewegen und spürte einen unerträglichen Schmerz in ihrer Wirbelsäule. «Es war beängstigend», meinte sie. «Ich dachte ‹Mein Gott, ich habe mir das Rückgrat gebrochen.›» Ihr Lebensgefährte Don zog sie in den Flur und legte eine Decke über sie, und ein paar Stunden später konnte sie mühsam aufstehen und sich auf das Sofa hieven. Zum Glück war sie nicht gelähmt, aber sie hatte eine Wirbelfraktur – eine Verletzung, wie sie bei älteren Menschen, deren Knochen durch Osteoporose geschwächt sind, häufig auftritt.

Bonnie lebt mit Don in einem kleinen weißen Bungalow in Austin, Minnesota. Vierzig Jahre lang arbeitete sie in der Telefonzentrale für den wichtigsten Arbeitgeber der Stadt, Hormel Foods

(Produzenten von Frühstücksfleisch), und war auch im Ruhestand aktiv geblieben. Sie verwendet orangefarbenes Make-up, hat einen weißen Wuschelkopf und ein ausgefülltes Sozialleben und liebt nichts mehr als eine Runde Golf über 18 Löcher, ein Sport, den sie schon ihr ganzes Leben lang ausübt. Doch der Unfall zerstörte dieses Leben. Sie hatte ständig Schmerzen und konnte nicht einmal aufstehen, um das Geschirr zu spülen. «Ich konnte nachts nicht schlafen», erinnerte sie sich. «Ich konnte nicht Golf spielen, wie ich es mir wünschte. Ich saß nur mit einem Heizkissen in meiner Wohnung.»

Einige Monate später nahm Bonnie an einer Studie über eine vielversprechende Operationsmethode namens Vertebroplastie teil, bei der Knochenzement in den gebrochenen Wirbelkörper injiziert wird, um ihn zu stärken. An einem kalten Oktobermorgen kurz vor Sonnenaufgang fuhr Don Bonnie zum Krankenhaus – die Mayo-Klinik in Rochester, Minnesota. Als sie das Krankenhaus nach dem Eingriff verließ, fühlte sie sich sofort besser. «Es war wunderbar», meinte sie. «Der Eingriff befreite mich von meinen Schmerzen. Ich konnte wieder Golf spielen und alles tun, was ich wollte.»

Fast ein Jahrzehnt später ist Bonnie noch immer begeistert von dem Ergebnis. «Es war wirklich wunderbar, wie gut die ganze Sache abgelaufen ist», strahlte sie. Auch wenn sie inzwischen einige Atemprobleme hat, schränkt ihr Rücken sie in keiner Weise ein. «Ich habe bald Geburtstag, ich werde 84», schmunzelt sie. «Aber ich plane dennoch, diesen Sommer ein wenig Golf zu spielen.»

Offensichtlich hat die Vertebroplastie die Auswirkungen von Bonnies Wirbelfraktur geheilt. Aber es gibt da etwas, das Bonnie nicht wusste, als sie an der Studie teilnahm: Sie war nicht in der Vertebroplastie-Gruppe. Der Eingriff, der an ihr vorgenommen wurde, war nicht echt.

Im Jahr 2005, als Bonnie auf dem nassen Boden ausrutschte, gewann die Vertebroplastie-Technik rasch an Beliebtheit. «Orthopädische Chirurgen taten es. Physiotherapeuten taten es. Anästhesiologen taten es», sagte der Radiologe Jerry Jarvik von der University of Washington in Seattle. «Es gab Unmengen anekdotischer Berichte darüber, wie wirkungsvoll diese Operation war. Man legte sie auf den OP-Tisch, injizierte den Zement, und sie springen praktisch geheilt vom Tisch.»[7]

Bonnies Chirurg an der Mayo-Klinik, David Kallmes, sagt, er habe ebenfalls «positive» Resultate des Eingriffs beobachtet; rund 80 Prozent seiner Patienten würden einen substanziellen Nutzen daraus ziehen.[8] Dennoch begannen sich bei ihm Zweifel zu regen. Die Mengen an Knochenzement, die die Chirurgen injizierten, schien keine große Rolle zu spielen. Und Kallmes wusste von mehreren Fällen, bei denen der Zement irrtümlich in den falschen Wirbel injiziert worden war, und dennoch ging es den Patienten anschließend besser. «Es gab Hinweise, dass möglicherweise viel mehr an der ganzen Sache dran war als nur der Zement», meinte er.

Um herauszufinden, was das war, schloss sich Kallmes mit Jarvik zusammen und unternahm etwas wirklich Bahnbrechendes – zumindest auf dem Gebiet der Chirurgie. Sie entschlossen sich, die Wirksamkeit der Vertebroplastie mit Hilfe einer Gruppe von Patienten zu untersuchen, die ohne ihr Wissen nur vorgeblich operiert wurden. Auch wenn solche Placebo-kontrollierten Studien bei der Prüfung neuer Medikamente wie Sekretin routinemäßig eingesetzt werden, werden sie bei neuartigen chirurgischen Verfahren nicht generell verlangt, unter anderem deshalb, weil es oft als unethisch angesehen wird, eine Scheinoperation an Patienten durchzuführen. Kallmes verweist jedoch darauf, dass es sich bei operativen Therapien nicht anders verhält als bei Medikamenten: Ungetestete Behandlungen bergen das Risiko, Millionen Menschen Schaden zuzufügen. «Es ist nichts Unethisches an einer fingierten Studie oder einer Placebo-Studie», erklärte er. «Unethisch wäre es, sie nicht durchzuführen.»

Also rekrutierten Kallmes und Jarvik in elf verschiedenen medizinischen Zentren weltweit 131 Patienten mit einer Wirbelsäulenfraktur, darunter auch Bonnie. Die Hälfte von ihnen erhielt eine Vertebroplastie, die andere wurde nur scheinbar operiert. Die Patienten wussten, dass ihre Chance, die Zementinfusion zu erhalten, nur 50 Prozent betrug, doch Kallmes gab sich große Mühe, die Schein-OP so realistisch wie möglich erscheinen zu lassen, sodass die Studienteilnehmer nicht erraten konnten, in welcher Gruppe sie sich befanden. Jeder Patient wurde in den Operationssaal gebracht, und in seine Wirbelsäule wurde ein kurzfristig wirkendes Lokalanästhetikum gespritzt. Erst dann öffnete der Chirurg einen Umschlag, in dem stand, ob der Patient tatsächlich für eine Vertebroplastie vorgesehen war oder nicht. So oder so folgte das Operationsteam demselben vorbereiteten Skript, sagte dasselbe, öffnete eine Tube Knochenzement, sodass der charakteristische Geruch nach Nagellack den Saal erfüllte, und drückte auf den Rücken des Patienten, um das Platzieren der Vertebroplastie-Nadeln zu simulieren. Der einzige Unterschied bestand darin, ob der Chirurg tatsächlich den Zement injizierte oder nicht.

Anschließend wurde das Befinden sämtlicher Patienten einen Monat lang verfolgt, und sie wurden aufgefordert, das Ausmaß ihrer Schmerzen und den Grad ihrer Behinderung mit Hilfe eines Fragebogens zu bewerten. Die Studie wurde 2009 veröffentlicht.[9] Und obgleich Kallmes einen gewissen Zweifel an dem Eingriff gehegt hatte, war er von den Ergebnissen der Studie schockiert. Trotz aller scheinbaren Vorteile der Vertebroplastie gab es keinen signifikanten Unterschied zwischen dem operativen und dem Placebo-Eingriff.

Beiden Gruppen ging es nach dem Eingriff jedoch deutlich besser. Im Mittel sanken ihre Schmerzwerte um fast die Hälfte, von 7/10 auf 4/10. Der Behinderungswert basierte auf einer Reihe von Fragen wie: Können Sie einen Block weit laufen oder die Treppe hinaufgehen, ohne sich am Handlauf festzuhalten? Zu Beginn der Studie beantworteten die Patienten 17 der 23 Fragen mit «Nein», eine Punktzahl, die als «schwere Behinderung» kategorisiert wird. Einen Monat nach dem Eingriff war dieser Wert im Mittel auf 11/23 gesunken. Auch wenn einige nach dem Eingriff immer noch an Schmerzen litten, waren andere, wie Bonnie, praktisch geheilt. Eine zweite, in Australien durchgeführte Vertebroplastie-Studie wurde etwa um dieselbe Zeit publiziert – mit ganz ähnlichen Ergebnissen.

Die Verbesserung ihres Zustands, die die Patienten erlebten, war wahrscheinlich einer ganzen Reihe von Faktoren geschuldet. Schmerzsymptome können schwanken, und Wirbelbrüche heilen im Lauf der Zeit langsam. Aber Kallmes wie auch Jarvik glauben, dass noch etwas anderes eine Rolle spielen muss, um eine derart dramatische Verbesserung zu erzielen – etwas, das im Kopf des Patienten abläuft. Genau wie beim Sekretin hat es den Anschein, dass allein der Glaube, sie hätten eine wirkungsvolle Behandlung erhalten, ausreichte, um ihre Symptome zu mildern und in manchen Fällen sogar völlig zu eliminieren.

Das Phänomen, das dazu führt, dass Menschen sich nach einer Scheinbehandlung offenbar erholen, wird als Placebo-Effekt bezeichnet und ist in der Medizin wohlbekannt. Klinische Studien zeigen über ein breites Spektrum von gesundheitlichen Problemen, von Asthma über hohen Blutdruck und Verdauungsstörungen bis Morgenübelkeit und erektiler Dysfunktion durchgängig einen starken Placebo-Effekt. Im Allgemeinen sehen Wissenschaftler und Ärzte dies jedoch als Illusion oder Trick an: eine statistische Anomalie, die bewirkt, dass sich Leute besser fühlen, ob sie nun behandelt wurden oder nicht, kombiniert mit einem moralisch zweifelhaften Phänomen, durch das verzweifelte oder leichtgläubige Menschen verführt werden zu glauben, es ginge ihnen besser, wenn das tatsächlich gar nicht der Fall ist.

Damals, im Jahr 1954, behauptete ein Artikel im Medizinjournal *The Lancet*, Placebos würden das Ego von «unintelligenten oder uninformierten Leuten streicheln».[10] Auch wenn Ärzte dies heutzutage vielleicht nicht so unverblümt formulieren würden, hat sich diese Haltung bis heute kaum geändert. Placebo-kontrollierte Studien, die etwa zu dieser Zeit eingeführt wurden, gehören zu den wichtigsten Errungenschaften in der Medizin, denn sie erlauben uns, nach wissenschaftlichen Kriterien zu entscheiden, welche Medikation wirkt und welche nicht, was zweifellos zahlreiche Leben gerettet hat. Sie bilden die Basis der modernen medizinischen Praxis und das zu Recht. Aber innerhalb dieses Rahmens ist der Placebo-Effekt nicht von Interesse, es sei denn als etwas, vor dem man sich bei klinischen Studien hüten muss. Wenn sich zeigt, dass eine vielversprechende Therapie nicht besser als ein Placebo ist, wird sie verworfen.

Wie Studienergebnisse zeigen, haben weder Sekretin noch Vertebroplastie irgendwelche aktiven Wirkungen. Nach den Regeln der evidenzbasierten Medizin sind Verbesserungen, wie sie Patienten wie Parker und Bonnie erlebten, daher ohne Wert.

Als Sandler den Eltern jedoch erklärte, er habe in seiner Sekretin-Studie keinerlei Vorteil des Medikaments im Vergleich zu einem Placebo gefunden, forderte eine große Mehrheit von 69 Prozent dennoch Sekretin für ihre Kinder.[11] Ebenso weigerten sich Radiologen, die Vertebroplastie aufzugeben. Nach Veröffentlichung von Kallmes' und Jarviks Artikel wurden die beiden in Leitartikeln und persönlichen Briefen attackiert und sogar auf Konferenzen beschimpft. «Die Leute reagierten außerordentlich emotional; sie hatten das Gefühl, wir nähmen ihnen etwas, das ihren Patienten half», meinte Jarvik. In den USA bezahlen viele Krankenversicherungen Vertebroplastien noch immer, und selbst Kallmes führt den Eingriff trotz seiner Studienergebnisse noch durch, denn seiner Meinung nach haben viele seiner Patienten keine andere Option. «Ich sehe, dass es den Patienten bessergeht», erklärte er. «Daher führe ich den Eingriff noch immer durch. Man tut, was man tun muss.»

Wir erleben solche Fälle immer wieder. 2012 wurde gezeigt, dass eine beliebte Klasse von Schlafmitteln, sogenannte Z-Medikamente, kaum Wirkung haben, wenn man den Placebo-Effekt abzieht.[12] Im selben Jahr wurde in einer Doppelblindstudie das Sedativ Ketamin auf seine Wirksamkeit bei Krebsschmerzen getestet: Frühere Studien hatten seine Wirkung als «vollständig», «dramatisch» und «ausgezeichnet» beschrieben, doch wie sich herausstellte, wirkte es ebenfalls nicht besser als ein Placebo.[13] 2014 analysierten Experten 53 placebokontrollierte Studien vielversprechender chirurgischer Verfahren für Beschwerden von Angina bis zu arthritischen Knien und stellten fest, dass in der Hälfte aller Fälle ein Scheineingriff ebenso gut abschnitt.[14]

Vielleicht wurden die Ärzte und Patienten in all diesen Fällen durch ein Zusammenspiel von Zufall und Wunschdenken genarrt. Aber ich komme nicht umhin zu fragen, ob wir, wenn wir die Erfahrungen so vieler Menschen ständig ausblenden, nicht auch etwas ignorieren, das wirklich hilfreich sein könnte. Daher meine Frage: Könnte der Placebo-Effekt, statt eine Täuschung zu sein, die wir entlarven sollten, etwas von echtem klinischen Wert sein – und wenn das der Fall sein sollte, können wir ihn nutzbar machen, *ohne* Patienten potenziell riskanten Behandlungen auszusetzen?

Oder um es anders zu sagen: Kann ein einfacher Glaube – dass es uns bald bessergehen wird – die Macht haben zu heilen?

○ ○ ○

Rosanna Consonni krümmt sich über dem Tisch, wobei sie sich mit der linken Hand an der Kante festhält. Vor ihr ein graues, rechteckiges Touchpad. Sie legt zögernd ihren rechten Zeigefinger auf einen grünen Kreis in dessen Mitte. Alle paar Sekunden leuchtet an verschiedenen Positionen rings um den Rand des Pads ein roter Kreis auf. Wenn das geschieht, soll Rosanna ihren Finger so rasch, wie sie kann, von Grün nach Rot bewegen.

Diese Aufgabe würde den meisten Menschen keinerlei Probleme bereiten. Doch die Brauen der 74-Jährigen sind voller Konzentration zusammengezogen, und sie sieht wie ein Kind aus, das sich zu schreiben müht. Sie bemüht sich, ihre Hand zu bewegen, aber ihr Finger folgt dem Befehl nur langsam, als gehöre er gar nicht wirklich zu ihr. «Atmen Sie tief durch!», rät ihr eine junge Neurowissenschaftlerin in weißem Kittel, Elisa Frisaldi. Jedes Mal, wenn Rosannas Finger den roten Kreis erreicht, erscheint ihre Zeit in einer Graphik auf Frisaldis Computerschirm als blauer Balken.

Wir befinden uns in der neurowissenschaftlichen Abteilung des Molinette-Hospitals in Turin, Italien. Es ist früher Morgen, und draußen scheint die Frühlingssonne. Einen Steinwurf entfernt rennen Jogger den Treidelpfad neben dem breiten, glänzenden Fluss Po entlang, und Hundebesitzer führen ihre Hunde aus. Blüten fallen herab, und im Gras tummeln sich Eidechsen. Wir aber drängen uns in einem fensterlosen Kellerraum, vollgepackt mit Computern, Laborgeräten und einer blauen Couch.

Frisaldi gehört zu einem Team, das von einem der Pioniere der Placebo-Forschung geleitet wird, dem Neurowissenschaftler Fabrizio Benedetti. Das Problem mit wissenschaftlichen Studien wie denjenigen über Vertebroplastie und Sekretin ist, das sie nicht dazu ausgelegt sind, den Placebo-Effekt zu messen, sondern nur, ihn zu eliminieren. Alle Veränderungen, die in einer Placebo-Gruppe festgestellt werden, können eine ganze Palette von Ursachen haben, darunter Zufallseinflüsse; daher lässt sich nie sicher sagen, in welchem Maß die Verbesserungen, falls es solche gibt, auf den Placebo-Effekt zurückgehen. Benedetti und Frisaldi stützen sich hingegen auf sorgfältig kontrollierte Laborexperimente, um genau zu sondieren, wie und wann Überzeugungen unsere Symptome lindern können.

Die heutige Freiwillige, Rosanna, war 50, als sie zum ersten Mal bemerkte, dass ihre rechte Hand zitterte. Nach zwei Jahren des Verleugnens und der Ungewissheit erhielt sie schließlich eine Diagnose: Parkinson. Dieses Leiden befällt durchschnittlich einen von 500 Menschen; allein in den Vereinigten Staaten sind mehr als eine halbe Million Menschen betroffen. Bei dieser degenerativen Erkrankung sterben Hirnzellen, die einen chemischen Botenstoff namens Dopamin herstellen, allmählich ab. Während der Dopaminspiegel im Gehirn fällt, verschlimmern sich die Symptome der Betroffenen wie Muskelsteife, schleppende Bewegungen und Zittern ständig.

Die Erkrankung wird im Allgemeinen mit Levadopa behandelt, einem chemischen Baustein, der im Körper in Dopamin umgewandelt wird. Rosanna hat ihr Medikament seit letztem Abend jedoch nicht mehr genommen, sodass ihre Parkinson-Symptome für Frisaldis Experiment voll ausgeprägt sind. An den Arm ihres Mannes geklammert, betritt sie den Raum mit unsicheren, schlurfenden Schritten. Selbst wenn sie sitzt, ist sie ständig in Bewegung. Sie schwankt, während sie spricht, sodass ihre silbernen Ohrringe pendeln, und ihre Hände flattern hin und her. Ihr Kinn und ihre Kehle zittern, als kaue sie. Unter ihrer grauen Hose trägt sie Knieschoner, weil sie so oft hinfällt.

Psychisch lässt sie sich von ihrem gebrechlichen Zustand jedoch offenbar nicht unterkriegen. Sie ist überaus unabhängig und bezeichnet ihren Mann Domenico scherzhaft als *badente* (Krankenschwester). Nach ihrer Diagnose, erzählt mir Rosanna, wollte sie zunächst nichts über ihre Krankheit wissen. Sie nahm ihre Pillen, aber: «Ich las nichts darüber. Ich wollte meine Zukunft nicht kennen.»[15] Zwanzig Jahre lang schien diese Strategie zu funktionieren. «Ich konnte Auto fahren. Ich war eine gute Mutter. Mein Leben veränderte sich nicht besonders.» Sie machte Fahrradtouren und schnorchelte an den Stränden von Versilia, rund 250 Kilometer südlich von Turin.

Doch 2008 begannen ihre Symptome sich zu verschlimmern. Ihr Körper wurde immer steifer, und ihre Gliedmaßen gehorchten ihr nicht mehr. Eines Tages besuchte sie gegen den Rat ihres Arztes ohne Begleitung einen Supermarkt, und als eine Frau in der Warteschlange gegen sie stieß, gelang es ihr nicht, ihr Gleichgewicht wiederzuerlangen. Sie stürzte und brach sich den Arm. «Ich hatte Angst», sagt sie. «Ich spürte, dass sich in meinem Leben etwas veränderte.»

Rosannas Arzt riet ihr zu einer Operation, und sie trägt nun einen schwarzen Schultergurt mit einem Beutel, der wie eine kleine Kameratasche aussieht. Er enthält eine tragbare Infusionspumpe, die ihr durch einen Plastikschlauch, der durch ihre Bauchdecke in den Dünndarm führt, kontinuierlich ihr Medikament zuführt. Sie hasst dieses Implantat – «Es verleiht mir das Gefühl, behindert zu sein», sagt sie –, aber es erlaubt ihr, ein gewisses Maß an Unabhängigkeit zu bewahren.

Nun, da die Pumpe abgeschaltet ist, führt Frisaldi mit Rosanna eine Reihe von Tests durch, um die Schwere ihrer Symptome ohne Medikamentengabe zu beurteilen. Zusätzlich zum Nachverfolgungstest muss sie ihre Arme kreisen lassen, auf einer geraden Linie laufen und wiederholt ihre Nase berühren. Sobald die Basisdaten vollständig sind, ist es Zeit, den Beutel zu öffnen und die Pumpe zu aktivieren, um Rosannas tägliche Medikamenteninfusion in Gang zu setzen. Die Pumpe surrt und piept – der Moment, auf den Rosanna gewartet hat. «Sobald ich das Medikament nehme, kann ich meine Bewegungen besser kontrollieren», erklärt sie. «Ich fühle, wie sich meine Hände entspannen und die Steifheit aus meinen Beinen verschwindet.» Nach einer Dreiviertelstunde sehe ich, was sie meint. Sie sitzt aufrechter. Ihr Kinn bewegt sich kaum noch. Sie bewegt sich mit mehr Selbstvertrauen. Und ihre Zeit beim Nachverfolgungstest halbiert sich.

Aber wie viel an dieser Verwandlung geht auf das Medikament zurück und wie viel auf ihre Erwartung, gleich eine Erleichterung zu spüren? Diese Art Frage können klinische Studien in der Regel nicht beantworten, aber genau das interessiert Frisaldi. Heute erhält Rosanna ihre volle Medikamentendosis, an anderen Tagen erhalten sie und die anderen Freiwilligen jedoch eine Palette unterschiedlicher Dosen, und manchmal wissen sie, was sie erhalten, manchmal hingegen nicht (aus ethischen Gründen ist es Frisandi nicht erlaubt, ihnen überhaupt kein Medikament zu verabreichen).

Es erstaunt mich, dass sich so schwere Symptome wie die von Rosanna – hervorgerufen durch eine degenerative neurologische Erkrankung – durch bloße Suggestion lindern lassen. Aber genau das haben Studien über Parkinson wiederholt ergeben. So haben mehrere Studien, die von Jon Stoessl, einem Neurologen an der University of British Columbia in Vancouver, Kanada, durchgeführt wurden, einen starken Placebo-Effekt gezeigt, wenn die Patienten Scheinmedikamente erhielten.[16] Einer dieser Patienten war ein begeisterter Mountainbiker namens Paul Pattison. Ordnungsgemäß nahm er seine Kapsel und wartete auf das Einsetzen der Wirkung. «Es macht bums!», erklärte er den Produzenten einer BBC-Dokumentation über den Placebo-Effekt.[17] «Mein Körper richtet sich auf, meine Schultern straffen sich.» Als er herausfand, dass er tatsächlich nur ein Placebo erhalten hatte, meinte er: «Ich war im Schockzustand. Wenn ich meine Medikamente nehme, dann verändern sich in mir physische Prozesse – wie konnte dann ein leeres Ding, ein Nichts, dieselben Empfindungen auslösen?»

Stoessls Experimente beantworteten diese Frage. Mit Hilfe von Hirnscans konnte er zeigen, dass das Gehirn der Teilnehmer nach Einnahme des Placebos mit Dopamin überflutet wurde, genauso, als hätten sie das echte Medikament genommen. Und dieser Effekt war keineswegs unbedeutend: Der Dopaminspiegel verdreifachte sich, äquivalent einer Dosis Amphetamin bei einem gesunden Menschen – all das, nur weil sie *gedacht* hatten, sie hätten ihre Medikation erhalten.

Diesen Befund wollte Benedetti hier in Turin weiterverfolgen. Im Rahmen einer Therapie, der sogenannten Tiefen Hirnstimulation, führte er bei Parkinson-Patienten einen chirurgischen Eingriff durch. Dabei werden Elektroden tief im Gehirn im Nucleus subthalamicus implantiert, einem Kern, der bei der Bewegungskontrolle hilft. Die Neurone in dieser Region werden gewöhnlich von Dopamin unter Kontrolle gehalten, doch bei Parkinson-Patienten feuern diese Zellen unkontrolliert, was zum Erstarren und zum Zittern führt. Einmal implantiert, stimulieren die Elektroden diese Region und «beruhigen» die Neurone.

Der Eingriff wird am wachen Patienten durchgeführt, und Benedetti sah eine perfekte Gelegenheit, den Placebo-Effekt in Aktion zu beobachten. Die Elektrode ermöglichte ihm zu registrieren, was tief im Gehirn geschah, wenn jemand ein Placebo nahm – etwas, was bei Freiwilligen gewöhnlich nicht möglich ist. Daher führte er eine Reihe von Versuchen durch: Sobald die Elektrode eingepflanzt war, verabreichte er den Patienten eine Kochsalzlösung und erklärte ihnen, es handle sich um ein wirksames Anti-Parkinson-Medikament namens Apomorphin.

Während wir warten, dass Rosannas Medikament wirkt, ruft Frisaldi eine Reihe von Dias auf ihren Schirm. Zuerst zeigt sie mir die Gehirnaktivität, die Benedetti vor der Kochsalzinjektion ableitete. Es ist ein schwarz-weißes Liniendiagramm, das das Verhalten eines einzelnen Neurons im Nucleus subthalamicus eines der Studienteilnehmer zeigt. Jedes Mal, wenn das Neuron feuert, schnellt die Linie in einer scharfen Spitze nach oben. Insgesamt sieht das Diagramm wie ein Strichcode aus, ein dichter Wald aus Spikes, der fast völlig schwarz ist – das ist das Bild eines Neurons, das unkontrolliert feuert. Dann zeigt sie mir die Aktivität desselben Neurons direkt nach der Placebo-Injektion. Es herrscht buchstäblich Stille – eine weitgehend weiße Landschaft, unterbrochen lediglich von einem eigenartigen, einsamen Spike.

«Es ist unglaublich», meint Frisaldi. «Meines Erachtens ist dies eine der bemerkenswertesten Studien, die Benedetti jemals durchgeführt hat.» Benedetti hat eine Überzeugung zurück bis zu einer einzigen Zelle verfolgt und damit gezeigt, dass die Motoneurone von Parkinson-Patienten nach der Injektion eines Placebos seltener feuern, genauso, wie sie es in Antwort auf ein echtes Medikament tun.[18]

Rund eine Stunde später hat Rosannas Medikament aufgehört zu wirken, und das Experiment ist vorbei. Sie erzählt mir, dass sie trotz ihres Implantats noch immer plant, diesen Sommer in Versilia schwimmen zu gehen, und sie keine Zeit darauf verschwendet, sich vorzustellen, wie ihre Krankheit fortschreiten könnte. «Ich denke immer nur an den Augenblick. Ich möchte die Dinge nicht in die Zukunft projizieren», erklärt sie mir. «So bin ich nun einmal, und die Krankheit hat nichts daran geändert.» Sie nimmt ihr Handy aus der Tasche und zeigt mir stolz ein Foto: 70 kg Zitronen aus ihrem Garten. Als sie aufsteht, um zu gehen, wirkt sie sehr klein und schwankt auch ein wenig; sie sieht aus wie eine zerbrechliche Pflanze, die vom Wind gebeugt wird.

Die Forschung an Parkinson-Patienten hat mir eindrucksvoll vor Augen geführt, welche Wirkung Placebos haben können, doch ich habe noch weitere Fragen. Wenn ein Glaube dieselbe Wirkung haben kann wie ein Medikament, warum brauchen wir dann überhaupt noch Medikamente? Wirken Placebos bei allen Erkrankungen oder nur bei manchen? Wie kann eine bloße Suggestion eine biologische Wirkung haben? Um das herauszufinden, beschließe ich, Benedetti selbst aufzusuchen. Denn obwohl dies sein Labor ist, ist er nicht hier. Um ihn zu finden, muss ich mich 120 Kilometer nördlich von Turin begeben – und fast 3500 Meter nach oben.

○○○

Ich stehe am Rand einer Klippe und schaue auf Alpenkrähen herab, die sich als herumsausende schwarze Schatten gegen den blendend weißen Schnee abheben, vor mir eine gefaltete Decke von Berggipfeln, die sich bis zum Horizont erstreckt. In der dünnen Luft sind die Geräusche gedämpft, und bei -10 °C ist es bitterkalt. Hinter mir liegt das riesige Gletscherfeld des Plateau Rosa. Es liegt auf 3500 Meter über Meereshöhe, an der Grenze dessen, was Wissenschaftler als «große Höhenlage» und «sehr große Höhenlage» bezeichnen. In den Alpen ist das fast so hoch, wie man kommen kann. Nur der Gipfel des Matterhorns steigt einen weiteren Kilometer empor und schneidet ein schiefes Dreieck aus dem azurblauen Himmel.

Es ist früh am Morgen, und das Plateau ist menschenleer. Dann trifft eine große Seilbahn ein und spuckt eine Ladung bunt gekleideter Skifahrer aus. Sie strömen an mir vorbei und eilen zu dem flach abfallenden Hang des Gletschers, wobei sie etwas, das wie eine an den Berg gedrückte Wellblechhütte aussieht, kaum wahrnehmen. Sie ist halb im Schnee begraben und von Gerüsten bedeckt.

Im Inneren der Hütte ist Benedetti: Er ist groß und freundlich, gekleidet in schwarze Skihosen und Fleece-Jacke. Das ist sein Höhenlabor, vollgepackt mit Instrumenten und ausgekleidet mit Kieferlatten wie eine Sauna. Er führt mich herum und weist auf das leckende Dach – «Schrecklich im Sommer», meint er – und er lässt mich einen Blick auf das 3-m-Infrarotteleskop werfen, mit dem er seine Räumlichkeiten teilt.

Abgesehen vom Teleskop hat Benedetti diesen Platz selbst ausgestattet und dafür gesorgt, dass der gesamte Nachschub per Helikopter eingeflogen wird. Es gibt einen Wohnbereich und eine Küche, zwei Schlafzimmer mit Kojen, Geräte zur Schlafüberwachung und einen atemberaubenden Ausblick. Die Staatsgrenze verläuft genau durch die Hütte, daher treten wir aus dem Wohnbereich, der in Italien liegt, ins Labor, das auf Schweizer Gebiet liegt.

Das Labor besteht aus zwei benachbarten Räumen voll von Instrumenten und Monitoren, blinkenden Lichtern und Schaltern sowie Bücherregalen, vollgestopft mit Akten.

Über die Decke verlaufen Kabel, und große grüne Gaskanister lehnen an den Wänden. Und es ist laut hier: ein Summen und Brummen, dazu Klicks verschiedener Frequenzen, gelegentlich ein Zischen. Und das *dum-dum-dum* eines Steppers: Auf dem Stepper trainiert Benedettis Versuchskaninchen des Tages: ein kräftiger, junger Ingenieur namens Davide.

Benedetti ist hier, weil die dünne Luft perfekt ist, um den Placebo-Effekt bei einem anderen Leiden zu untersuchen: Höhenkrankheit. Statt mit Kranken zu arbeiten, kann er Symptome bei gesunden Versuchspersonen einfach dadurch induzieren, dass er sie hier hinaufbringt. Dann spielt er mit ihren Überzeugungen und Erwartungen und registriert die physiologischen Effekte.

Höhenkrankheit wird durch Sauerstoffmangel hervorgerufen. Wenn wir uns höher über Meeresniveau begeben, bleibt der Prozentsatz von Sauerstoff in der Luft derselbe, doch die Luft wird dünner. Dadurch gelangt pro Atemzug weniger Sauerstoff in die Lunge. Hier in 3500 Meter Höhe beträgt die Sauerstoffmenge nur zwei Drittel derjenigen auf Meereshöhe. Das kann zu Symptomen wie Schwindel, Übelkeit und Kopfschmerzen führen. Daher wird Skifahrern, die zum Plateau Rosa wollen, geraten, sich Zeit zum Akklimatisieren zu nehmen, indem sie hier übernachten. Um den Höheneffekt für Benedettis Experiment zu maximieren, ist Davide in nur drei Stunden aus dem auf ca. 240 Meter über Meereshöhe liegenden Turin hier heraufgekommen.

Mit Skistöcken und einem konzentrierten Gesichtsausdruck sieht Davide wie ein Entdecker aus. Er trägt eine schwarze Neopren-Kappe voller drahtloser Elektroden, die seine Hirnaktivität messen. Unterdessen registrieren verschiedene Sensoren an seinem Brustgurt Nervensystemaktivität, Körper- und Hauttemperatur, Herzaktivität und Sauerstoffsättigung im Blut. Die Daten werden drahtlos von einem schwarzen Rekorder von der Größe einer Stoppuhr übermittelt. Es ist dasselbe 15 000-Euro-System, das der Skydiver Felix Baumgartner bei seinem Rekordsprung aus dem All verwendete, erklärt Benedetti.[19] «Nur, dass wir uns auf 4 Kilometer statt auf 40 Kilometer Höhe befinden.»

Während Davide trainiert, schaut sich Benedetti die Daten an, die auf seinem iPad einlaufen. Der Herzschlag des Ingenieurs wird in grüne Linien übersetzt, die über einen schwarzen Schirm laufen, während ein digitales Display die Sauerstoffsättigung seines Blutes zeigt – auf Meereshöhe würde sie normalerweise 97 bis 98 Prozent betragen, doch nun ist sie auf nur noch 80 Prozent gefallen. Auf einem Computerschirm ganz in der Nähe zeigt ein rotierender Kopf pulsierende Wellen von Gelb, Rot und Blau – Davides Gehirnaktivität.

Er tritt 15 Minuten lang auf dem Stepper, dann setzt er eine Sauerstoffmaske auf, die mit einem kleinen weißen Kanister auf seiner Brust verbunden ist. Das soll ihm das Atmen für den Rest des Tests erleichtern, erklärt ihm Benedetti. Was Benedetti ihm (oder mir) nicht sagt, ist, dass die Maske nicht verbunden und der Kanister leer ist. Davide atmet Schein-Sauerstoff ein.

○ ○ ○

Ich traf Benedetti erstmals am Abend zuvor bei Bier und Pizza unten im nächstgelegenen Skiort Breuil-Cervinia. Gekleidet in einen Wollpullover mit Zickzackmuster, wirkte er in der Skihütte wie zu Hause. Obwohl er von der italienischen Küste stammt, erzählt er mir, habe ihn der Strand schon immer gelangweilt. Seine Liebe gehört den Bergen.

Benedetti sieht den Placebo-Effekt in allen Aspekten des Lebens, von Musik bis Sex. Wenn er mir ein Glas Wein einschenkt und mir erzählt, wie gut der Wein sei, erklärt er, wird das mein Geschmacksempfinden beeinflussen. Oder dass ich in einem Krankenhauszimmer mit einem schönen Blick aus dem Fenster schneller gesund werde. «Wir sind symbolische Tiere», meint er. «Die psychologische Komponente spielt überall eine wichtige Rolle.»[20]

Sein Interesse daran, wie psychologische Faktoren unseren physischen Zustand beeinflussen, datiert aus den 1970er Jahren, als er seine Karriere als Neurowissenschaftler an der Universität Turin begann. Ihm war bereits aufgefallen, dass Patienten aus der Placebo-Gruppe bei klinischen Studien oft genauso gut oder besser abschnitten als Patienten, die den Wirkstoff erhielten. Dann stieß er auf einen Artikel, der sein Leben und darüber hinaus auch das wissenschaftliche Verständnis des Placebo-Effekts veränderte.

Wissenschaftler hatten kurz zuvor ein Klasse von im Gehirn produzierten Molekülen entdeckt, Endorphine genannt, die als natürliche Schmerzmittel wirken. Endorphine sind Opiate, gehören also zur selben chemischen Familie wie Morphin und Heroin. Die Wirkungen dieser starken Psychopharmaka auf den Körper waren wohlbekannt, doch die Tatsache, dass wir offensichtlich unsere körpereigene Version solcher Moleküle herstellen, war eine Offenbarung. Es war der erste Hinweis darauf, dass das Gehirn möglicherweise seine eigenen Drogen herstellen kann.

Der Neurowissenschaftler Jon Levine von der University of California, San Francisco, fragte sich daraufhin, ob diese Entdeckung vielleicht erkläre, warum Placebos Schmerzen lindern können. Bis dahin hatten Wissenschaftler allgemein angenommen, leichtgläubige Patienten könnten auf irgendeine Weise dazu verleitet werden anzunehmen, sie empfänden weniger Schmerzen, als es tatsächlich der Fall ist. Aber was wäre, wenn die Einnahme eines Placebos die Freisetzung dieser natürlichen Schmerzmittel auslösen konnte? Dann wäre diese Schmerzlinderung real. Levine testete diese Idee an Patienten, die sich im Krankenhaus von einem oralen chirurgischen Eingriff erholten. Etwas mehr als ein Drittel von ihnen berichtete nach Verabreichung eines Placebos – einer intravenösen Kochsalzinfusion, von der sie glaubten, es handele sich um ein starkes Schmerzmittel – von einer signifikanten Verringerung ihrer Schmerzen. Dann verabreichte Levine ihnen ohne ihr Wissen Naxalon, ein Mittel, das die Wirkung von Endorphinen blockiert. Die Schmerzen der Patienten kehrten zurück.[21]

In diesem Moment, so Benedetti, «wurde die Biologie des Placebos geboren». Das war der erste Hinweis auf biochemische Stoffwechselwege hinter dem Placebo-Effekt. Mit anderen Worten: Wenn jemand ein Placebo nimmt und spürt, wie seine Schmerzen verschwinden, ist dies kein Trick, kein Wunschdenken oder spielt sich nur in seinem Kopf ab. Vielmehr handelt es sich um einen physiologischen Mechanismus, der genauso konkret ist wie die Wirkung irgendeines anderen Medikaments. Benedetti fragte sich, ob dies auch erklären könne, warum die Placebo-Patienten in seinen Studien so gut abschnitten. «Ich entschloss mich zu untersuchen, was in ihrem Gehirn passierte.»

Von nun an widmete er seine Karriere der Entschleierung des Placebo-Effekts und begann dabei mit der Schmerzlinderung. Im Rahmen seiner Studien identifizierte er weitere natürliche Hirnchemikalien, die, wenn sie aufgrund unserer Überzeugungen ausgeschüttet werden, unsere Reaktion auf Schmerz verstärken oder verringern können. Wenn Menschen anstelle von Opioiden Placebo-Schmerzkiller nehmen, so stellte er fest, dann lindern diese nicht nur den Schmerz, sondern verlangsamen auch Atmung und Herzschlag, genau wie es Opiate tun. Und er entdeckte, dass einige Medikamente, die als potente Schmerzmittel galten, überhaupt keine direkte schmerzlindernde Wirkung hatten.

Opioide Schmerzmittel wirken, soweit bekannt, durch die Bindung an Endorphinrezeptoren im Gehirn. Dieser Mechanismus hängt nicht davon ab, ob wir wissen, dass wir ein bestimmtes Pharmakon genommen haben. Wie Benedetti zeigte, wirken diese Pharmaka zusätzlich zu dieser Wirkweise auch als Placebos – sie lösen die Erwartung aus, dass unsere Schmerzen zurückgehen werden, was wiederum zu einer Freisetzung von natürlichen Endorphinen im Gehirn führt. Dieser zweite Stoffwechselweg hängt tatsächlich davon ab, dass wir wissen, dass wir ein Mittel genommen haben (und davon Positives erwarten). Benedetti fand heraus, dass einige Medikamente, die zuvor als starke Schmerzkiller galten, *ausschließlich* über den zweiten Weg wirken. Wenn man nicht weiß, dass man sie genommen hat, bleiben sie wirkungslos.

Aber das ist nur *ein* Placebo-Mechanismus. Benedetti stieß auch auf schmerzlindernde Placebo-Effekte, die nicht von Endorphinen vermittelt werden und nicht von Naxalon blockiert werden können. Dann entschloss er sich, den Placebo-Effekt bei Parkinson-Patienten zu untersuchen (die Forschung, von der ich durch Frisaldi erfahren hatte), der über einen noch anderen Mechanismus funktioniert: die Freisetzung von Dopamin. Bisher sind Placebo-Effekte nur an wenigen Systemen untersucht worden, doch es gibt wahrscheinlich noch viele weitere. Benedetti betont, dass der Placebo-Effekt kein Einzelphänomen ist, sondern ein «Schmelztiegel» von Reaktionen, die alle unterschiedliche Ingredienzien aus der natürlichen Apotheke des Gehirns benutzen.

Hier oben in den Alpen hat Benedetti gerade begonnen zu untersuchen, wie Placebos bei Höhenkrankheit wirken. Wenn wir uns in größeren Höhenlagen befinden, veranlasst der niedrige Sauerstoffgehalt im Blut das Gehirn, eine Vielzahl von chemischen Botenstoffen zu produzieren, sogenannte Prostaglandine. Diese Neurotransmitter rufen eine Reihe von körperlichen Veränderungen hervor, beispielsweise erweitern sie die Blutgefäße (Vasodilatation), sodass mehr Sauerstoff durch den Körper gepumpt werden kann. Vermutlich induzieren sie auch Symptome wie Kopfschmerzen, Schwindelgefühle und Übelkeit, die mit der Höhenkrankheit einhergehen. Kann Schein-Sauerstoff also diesen Stoffwechselweg blockieren und die Symptome lindern?

Davide beendet sein halbstündiges Pensum auf dem Stepper. Die Höhe hat ihn eindeutig mitgenommen; er sieht benommen aus und schwankt leicht, als ihm Benedetti auf einen Stuhl hilft. Aber auf dem Stepper hat er eine gute Leistung gezeigt, beeindruckend für jemanden, der sich vor wenigen Stunden noch auf Meereshöhe befand. Nachdem Benedetti die Ergebnisse von Davide und anderen Freiwilligen ausgewertet hat, erzählt er mir später, dass der Schein-Sauerstoff – im Vergleich zur Kontrollgruppe, die kein Placebo erhielt – in ihrem Gehirn tatsächlich einen biologischen Effekt hervorgerufen hat. Obgleich der Sauerstoffspiegel in ihrem Blut derselbe blieb, sank der Spiegel an Prostaglandinen, und die Vasodilatation ging zurück. Wenn Freiwillige einen Placebo-Effekt erleben (und das ist nicht bei jedem der Fall), reagiert ihr Gehirn, als atmeten sie echten Sauerstoff ein, reduziert ihre Symptome und ermöglicht ihnen eine bessere Leistung.

Dieses Ergebnis illustriert zwei wichtige Punkte im Hinblick auf die Grenzen des Placebo-Effekts. Der erste ist, dass sämtliche Effekte, die auf Glauben an eine Behandlung aufbauen, auf die natürlichen Werkzeuge beschränkt sind, über die der Körper verfügt. Das Einatmen von Schein-Sauerstoff kann das Gehirn veranlassen, so zu reagieren, als sei mehr Sauerstoff in der Luft, doch dadurch lässt sich der tatsächliche Sauerstoffgehalt im Blut nicht erhöhen. Dieses Prinzip gilt auch für Erkrankungen. Ein Placebo kann einem Patienten mit Mukoviszidose vielleicht helfen, etwas leichter zu atmen, doch es kann das fehlende Protein nicht herbeizaubern, das seine Lunge braucht, genauso wenig, wie ein Amputierter sich ein neues Bein wachsen lassen kann. Bei jemandem mit Typ-I-Diabetes kann ein Placebo nicht die Insulindosis ersetzen.

Ein weiterer Aspekt kristallisiert sich aus einer ganzen Reihe von Placebostudien heraus: Effekte, die von Erwartungen vermittelt werden, sind in der Regel auf Symptome beschränkt – auf Dinge, deren wir uns bewusst sind, wie Schmerzen, Jucken, Ausschlag oder Durchfall, wie auch auf kognitive Funktionen, Schlaf und die Effekte von Genussdrogen wie Koffein und Alkohol. Placebo-Effekte wirken sich offenbar auch besonders stark auf psychische Störungen wie Depressionen, Angst und Suchtverhalten aus.

Tatsächlich könnten viele Psychopharmaka hauptsächlich über Placebo-Effekte wirken. Der Psychologe Irving Kirsch, stellvertretender Direktor des Placebo-Studienprogramms der Harvard University, hat das Gesetz zur Informationsfreiheit genutzt, um die US Food and Drug Administration (FDA) zu zwingen, die Daten aus klinischen Studien herauszugeben, die sie von Pharmaunternehmen erhalten hat. Das enthüllte, was die Unternehmen verheimlicht hatten: dass Antidepressiva wie Prozac in den meisten Fällen (schwerkranke Patienten bilden eine Ausnahme) kaum eine oder keine Wirkung haben, die über die eines Placebos hinausgeht.[22] Inzwischen hat Benedetti herausgefunden, dass Valium, das häufig bei Angststörungen verschrieben wird, keine Wirkung hat, wenn die Patienten nicht wissen, dass sie es nehmen.[23] «Je mehr wir über Placebos wissen», sagt er, «desto deutlicher wird, dass viele positive Ergebnisse klinischer Studien dem Placebo-Effekt zuzuschreiben sind.»

Demnach beeinflussen Placebos wirksam, wie wir uns *fühlen*. Doch es gibt kaum Hinweise, dass sie Werte beeinflussen, deren wir uns nicht bewusst sind, wie den Cholesterin- oder den Zuckerspiegel im Blut, und offenbar wirken sie auch nicht gegen die zugrunde liegenden Prozesse oder Ursachen von Krankheiten. Bonnie Andersons Scheinoperation ließ ihre Schmerzen und ihre Behinderung verschwinden, heilte ihre Wirbelsäule aber wahrscheinlich nicht. Wie eine Asthma-Studie ergab, berichteten die Patienten nach Einnahme eines Placebos zwar, sie könnten leichter atmen, doch die objektiven Messungen ihrer Lungenfunktion zeigten keine Veränderung.[24] Klinische Studien mit Krebspatienten ergeben meist signifikante Placebo-Effekte, was Schmerzlinderung und Verbesserung der Lebensqualität angeht, doch der Anteil der Patienten in Placebo-Gruppen, deren Tumoren schrumpfen, ist gering (in einer Analyse mehrerer Studien betrug er 2,7 Prozent).[25]

Das sind entscheidende Einschränkungen. Placebos schaffen keinen allmächtigen Schutzzauber, der uns unter allen Umständen gesund erhalten kann. Wir werden nicht so bald in der Lage sein, auf Medikamente und chirurgische Eingriffe zu verzichten. Auf der anderen Seite zeigen Benedettis Forschungen jedoch, dass der Placebo-Effekt mit messbaren physischen Veränderungen im Gehirn und im übrigen Körper einhergeht. Und dass die positiven Wirkungen, die von Placebos vermittelt werden, überwiegend subjektiv sind, heißt nicht, dass sie keinen potenziellen medizinischen Wert haben.

Schließlich zielen auch viele der in der Medizin eingesetzten Behandlungen auf die Symptome statt auf die eigentlichen Krankheitsprozesse ab, vor allem dann, wenn die Grundkrankheit schwer zu diagnostizieren oder zu behandeln ist. Tumorwachstum und Überlebensdauer sind für einen Krebspatienten entscheidend, doch Schmerzkontrolle und Lebensqualität sind ebenfalls wichtig. Einem Patienten mit Fibromyalgie oder Reizdarmsyndrom zu sagen, dass ihm körperlich nichts fehlt, wird ihm nicht viel helfen. Eine subjektive Verbesserung im Hinblick auf Selbstmordgedanken kann für einen depressiven Patienten den Unterschied zwischen Leben und Tod ausmachen.

In Laborexperimenten sind Placebo-Effekte oft kurzlebig, doch es gibt Hinweise aus der klinischen Praxis, dass Placebos über Monate und Jahre wirken können. In einer amerikanischen Studie, die 2001 veröffentlicht wurde, injizierten Forscher Neurone aus abgetriebenen menschlichen Föten ins Gehirn von Parkinson-Patienten, in der Hoffnung, die Nervenzellen würden dort einwachsen und Dopamin produzieren.[26] Die Studie war grundsätzlich ein Fehlschlag – es gab keinen signifikanten Unterschied zwischen Behandlungs- und Placebo-Gruppe. Was allerdings einen Unterschied machte, war, was die Patienten über ihre Gruppenzugehörigkeit *dachten*. Ein Jahr später ging es denjenigen, die glaubten, sie hätten das Transplantat empfangen, signifikant besser (nach eigenen Aussagen und nach Angaben des verblindeten medizinischen Personals) als denjenigen, die annahmen, sie hätten ein Placebo erhalten.

Patienten, die besser abschnitten, könnten natürlich eher auf die Idee kommen, dass sie das Transplantat erhalten haben. Die Forscher, die die Daten dieser Studie analysierten, vermuten jedoch, dass mehr dahintersteckt, und kommen zu dem Schluss, dass «der Placebo-Effekt [selbst über ein Jahr gesehen] sehr stark war».[27] Rosanna glaubt, dass ihre Weigerung, sich als krank anzusehen, *ein* Grund dafür sein könnte, dass ihre Krankheit nach der Diagnose viele Jahre lang nur so langsam fortschritt – diese Studie deutet darauf hin, dass sie recht haben könnte.

Angesichts dieser Fakten könnte man Placebos als Zauberpillen mit breit gefächerten Vorteilen, ohne Nebenwirkungen und grundsätzlich null Kosten ansehen. Aber es gibt seit jeher ein großes Problem, das selbst Ärzte, die die Wirkung von Placebos anerkennen, dazu veranlasst, ihren Gebrauch in der Medizin abzulehnen. Es wurde stets angenommen, dass man Patienten belügen müsse, damit Placebos wirken – dass man sie verleiten müsse anzunehmen, sie erhielten eine aktive Behandlung, wenn dies gar nicht der Fall ist. Ganz gleich, wie hoch der potenzielle Nutzen von Placebos ist, argumentieren Kritiker, er ist es nicht wert, das grundlegende Vertrauensverhältnis zwischen Arzt und Patient dafür aufs Spiel zu setzen.

Doch in den letzten Jahren zieht eine Handvoll Wissenschaftler diese traditionelle Annahme in Zweifel. Ihre Ergebnisse könnten die konventionelle Medizin auf den Kopf stellen.

2

EINE ABWEICHENDE IDEE
Wenn Bedeutung alles ist

Linda Buonanno umarmt mich, als wir uns treffen, und führt mich hinauf zu ihrer kleinen Wohnung im ersten Stock eines Wohnblocks direkt neben der Autobahn in Methuen, Massachusetts. Ihr Wohnzimmer ist aufgeräumt, aber vollgepackt mit gerahmten Fotos, Duftkerzen und einer überwältigenden Vorliebe für die Farbe Grün. Sie führt mich zu einem perfekt gedeckten Tisch mit Teeservice samt einem Teller mit zehn Makronen und bittet mich, Platz zu nehmen. Die 67-Jährige ist untersetzt, mit kurzem, kastanienbraunem Haar und einem mädchenhaften Lachen. «Alle glauben, es ist gefärbt, aber das stimmt nicht», erklärt sie mir. Sie weicht mir nicht von der Seite, bis ich eine Makrone probiere; erst dann setzt sie sich ebenfalls nieder und erzählt mir von ihrem Kampf mit dem Reizdarmsyndrom (RDS).

Sie redet schnell. Die ersten Symptome traten vor zwei Jahrzehnten auf, als ihre 23-jährige Ehe in die Brüche ging. Obwohl sie immer davon geträumt hatte, Friseurin zu werden, arbeitete sie als Schichtarbeiterin in einer Fabrik und bediente Maschinen, die chirurgische Klingen herstellten. Dabei versuchte sie, ihre 60-Stunden-Woche mit einem Gerichtsstreit und der Versorgung der beiden jüngsten ihrer vier Kinder unter einen Hut zu bringen. «Ich bin durch die Hölle gegangen», sagt sie. Innerhalb eines Jahres nach der Trennung begann sie, unter Darmkrämpfen, Durchfall und Blähungen zu leiden.

Unter solchen Symptomen leidet sie seitdem immer wieder, vor allem, wenn der Stress groß ist, beispielsweise, als sie entlassen wurde. Als ihr Job nach Mexiko ausgelagert wurde, zerstreute sich die Gruppe von Frauen, mit denen sie gearbeitet hatte und zu denen sie eine Beziehung aufgebaut hatte, in alle Winde. Sie schulte auf Arzthelferin um und hoffte, Arbeit in der Praxis eines Chiropraktikers zu finden, aber als sie so weit war, musste sie feststellen, dass niemand sie einstellen wollte. Als sie schließlich eine Teilzeitbeschäftigung fand, musste sie die Stelle wegen der Schmerzen aufgrund ihres RDS bald wieder aufgeben.

Dieses Leiden hat auch ihr soziales Leben zerstört. Wenn die Symptome schlimm sind, «kann ich nicht einmal das Haus verlassen», erklärt sie. «Ich krümme mich vor Schmerzen und muss ständig auf die Toilette.» Selbst der Einkauf von Lebensmitteln erfordert, in Reichweite eines WCs zu bleiben, und sie listet die örtlichen Anlagen auf: eine im Lebensmittelgeschäft, eine andere in der Post die Straße hinunter. «Das mache ich nun schon seit 20 Jahren», sagt sie. «Und es ist schrecklich, so zu leben.» Nun muss sie sich zudem auch noch um ihre alten Eltern kümmern – ihre Mutter lebt allein, während ihr Vater, der an Demenz leidet, in einem Pflegeheim ist. Lindas Bruder ist in Vietnam gefallen und ihre Zwillingsschwester vor 18 Jahren an Krebs gestorben. Daher ist sie die Einzige, die noch übrig ist, um ihnen zu helfen.

Ihr Gesicht hellt sich auf. «Aber ich reise», sagt sie, «ich fahre nach England, ich reise überallhin. Ich liebe es!» Ich schaue sie verblüfft an, bis mir klar wird, dass sie über Google Maps redet. Ich bitte sie, mir zu zeigen, was sie meint, und so begeben wir uns an ihren Computer, der auf einem Schreibtisch steht, eingezwängt zwischen Sofa und Mikrowelle. Sie aktiviert das Kartenprogramm und lässt uns auf dem Dach des Buckingham Palace in London landen. Plötzlich wird mir klar, wie viel Zeit Linda in dieser Wohnung verbringt. Sie kennt den Grundriss des Palastes ganz genau, zoomt sich heran und versucht, durch die Fenster zu schauen, dann fliegt sie um den hinteren Teil herum, um die Privatgärten zu besuchen. Andere Lieblingsziele sind die Karibikinsel Aruba und der Rodeo

Drive in Beverly Hills mit den Wohnsitzen all der Stars. Manchmal sucht sie auch die Adressen ihrer alten Arbeitskolleginnen aus der Fabrik heraus, Freundinnen, die nach dem Verlust ihres Jobs nach Kentucky oder Kalifornien zogen, Orte, die sie aufgrund ihres RDS und der Pflege ihrer Eltern niemals in Wirklichkeit besuchen kann.

Im Lauf der Jahre ist Linda, wie so viele Patienten mit Reizdarmsyndrom, von Arzt zu Arzt gereicht worden. Sie ist auf Allergien und Intoleranzen getestet worden und hat versucht, alles Mögliche von ihrem Speiseplan zu streichen, von Gluten über Fett bis zu Tomaten. Aber nichts half ihr, bis sie an einer Studie teilnahm, die von Ted Kaptchuk, Professor an der Harvard Medical School in Boston, geleitet wurde. Diese Studie sollte die Welt der Placebo-Forschung verändern.

○ ○ ○

«Sie wissen, dass ich nicht normal bin?» Ted Kaptchuk sieht mir direkt in die Augen, und ich habe das Gefühl, dass er recht stolz auf diese Tatsache ist.[1] «Ja», antworte ich. Man kann kaum etwas über den Harvard-Professor lesen, ohne über seine ungewöhnliche Vergangenheit zu stolpern. Tatsächlich sickert sie aus allen Ecken unserer Umgebung – aus dem Haus in einer grünen Seitenstraße in Cambridge, Massachusetts, in dem er lebt und arbeitet.

Beim Eintreten werde ich gebeten, meine Schuhe auszuziehen, und mir wird eine Tasse Earl-Grey-Tee angeboten. Die Holzböden sind mit Perserteppichen bedeckt, und im Flur prangt ein großer Teekessel aus Messing. Das Dekor ist elegant, Stilmöbel, moderne Kunst und Regale voller Bücher – Reihen um Reihen gebundener Wälzer mit goldenen chinesischen Buchstaben auf dem Rücken neben englischen Bänden von *Die jüdische Garderobe* bis zu *Die Honigjäger von Nepal*. Durch das Fenster werfe ich einen Blick auf einen gepflegten Ziergarten in fein abgestimmten Rosa- und Grüntönen, der wohl besser nach Japan passen würde.

Kaptchuk selbst trägt Goldringe, hat große braune Augen und einen Schopf ergrauender Haare, gekrönt von einer kleinen schwarzen Kappe. Er liebt es, aus historischen Manuskripten zu zitieren, und seine Antworten auf meine Fragen gehen mit langen Pausen und gerunzelter Stirn einher. Ich bitte ihn, mir mit seinen eigenen Worten zu erzählen, welcher Weg ihn hierhin geführt hat, und er erwidert, alles habe damit begonnen, dass er als Student nach Asien reiste, um die traditionelle chinesische Medizin zu studieren.

Es ist eine Entscheidung, die er den «verrückten Sechzigern» zuschreibt. «Ich wollte etwas Antiimperialistisches tun.» Er interessierte sich auch für östliche Religion und Philosophie und das Denken des chinesischen Kommunistenführers Mao Zedong. «Inzwischen denke ich, das war wirklich ein schlechter Grund, um chinesische Medizin zu studieren. Aber ich wollte nicht vereinnahmt werden. Ich wollte nicht Teil des Systems sein.»

Nach vier Jahren in Taiwan und China kehrte er mit einem akademischen Grad in Chinesischer Medizin in die Vereinigten Staaten zurück und eröffnete in Cambridge eine kleine Akupunkturklinik. Er sah Patienten mit Leiden aller Art, meist waren es chronische Beschwerden, die von Schmerzen bis Verdauungs-, Harn- und Atemproblemen reichten. Im Lauf der Jahre begann er sich in seiner Rolle als Heiler jedoch immer unwohler zu fühlen. Er war gut in dem, was er tat – vielleicht zu gut. Er erlebte dramatische Heilungen, manchmal sogar, bevor er die Patienten überhaupt behandelt hatte. «Ich hatte Patienten, die mein Behandlungszimmer als völlig neuer Mensch verließen», erinnert er sich. «Weil sie da saßen und mit mir redeten und ich ein Rezept ausschrieb. Ich war starr vor Schreck, dass ich übersinnliche Fähigkeiten besaß. Ich dachte, Scheiße, das ist doch verrückt.»

Schließlich kam Kaptchuk zu der Überzeugung, er besitze keine übersinnlichen Fähigkeiten. Aber ebenso war er überzeugt, dass die verblüffenden Genesungen seiner Patienten nichts mit den

Nadeln oder den Kräutern zu tun hatten, die er verschrieb. Das lag an etwas anderem, und er wollte unbedingt herausfinden, was dieses Etwas war.

Im Jahr 1998 suchte die Harvard Medical School, die nur ein kurzes Stück die Straße hinunter von Kaptchuks Klinik lag, nach einem Experten in Chinesischer Medizin. Die US National Institutes of Health (NIH) eröffneten ein Zentrum, das der wissenschaftlichen Erforschung alternativer und komplementärer Heilmethoden gewidmet war und diese Forschung finanzieren sollte. Auch wenn dieses Zentrum im Vergleich zu bestehenden NIH-Zentren – beispielsweise zur Erforschung von Krebs oder Erbkrankheiten – winzig war, versprach es Harvard eine nützliche neue Quelle für Forschungsgelder. «Aber niemand dort wusste irgendetwas über Chinesische Medizin oder irgendeine andere Form der Alternativmedizin», sagt Kaptchuk. «Also heuerten sie mich an.»

Statt die Chinesische Medizin direkt zu erforschen, entschloss er sich jedoch, den Placebo-Effekt zu untersuchen, um herauszufinden, ob dieser Effekt erklären konnte, warum seine Patienten so gut abschnitten. Während sich Benedetti für die Moleküle und Mechanismen des Placebo-Effekts interessiert, konzentriert sich Kaptchuk auf die Menschen. Seine Fragen sind psychologischer und philosophischer Natur. Warum sollte uns die Aussicht auf Heilung dermaßen beeinflussen? Lässt sich der Placebo-Effekt in verschiedene Komponenten aufteilen? Wird unsere Reaktion von Faktoren wie dem Typ des Placebos, das wir nehmen, oder dem Umgang des Arztes mit dem Patienten beeinflusst?

In einer seiner ersten Studien verglich Kaptchuk die Effizienz von zwei unterschiedlichen Placebo-Typen – Scheinakupunkturen und Scheinpillen – bei 270 Patienten mit chronischen Armschmerzen.[2] Diese Studie ergibt vom konventionellen Standpunkt aus keinen Sinn. Wenn man zwei unwirksame Behandlungen – Nichts mit Nichts – vergleicht, kann man nicht erwarten, einen Unterschied zu finden. Kaptchuk entdeckte jedoch einen Unterschied. Placebo-

Akupunktur war wirksamer bei der Schmerzlinderung, Placebo-Pillen verhalfen den Patienten zu einem besseren Schlaf.

Genau das ist das Problem bei Placebo-Effekten – in Studien sind sie flüchtig und schwer zu fassen, verschwinden selten völlig, ändern aber häufig ihre Form. Sie verändern sich je nach Typ des verwendeten Placebos, und ihre Stärke variiert zwischen Individuen, Bedingungen und Kulturen. So schwankte der Prozentsatz der Patienten, die bei Studien zu einem bestimmten Ulcus-Medikament [Ulcus = Geschwür, meist Magengeschwür] auf ein Placebo reagierten, von 59 Prozent in Dänemark bis zu nur 7 Prozent in Brasilien.[3] Dasselbe Placebo kann eine positive, gar keine oder eine negative Wirkung haben, je nachdem, was uns darüber erzählt wird, und die Wirkung kann sich im Lauf der Zeit verändern. Solche wechselhaften Resultate haben eine Art Aura um den Placebo-Effekt geschaffen: Er gilt als ein wenig unwissenschaftlich, wenn nicht gar als ausgesprochen verrückt.

Aber am Placebo-Effekt ist nichts Verrücktes. Was diese Ergebnisse tatsächlich zeigen, so Kaptchuk, ist, dass Wissenschaftler den Placebo-Effekt lange falsch verstanden haben. Als er nach Harvard kam, sagt er, erklärten ihm die Experten dort, der Placebo-Effekt sei «der Effekt einer inaktiven Substanz». Dies ist eine häufig verwendete Beschreibung, doch Kaptchuk hält sie für «kompletten Blödsinn». Eine inaktive Substanz, argumentiert er, hat per Definition keinerlei Wirkung.

Was natürlich eine Wirkung hat, ist unsere psychologische Reaktion auf diese inaktiven Substanzen. Weder Schein-Akupunktur noch Schein-Pillen können, für sich gesehen, irgendetwas bewirken. Doch Patienten deuten sie in verschiedener Weise, und das wiederum führt zu unterschiedlichen Veränderungen ihrer Symptome.

Diese Sichtweise wird vor allem von Dan Moerman vertreten, einem Anthropologen an der University of Michigan, der die Heilpflanzen untersuchte, die von indianischen Heilern eingesetzt werden, bevor er sich für Placebos zu interessieren begann – und der diese Ulcus-Studien analysierte. Moerman ist überzeugt, der aktive Bestandteil sei Bedeutung – die Bedeutung, die mit jeder medizinischen Behandlung, ob scheinbar oder echt – verknüpft ist und in die jede Therapie eingebettet ist. (Er würde die Bezeichnung Placebo-Effekt gern in «Bedeutungs-Reaktion» umbenennen, doch der Vorschlag scheint sich nicht durchzusetzen.)

In einem Telefoninterview weist mich Moerman auf eine von Benedettis Studien über Patienten hin, die nach einem chirurgischen Eingriff Schmerzmittel via intravenösen Tropf erhielten.[4] Eine Gruppe Patienten erhielt das Mittel von einem Arzt, der ihnen erklärte, was vor sich ging. Die andere Gruppe erhielt das Mittel kommentarlos, wobei der Tropf von einem Computer kontrolliert wurde. Der einzige Unterschied zwischen den beiden Gruppen bestand, so Moerman, in «menschlicher Interaktion und Worten».[5]

Der Effekt dieser menschlichen Interaktion war verblüffend. Bei den Patienten, die das Mittel in Gegenwart des Arztes erhielten, bewirkte es eine um bis zu 50 Prozent stärkere Linderung als bei der anderen Gruppe. In der Studie wurden vier verschiedene Schmerzmedikamente getestet, und das Ergebnis war in allen vier Testreihen dasselbe. «Ich sehe da überhaupt kein Placebo», meint Moerman. «Was ich sehe, ist ein Arzt, der eine Art Uniform trägt.» Statt sich auf Schein-Pillen zu konzentrieren, argumentiert er, sollten wir uns die Statussymbole der Medizin ansehen, die uns erwarten lassen, dass wir uns besser fühlen – ob es sich um den weißen Kittel, das Stethoskop und das ganze glänzende Instrumentarium eines westlichen Arztes oder um das Räucherwerk und die Gesänge eines traditionellen Heilers handelt.

Er verweist auch auf die klinischen Studien zu Antidepressiva, die in den letzten 30 Jahren durchgeführt wurden. In dieser Zeit sind die Medikamente zur Behandlung von Depressionen immer wirksamer geworden, aber das Gleiche gilt für Placebos.[6] Moerman führt ihre wachsende Effizienz auf die Berichterstattung und die

Werbung in den Medien zurück, die das allgemeine Bewusstsein und den Glauben an die Effizienz von Antidepressiva gefördert haben. «Oprah redet darüber, in jeder Zeitschrift, die von jemandem gelesen werden könnte, der unter Depressionen leidet, wird für Antidepressiva geworben», meint er. «Inzwischen weiß jedermann, dass man Depressionen mit einer Pille heilen kann.» Wenn wir uns auf die persönliche Bedeutung konzentrieren, die Placebos für den Einzelnen haben, statt auf die inaktiven Behandlungen selbst, ergeben die wechselnden Resultate plötzlich einen Sinn.

Doch als Kaptchuk Patienten in klinischen Studien fragte, was sie über die Pillen dachten, die sie nahmen, hörte er etwas, das noch immer nicht ganz passte. Das zentrale Dogma, das sich wie ein roter Faden durch alle Diskussionen des Placebo-Effekts zog, lautete: Man muss glauben, man erhalte eine echte Behandlung, damit die Sache funktioniert. Patienten erleben oft ausgeprägte Placebo-Effekte in Studien, in denen es eine 50:50-Chance gibt, zur Medikamenten- oder zur Placebo-Gruppe zu gehören. Wissenschaftler haben immer – etwas herablassend – angenommen, das sei so, weil die Patienten einfach vergessen, dass sie auf Placebo sein könnten. Kaptchuk stellte jedoch fest, dass das nicht stimmt. «Bei Doppelblindstudien werden die Leute völlig verrückt», sagt er. «Sie machen sich wirklich Sorgen, ob sie ein Placebo erhalten. Sie denken jeden Tag daran.» Wie kommt es also, dass sie dennoch Placebo-Effekte erlebten?

Das brachte ihn auf seine kühnste – und vielleicht am stärksten von der Norm abweichende – Idee.

○ ○ ○

«Ich war schockiert!», erklärt Linda, während ich an meinem Tee nippe und eine zweite Makrone hineinstippe. Sie hatte sich auf Anraten ihres Gastroenterologen, des Harvard-Mediziners Anthony Lembo, der mit Kaptchuk zusammenarbeitete, entschieden, an

einer klinischen Studie teilzunehmen. Zu Beginn der Studie über-
reichte ihr Lembo eine Flasche mit durchsichtigen Plastikkapseln,
die ein beigefarbenes Pulver enthielten. Nach so vielen Jahren mit
RDS-Beschwerden war Linda ganz aufgeregt, nun das neueste experimentelle Mittel gegen ihr Leiden zu testen. Dann erklärte ihr
Lembo, die Pillen seien Placebos ohne aktive Inhaltsstoffe.

Aufgrund ihrer Ausbildung zur Arzthelferin wusste Linda alles
über Placebos und hielt es für eine dumme Idee, sie zu nehmen.
«Ich sagte: ‹Wie soll eine Zuckerpille denn wirken?›», erzählt sie.
«Aber ich tat alles, was er sagte, denn ich war so verzweifelt.» Sie
nahm die Flasche mit nach Hause und schluckte zweimal am Tag
eine Kapsel zusammen mit einer Tasse Tee.

«Am ersten Tag nahm ich sie also und vergaß das Ganze», erinnert sie sich. Dann passierte etwas Überraschendes. Ein paar
Tage später stellte sie fest, dass sie nicht mehr krank war. «Ich fühlte
mich phantastisch», sagt sie. «Keine Schmerzen, keine Symptome,
nichts. Ich dachte: ‹Moment mal, die Sache funktioniert.›»

In den drei Wochen, die die Studie dauerte, konnte Linda wieder
ein normales Leben führen. Sie konnte essen, was sie wollte, und
konnte aus dem Haus gehen, ohne sich zu sorgen, wo die nächste
Toilette war. Sie ging mit einer Freundin ins Kino und feierte ihren
Erfolg mit einem Abendessen im Olive Garden. Dann begann sie,
sich vor dem Ende der Studie zu fürchten. «Als die dritte Woche
anbrach, dachte ich: ‹Oh nein, ich kann diese Pillen nicht absetzen!›» Sie bat Lembo, ihr mehr Pillen zu geben. Doch er erklärte
ihr, er habe nicht die Erlaubnis der Ethikkommission, ihr die Pillen
nach Ende der Studien weiter zu verschreiben. Drei Tage nachdem
sie ihre Pillen aufgebraucht hatte, kehrten ihre Symptome zurück.

Linda war nicht die einzige Patientin, die von den Placebos
profitierte. An Kaptchuks Studie nahmen 80 Patienten mit lang-
fristigem Reizdarmsyndrom teil, von denen die Hälfte ein Placebo
erhielt. Die Ärzte erklärten den Patienten, dass die Kapseln zwar
keinen aktiven Bestandteil enthielten, aber aufgrund von Selbst-

heilungsprozessen, ausgelöst durch Körper-Geist-Interaktionen, dennoch wirken könnten.

«Alle hielten die ganze Sache für verrückt», meinte Kaptchuk. Die Studie, die 2010 veröffentlicht wurde, ergab jedoch, dass diejenigen Patienten, die Placebos nahmen, signifikant besser abschnitten als diejenigen, die keine Behandlung erhielten.[7] Weitere Studien, die Kaptchuk seitdem durchgeführt hat, erbrachten ähnliche Ergebnisse, so eine Pilotstudie mit 20 Frauen, die an Depressionen litten,[8] und eine Studie mit 66 Migränepatienten über insgesamt mehr als 450 Migräneattacken, die entweder einen Wirkstoff, ein Placebo oder gar nichts erhielten.[9] Wenn diese Patienten eine Pille nahmen, von der sie wussten, dass es ein Placebo war, so linderte dies ihre Schmerzen im Vergleich zur Gruppe, die gar nichts erhielt, um 30 Prozent, sagt Kaptchuk. «Mein Team war völlig überrascht.»

Linda ist nun wieder an dem Punkt, von dem sie gestartet ist, doch die Placebo-Forschung hat sich für immer verändert. Eine der großen Hürden für den Einsatz von Placebos in der Medizin ist die Sorge, es sei unethisch, Patienten etwas vorzumachen. Kaptchuks Studien sprechen jedoch dafür, dass ehrliche Placebos ebenso gut wirken können.

○ ○ ○

Der Postbote klopft an der Tür, und als ich öffne, reicht er mir eine schwarze Papprolle, auf der «zerbrechlich» steht. Sie rappelt beim Schütteln wie ein Kinderspielzeug. Im Inneren liegt, eingehüllt in Noppenfolie, ein kleines, durchsichtiges Plastikgefäß, gefüllt mit blau-weißen Kapseln, die genauso wie Medikamente aussehen, die man in der Apotheke bekommen könnte. Auf dem Etikett steht: «Metaplacebalin-Relaxant-Kapseln. Dreimal am Tag eine oder zwei Kapseln nehmen.» Meine ganz privaten Placebos.

Seit Kaptchuks Ergebnisse die Idee offen gekennzeichneter Placebos wissenschaftlich stützten, dauerte es nicht lang, bis vereinzelte Privatunternehmen begannen, solche Placebos online zu verkaufen. Eine rasche Google-Suche ergibt Placebo World, Universal Placebos und Aplacebo, ein Unternehmen mit Sitz in Chelmsford, Großbritannien. Aplacebos Website hat einen Link, der zu Artikeln in den Medien führt, die sich mit Kaptchuks Arbeit beschäftigen; das Unternehmen bietet eine Reihe von Produkten an, darunter leere Flaschen und Sprays, präsentiert in verschiedenen Farben für unterschiedliche erwünschte Effekte (man gibt eigenes Leitungswasser zu), ein homöopathisches Placebo und sogar ein virtuelles Placebo, das per Textbotschaft versandt wird.[10]

Die Produkte sind nicht billig, zwischen 10 und 25 englische Pfund, aber wie die Webseite betont, wirkt ein Placebo umso besser, je mehr es kostet – vielleicht weil wir instinktiv glauben, dass teure Therapien wirksamer sind. Als meine Kapseln eintreffen, lege ich sie in die Küchenschublade zu den anderen Medikamenten, und sie sehen beruhigend leistungsfähig aus, zuckergussblau, so knallig bunt, dass sie fast zu leuchten scheinen.

Ein paar Wochen später verbringe ich einen nervenaufreibenden Tag damit, mich um zwei kranke Kinder zu kümmern. Schließlich liegen sie im Bett, und ich brauche den Rest des Abends dringend, um zu arbeiten, aber ich habe üble Kopfschmerzen. Ich öffne die Küchenschublade und nehme das Plastikgefäß heraus. Sind Kaptchuks Ergebnisse ein glücklicher Zufall?, frage ich mich. Oder können uns Placebos im Alltag wirklich helfen?

Natürlich machen sich Ärzte und Pharmaunternehmen den Placebo-Effekt bereits zunutze. Wie Benedettis Experiment mit der offenen und verborgenen Infusion von Schmerzmitteln zeigt, erleben wir jedes Mal, wenn wir ein Medikament nehmen, Placebo-Effekte. Jeder Nutzen, den wir schließlich verspüren, setzt sich zusammen aus der aktiven Medikamentenwirkung und dem Placebo-Effekt. Bei einigen Medikationen lassen sich die Wirkungen fast vollständig auf ihre chemischen Bestandteile zurückführen – Placebo-Statine, beispielsweise, haben kaum einen oder keinen Effekt auf den Cholesterinspiegel. Bei anderen, wie Antidepressiva, ist es hauptsächlich unsere Psyche, die die nötige Arbeit leistet.

Ein Ansatz, um Placebo-Effekte zu nutzen, besteht darin, den Placebo-Effekt zu verstärken, der mit dem aktiven Medikament einhergeht, das wir nehmen. Ein Problem bei Placebos ist, dass sie nicht bei jedermann gut funktionieren (aus Gründen, auf die wir später in diesem Kapitel noch kommen werden). Es gibt jedoch Wege, Medikamente so zu gestalten, dass sie bei mehr Menschen stärkere Placebo-Reaktionen auslösen. Studien sprechen dafür, dass alles, was dazu beiträgt, den Eindruck einer potenten, leistungsfähigen Medikation zu schaffen, einen stärkeren Placebo-Effekt erzeugt.

So wirken große Pillen in der Regel besser als kleine Pillen. Zwei Pillen auf einmal wirken besser als eine einzige. Eine Pille mit einem erkennbar aufgedruckten Markennamen wirkt besser als eine ohne Aufdruck. Farbige Pillen wirken in der Regel besser als einfach weiße, doch welche Farbe am besten ist, hängt von der Wirkung ab, die man auszulösen versucht. Bei Schlafmitteln sind blaue Pillen angesagt, bei Schmerzkillern eher rote. Bei Angstzuständen wirken grüne Pillen am besten. Die Art der Intervention spielt ebenfalls eine Rolle: je dramatischer die Behandlung, desto stärker der Placebo-Effekt. Im Allgemeinen sind Operationen besser als Injektionen, diese sind besser als Kapseln und diese wiederum besser als Pillen.

Es gibt jedoch kulturelle Unterschiede, was die Tatsache betont, dass jedwede Wirkung nicht auf den Placebos selbst basiert, sondern darauf, was sie für uns bedeuten. Zwei Beispiele: Normalerweise geben blaue Pillen gute Placebo-Schlaftabletten ab, doch bei männlichen Italienern haben sie häufig den gegenteiligen Effekt – möglicherweise deshalb, weil Blau die Farbe ihrer Fußball-Nationalmannschaft ist, daher finden sie Blau aufregend und nicht entspannend.[11] In den Vereinigten Staaten wirken Placebo-Injektionen besser als Placebo-Pillen, aber das gilt nicht unbedingt auch für

Europa, wo der kulturelle Glaube an die Effizienz von Pillen stärker ist.

All das ist faszinierend, aber können wir die Befunde über ehrliche Placebos zu ihrem logischen Schluss führen? Können wir wissentlich eine Blindgänger-Pille nehmen, um unsere Psyche zu veranlassen, Probleme wie Depressionen, Verdauungsstörungen, Schmerzen oder Schlaflosigkeit zu lösen?

Kaptchuk sagt, diese Vorstellung gefalle ihm sehr gut. «Ich bin ganz sicher der Meinung, die Leute werden übermedikamentiert», meint er. Ein guter Startpunkt könnten Patienten sein, so Kaptchuk, die Medikamente über lange Zeit einnehmen müssen und diese Medikamente selbst nachweislich kaum eine über den Placebo-Effekt hinausgehende aktive Wirkung haben – also Patienten, die unter chronischen Schmerzen oder Depressionen leiden. Falls sie es wünschen, könnten diese Patienten es zunächst einmal mit Placebos versuchen, meint er, bevor sie, falls nötig, zu einem Medikament mit aktivem Wirkstoff greifen.

Er zweifelt jedoch daran, dass Ärzte von dieser Idee begeistert sein werden. Manchmal fragt er bei seinen Vorträgen die Ärzte unter seinen Zuhörern, ob sie angesichts unstrittiger Beweise, dass ehrliche Placebos bei einem bestimmten Leiden funktionieren, solche Placebos verschreiben würden. «Keine einzige Hand hebt sich.» Ein derartiger Skeptiker ist Edzard Ernst, Professor für Alternativmedizin an der Exeter University in Großbritannien, der sich gegen ungeprüfte medizinische Behandlungen wie die Homöopathie ausspricht. Er sei gegen die Idee, offen gekennzeichnete Placebos einzusetzen, erklärt er, selbst wenn gezeigt werden konnte, dass sie helfen. «Wir sollten stets den Placebo-Effekt in Verbindung mit effektiven Therapien maximieren», meint er.[12] Der alleinige Einsatz von Placebos würde bedeuten, dass den Patienten die zusätzliche therapeutische Wirkung aktiver Medikamente vorenthalten wird.

Das ist sicherlich richtig bei akuten Erkrankungen, wo sich Medikamente als effektiv erwiesen haben. Wenn sich mein Sohn eine ernste Infektion zugezogen hat, möchte ich Antibiotika für ihn, keine Scheinpillen. Kaptchuk argumentiert jedoch, dass Placebos allein in manchen Fällen, wie Schmerzen, Depressionen oder RDS, genauso effizient wie verfügbare Medikamente wirken können und die Patienten vor Nebenwirkungen wie Sucht schützen können. «Ich hoffe, es kommt in dieser Hinsicht zum Umdenken», meint er, «denn die Patienten wünschen Therapien mit weniger Nebenwirkungen. Die Leute möchten nicht über lange Zeit Medikamente einnehmen.»

Edzard Ernst entgegnet, es gebe nur wenige Leiden, für die wir überhaupt keine guten Therapien kennen, und meint, wo Medikamente nicht helfen, gebe es gewöhnlich andere Behandlungsmöglichkeiten, die Patienten ausprobieren könnten (zum Beispiel Physiotherapie oder kognitive Verhaltenstherapie). Doch Kaptchuks Glaube an Placebos wird von Simon Bolingbroke geteilt, einem Geheimdienstanalytiker aus Chelmsford in Essex und Mitbegründer von Aplacebo, dem Unternehmen, das meine Kapseln fabriziert hat.

Als ich Bolingbroke fragte, wie er auf die Idee gekommen sei, inaktive Pillen zu verkaufen, erzählt er mir, er sei beim Militär gewesen. Während seiner Dienstzeit in den 1970er Jahren in Rhodesien (heute Simbabwe) wurde er von einer Zecke gebissen. Nach Großbritannien zurückgekehrt, begann er, unter einer Reihe von Symptomen zu leiden, darunter Kopfschmerzen, Müdigkeit und Schmerzen in Muskeln und Gelenken. Seine Ärzte standen vor einem Rätsel. Bis seine Beschwerden als Symptome der Lyme-Krankheit erkannt wurden, einer von Zecken übertragenen Bakterieninfektion, war sein Nervensystem bereits unheilbar geschädigt.

Bolingbroke sitzt heute im Rollstuhl und leidet unter ständigen Schmerzen, weil seine Nerven feuern, wenn sie nicht feuern sollten. «Es ist ein falscher Schmerz», sagt er. «Mein Nervensystem funktioniert nicht richtig. Und es fällt mir schwer zu unterschieden, ob etwas heiß oder kalt ist. Wenn ich koche oder ein Bad nehme, muss ich mich vorsehen, was ich anfasse, weil ich mir nicht sicher bin, ob es mich verbrühen wird.» Er erhielt zahlreiche Medikamente gegen seine Symptome – irgendwann nahm er neun verschiedene Tabletten auf einmal, von Schmerzmitteln bis zu Antidepressiva. Sie halfen gegen die Schmerzen, erinnert er sich, doch er sagt, sie hätten gedroht, sein Leben zu beherrschen, und zu dramatischen Stimmungsschwankungen geführt. «Sie machten mich abwechselnd gemeingefährlich und suizidal», sagt er. «Ich war kein netter Mensch.»

Angeregt von Studien über Placebos entschloss sich Bolingbroke, die Medikamente abzusetzen und sie Schritt für Schritt durch die inaktiven Pillen zu ersetzen, die er selbst herstellte. Nun nehme er «praktisch keine» aktive Medikation mehr, sagt er. Als ich ihn frage, ob er seine Schmerzen mit Placebos ebenso gut kontrollieren könne wie mit Schmerzmitteln, überlegt er einen Moment und antwortet dann: «Es erscheint mir offensichtlich, dass dies der Fall ist.»

Nun leitet er Aplacebo gemeinsam mit einem Freund und verkauft Placebos online. Die Kapseln, die er mir schickt, sind Gelatinegehäuse von pharmazeutischer Qualität, genauso, wie sie bei konventionellen Kapseln verwendet werden, nur dass sie leer sind. Das Etikett ist mit Bedacht entworfen und in einem Jargon formuliert, der den Eindruck macht, es handele sich um eine wirksame, wissenschaftlich geprüfte Medizin. Es gibt die übliche Warnung, den Anweisungen auf dem Beipackzettel genau zu folgen, und die Liste der Inhaltsstoffe sieht beruhigend nach Fachchinesisch aus – Stickstoff ($78{,}084\,\%$), Sauerstoff ($20{,}946\,\%$), Argon ($0{,}934\,\%$), Kohlendioxid ($0{,}039\,\%$) –, obgleich es sich bei dieser Auflistung nur um die chemischen Bestandteile der Luft handelt.

Trotz der überzeugenden Verpackung kann ich mir jedoch nur schwer vorstellen, dass Leute ihr hart verdientes Geld für etwas ausgeben, das offen zugibt, nichts zu sein. Will Aplacebo wirklich ein ernst zu nehmendes Unternehmen sein? «Es begann als eine Art Witz», meint Bolingbroke. «Wir lachten über uns selbst. Aber es ist ein Witz, der real ist.» Er gibt zu, dass das Unternehmen bisher noch keine bedeutenden Verkäufe getätigt hat, insistiert aber, dass die Verkaufszahlen seiner Produkte bei sich anhäufenden wissenschaftlichen Ergebnissen und wachsendem Bewusstsein eines Tages anziehen könnten.

Zurück in meiner Küche, öffne ich den Placebo-Behälter und schlucke ein paar Kapseln mit einem Glas Wasser, während ich am Spülstein stehe, genauso, wie ich es gewöhnlich mache, wenn ich rezeptfreie Schmerzmittel nehme. Ich denke an Benedettis Forschung, veranschauliche mir sein Labor in Turin und versuche mir vorzustellen, wie die Endorphine mein Gehirn überfluten. Dann warte ich darauf, was passiert.

Das Ganze kann wohl kaum als wissenschaftliches Experiment durchgehen, aber innerhalb von rund 20 Minuten verschwindet der Schmerz tatsächlich. Nachdem ich meine Mini-Krise so abgewendet habe, kann ich zurück an die Arbeit gehen. Und ich bin ein kleines bisschen stolz darauf, dass alles, was es dazu brauchte, in meinem eigenen Kopf steckte.

○ ○ ○

Die Bibi-Hajerah-Schule ist ein wackliger Lehmbau in Taluquan im Nordosten von Afghanistan. Die Schülerinnen sind einheitlich in schwarze Kleider und weiße Kopftücher gekleidet, und sie sitzen beim Unterricht an abgenutzten Holzpulten, die im Schatten eines Baumes aufgereiht sind. Am Morgen des 23. Mai 2012 lief der Unterricht ganz normal ab, als sich jemand über einen schlechten Geruch beschwerte.

Eines nach dem anderen begannen die Mädchen, sich schwindlig zu fühlen, Übelkeit zu entwickeln und schließlich das Bewusstsein zu verlieren. Innerhalb weniger Stunden landeten mehr als 100 Schülerinnen und Lehrerinnen im Krankenhaus. Bilder, die von den Medien verbreitet wurden, zeigten bewaffnete Posten vor dem Hospital und Chaos im Inneren. Die Abteilungen waren überfüllt mit verzweifelten Mädchen, die sichtlich nach Atem rangen und denen von weiblichen Verwandten Luft zugefächelt wurde.

Khalilullah Aseer, Sprecher der örtlichen Polizei, war sich sicher, wer die Schuldigen waren. «Das afghanische Volk weiß, dass Terroristen und die Taliban so etwas tun, um Mädchen zu bedrohen und sie davon abzuhalten, zur Schule zu gehen», erklärte er CNN gegenüber.[13] «Das glauben wir und die Bevölkerung. Nun führen wir in Afghanistan die Demokratie ein und wollen, dass Mädchen etwas lernen, aber die Feinde der Regierung wollen das verhindern.»

Unter der früheren Talibanherrschaft war es Mädchen streng verboten gewesen, zur Schule zu gehen, doch als westliche Kräfte die Extremisten 2001 vertrieben, erhielten die afghanischen Frauen ihr Grundrecht auf Bildung wieder. Aber noch immer erforderte der Besuch einer Schule Mut. Mehrere Schülerinnen waren von den Taliban mit Säure angegriffen worden. Hunderte von Mädchenschulen in Gebieten, die unter Talibaneinfluss standen, waren aus Sicherheitsgründen geschlossen worden, und einer Erhebung zufolge behielt mehr als die Hälfte aller afghanischen Eltern ihre Töchter zu Hause, um sie zu schützen.

Und dann war da, wie es schien, dieses Gift. Der Vorfall an der Bibi-Hajerah-Schule war der sechste derartige Ausbruch in Afghanistan in diesem Jahr. Seit 2008 waren mehr als 1600 Menschen aus 22 Schulen im ganzen Land unter ähnlichen Umständen erkrankt. Man nahm an, diese Vergiftungen seien Teil einer systematischen Terrorkampagne der Taliban. Die afghanischen Behörden verkündeten mehrere Festnahmen und Geständnisse und ließen durchklingen, dass die Opfer entweder mit Giftgas oder vergiftetem Wasser attackiert worden seien. Unterdessen zeigten lokale und internationale Medien alarmierende Bilder von Opfern, die auf Tragen eingeliefert und an den Tropf gehängt wurden.

Die Symptome waren jedoch kurzlebig. Alle Mädchen erholten

sich rasch. Und obwohl Hunderte von Blut-, Urin- und Wasserproben getestet wurden, wurde nichts Auffälliges gefunden. Nachdem Mitarbeiter der World Health Organisation (WHO) Schülerinnen und Lehrerinnen befragt hatten, kamen sie zu dem Schluss, dass es keine Vergiftung gab.[14] Der ganze Ausbruch – und wahrscheinlich auch die ganzen anderen Episoden – war durch eine «Massenhysterie» hervorgerufen worden.

Daher seien Sie gewarnt: Der Placebo-Effekt hat auch seine dunkle Seite. Die Psyche kann heilsame Wirkungen für den Körper haben, doch sie kann auch negative Symptome hervorrufen. Offiziell wird dieses Phänomen als «Nocebo-Effekt» (lateinisch für «ich werde schaden», genauso, wie Placebo «ich werde gefallen» heißt), und aufgrund ethischer Bedenken ist er bisher kaum untersucht worden. Aber nach dem, was wir über die Biologie des Placebo-Effekts wissen, täuschten die afghanischen Mädchen ihre Symptome nicht vor. Die Angst oder der Glaube, krank zu werden, führte zu echten physischen Beschwerden, die so weit gingen, dass einige der Mädchen sogar kurzzeitig ohnmächtig wurden.

Ähnliche Ereignisse sind im Lauf der Geschichte immer wieder berichtet worden. Möglicherweise war es eine Massenhysterie, die im 17. Jahrhundert die Hexenprozesse in Salem, Massachusetts, auslöste. In jüngerer Zeit wurde eine Epidemie von Ohnmachtsanfällen unter Schulmädchen in der Westbank 1983 allgemein einer Massenvergiftung zugeschrieben, für die Israel und Palästina einander wechselseitig die Schuld zuschoben, bis eine offizielle Untersuchung zu dem Schluss kam, die Symptome hätten psychische Ursachen.

Nocebo-Effekte liefern sogar *eine* Erklärung für die Macht von Voodoo-Verwünschungen. Clifton Meador, ein Arzt an der Vanderbilt School of Medicine in Tennessee, hat Jahre damit verbracht, Beispiele für den Nocebo-Effekt zu sammeln. In seinem Buch *Symptoms of Unknown Origin* (etwa: Symptome ohne bekannten Ursprung) (2005) erzählt er die Geschichte eines Mannes aus Alabama, der vor 80 Jahren mit einem Voodoo-Fluch belegt wurde. Als das Opfer schließlich den Arzt Drayton Doherty aufsuchte, war er stark abgemagert und offensichtlich dem Tode nahe. Doherty kam zu dem Schluss, dass nichts, was er sagte, den Mann von seiner unerschütterlichen Überzeugung würde abbringen können, bald sterben zu müssen. Darum griff er zu einem Trick. Mit Einverständnis der Familie verabreichte er dem Mann ein starkes Brechmittel und zog dann heimlich eine große grüne Eidechse aus seiner Tasche, wobei er vorgab, das Tier stamme aus dem Körper des Mannes. Der Zauberdoktor habe diese Eidechse in seinen Körper schlüpfen lassen, erklärte Doherty seinem Patienten, und nun, da das böse Tier fort sei, werde er wieder genesen. Und das tat der Mann dann auch.

Dohertys dramatischer Bericht lässt sich nicht nachprüfen, doch diese Effekte beschränken sich nicht auf leicht zu beeindruckende Schulmädchen oder abergläubische Voodoo-Opfer. Jeder kann betroffen sein, obwohl wer oder was jemanden dazu bringen kann, sich krank zu fühlen, stark vom eigenen sozialen und kulturellen Hintergrund und von dem abhängt, was man glaubhaft findet. Wenn ein Zauberdoktor Sie verflucht, lachen Sie vielleicht, aber wenn in den TV-Nachrichten von einer terroristischen Gasattacke die Rede ist oder ein Mann in weißem Kittel Ihnen sagt, Sie stürben an Krebs, sind Sie wahrscheinlich eher geneigt, die Drohung ernst zu nehmen.

In neueren britischen und amerikanischen Studien ist es gelungen, bei Freiwilligen negative Symptome auszulösen, nachdem ihnen vorgegaukelt wurde, sie seien einer starken Wifi-Strahlung ausgesetzt worden oder hätten Umweltgifte eingeatmet.[15] Und 2007 berichteten amerikanische Ärzte über den Fall eines 29-Jährigen aus Jackson, Mississippi.[16] Er nahm an einer klinischen Studie über ein Antidepressivum teil und reagierte gut darauf. Nach einem Streit mit seiner Freundin nahm er jedoch eine Überdosis seiner verbliebenen Kapseln ein und kollabierte im örtlichen Krankenhaus mit Herzrasen und gefährlich niedrigem Blutdruck. Er erhielt im Verlauf von vier Stunden 6 Liter intravenöse Flüssigkeit, bevor er von den Studienleitern erfuhr, dass er in ihrer Placebo-Gruppe war. Seine Symptome verschwanden innerhalb von 15 Minuten.

Tatsächlich geht der größte Teil der Nebenwirkungen, die wir erleiden, wenn wir Medizin einnehmen, nicht direkt auf das Konto der Medikamente, sondern des Nocebo-Effekts. In klinischen Studien über Krankheiten von Depressionen bis Brustkrebs berichtet rund ein Viertel aller Patienten über unerwünschte Nebenwirkungen – am häufigsten werden Erschöpfung, Kopfschmerzen und Konzentrationsschwierigkeiten genannt –, selbst wenn sie ein Placebo nehmen. In einer Studie, in der es speziell um dieses Phänomen ging, verfolgten italienische Forscher den Gesundheitszustand von 96 Männern, denen aufgrund einer kardiovaskulären Erkrankung der Betablocker Atenolol verschrieben worden war. Einige wussten nicht, welches Präparat sie nahmen, während andere aufgeklärt und gewarnt wurden, es könne Erektionsstörungen hervorrufen. Der Prozentsatz von Patienten in jeder Gruppe, die anschließend an dieser Nebenwirkung litten, betrug 3,1 Prozent zu 31,2 Prozent.[17] Das besagt implizit: Im normalen medizinischen Alltag, wo die Patienten wissen, was für ein Präparat sie nehmen, und vor dieser Nebenwirkung gewarnt werden, können nach der Einnahme von Atenolol unter Umständen bis zu einem Drittel von ihnen an Impotenz leiden. Aber nur ein Zehntel dieser Fälle wird vom Präparat selbst hervorgerufen. Für den Rest ist die Psyche der Patienten verantwortlich.

Auch wenn der Nocebo-Effekt schädlich erscheinen kann, ergibt er aus einem evolutionären Blickwinkel heraus durchaus Sinn. Nicholas Humphrey, ein theoretischer Psychologe, der in Cambridge arbeitet und sich ausführlich mit der Evolution von Placebo- und Nocebo-Effekten beschäftigt hat, argumentiert, es sei tatsächlich eine kluge Strategie, sich zu übergeben, wenn man erlebt, dass es anderen Leuten rund um uns herum schlecht wird oder wir guten Grund haben anzunehmen, vergiftet worden zu sein.[18] Wenn wir tatsächlich Gift zu uns genommen haben, kann eine solche frühe Reaktion lebensrettend sein. Wenn nicht, ist kein wirklicher Schaden entstanden. Kopfschmerzen, Schwindel und Ohnmachtsanfälle können allesamt als Warnsignale dienen, dass wir von einem Ort fliehen sollten, der gefährlich sein könnte, und vielleicht medizinische Hilfe suchen sollten. So gesehen ist der Nocebo-Effekt eine biologische Botschaft, die wir nicht ignorieren können, ausgelöst von psychologischen Hinweisen in unserer Umgebung, dass irgendetwas nicht stimmt. Je bedrohlicher uns unsere Umgebung erscheint, desto sensibler reagieren wir auf solche Symptome. Doch sie können bei jedermann ausgelöst werden, wenn die Suggestion stark genug ist. Es handelt sich um einen Selbsterhaltungsmechanismus oder, wie Kaptchuk es ausdrückt, es ist das, was passiert, «... wenn du dich in einem Wald voller Schlangen befindest und du einen Stock siehst, dein Gehirn aber eine Schlange sieht».

Und das könnte schließlich auch erklären, warum wir Placebo-Effekte erleben. Wenn Bedrohung, Angst und negative Suggestionen Symptome wie Schmerz und Übelkeit auslösen können, dann folgt daraus, dass ein Gefühl der Sicherheit oder der Glaube, dass es uns gleich bessergehen wird, den entgegengesetzten Effekt hat. Wir entspannen uns und unterdrücken negative Symptome wie Schmerz. Daher zapfen Placebos evolutionsbiologisch alte neuronale Bahnen an. Humphrey argumentiert, dass medizinische Hilfe gleich welcher Art – ob vorgetäuscht, alternativ oder konventionell – diese primitiven Hirnschaltkreise überzeugt, dass wir geliebt werden, sicher sind, es uns bald bessergehen wird und es keinen Grund gibt, sich weiter krank zu fühlen.

Das könnte nach Kaptchuks Ansicht erklären, warum Linda Buonanno und andere Teilnehmer seiner Studien selbst dann vom Placebo-Effekt profitierten, wenn sie wussten, dass die Pillen, die sie nahmen, keinen Wirkstoff enthielten. Eine Möglichkeit ist, dass sie bewusst erwarteten, dass ihnen ein Placebo hilft. Aber Kaptchuk glaubt, dass die Dinge tiefer liegen. Als Linda diese Flasche mit

Kapseln von ihrem Arzt Tony Lembo entgegennahm, «da nahm sie Tony mit nach Hause», sagt er, «sie nahm seine Fürsorge, seine Teilnahme mit nach Hause».

Die Tatsache, dass manche Menschen stärker auf Placebos reagieren als andere und dass dieselbe Person zu verschiedenen Zeiten unterschiedlich auf Placebos reagieren kann, spricht dafür, dass einige Menschen von Natur aus eine höhere Schwelle für negative Symptome haben könnten als andere, diese Schwelle je nach Umständen jedoch steigen oder sinken kann. Wenn wir uns in einem Wald voller Schlangen sehen – wie die afghanischen Kinder, bedroht von den Taliban, oder Linda, die sich um ihre Kinder kümmern muss, während sie Schichtarbeit leistet und sich mit einem schmutzigen Scheidungsverfahren herumschlägt –, reagiert der Körper sensibler auf biologische Warnsignale wie Schmerzen.

Wenn diese Idee richtig ist, sollte man erwarten, dass Placebos diese Nocebo-Effekte reduzieren, indem sie uns die Angst nehmen und unsere Schwelle wieder erhöhen. Als Linda an der Placebo-Studie teilnahm, «befand sie sich in einem Wald aus teilnahmsvollen Menschen», meint Kaptchuk, «und ihr Körper stellte einen Mechanismus an, der ihre Schmerzen linderte. Und sie hörte auf, ihren Schmerzen so viel Beachtung zu schenken.»

Ein raffiniertes Experiment, das Benedetti auf dem Plateau Rosa durchführte und 2014 publizierte, stützt die Vorstellung, dass Placebos in manchen Fällen dadurch wirken, dass sie präexistente Nocebo-Effekte eliminieren.[19] Von den 76 Studenten, die sein schneebedecktes Labor besuchten, litten diejenigen, die gewarnt worden waren, aufgrund der großen Höhe Nebenwirkungen wie üble Kopfschmerzen zu erwarten, häufiger und schwerer unter Kopfschmerzen als diejenigen, die keine Ahnung von diesem Risiko hatten. Benedetti stellte fest, dass die Kopfschmerzen in beiden Gruppen eine biologische Ursache hatte – sie standen mit einem erhöhten Prostaglandinspiegel in Zusammenhang, der zu einer Erweiterung der Blutgefäße führte.

Es war eine hübsche Demonstration des Nocebo-Effekts. Bei Sauerstoffmangel produziert das Gehirn im Rahmen eines Selbstschutzprogramms Prostaglandine, sodass mehr Sauerstoff durch den Körper transportiert wird. Bei den Studenten, die sich wegen möglicher Kopfschmerzen sorgen, wurde dieser Prozess verstärkt. Ihre Sorge veranlasste das Gehirn, vorsichtiger zu sein, als es sonst gewesen wäre, und Extramaßnahmen zu seinem Schutz zu ergreifen.

Als die Studenten Aspirintabletten nahmen, senkte dies den Prostaglandinspiegel in beiden Gruppen und linderte die Kopfschmerzen. Das interessanteste Ergebnis erhielt Benedetti jedoch, als er den Studenten Placebo-Aspirin verabreichte. Das funktionierte ebenfalls, aber die Wirkung war geringer als bei den echten Tabletten und trat nur bei der Nocebo-Gruppe auf. Daraus schloss Benedetti, dass das Placebo nur insofern wirksam war, als es die zusätzliche Nocebo-Komponente der Kopfschmerzen reduzierte. Es funktionierte durch eine Linderung der Angstgefühle, die das Gehirn veranlassten, die Prostaglandinproduktion herunterzufahren.

Benedetti weiß noch nicht, ob dieses Prinzip auch für irgendeine andere Form der Placebo-Reaktion gilt. Wenn dies aber tatsächlich der Fall sein sollte, dann könnte sich daraus eine «neue Sicht auf Placebos» ergeben, meint er. Derartige Placebo-Effekte mögen die zugrunde liegenden Krankheitsprozesse nicht beeinflussen, doch sie zeigen einen Weg, unsere Lebensqualität ganz unabhängig von unserem physischen Zustand zu verbessern, und machen uns klar, dass wir den Symptomen, die wir fühlen, nicht immer glauben müssen.

○ ○ ○

«Ich rede mit meinen Pillen», gesteht der Anthropologe Dan Moerman fröhlich. «Ich sage: ‹Hallo, Jungs, ich weiß, ihr werdet das ganz großartig machen.›»[20] Er erzählt mir, dass sein linkes Knie schmerzt und er diese Technik benutzt, um die Wirkung seiner Schmerztabletten so zu verstärken, dass er statt zwei nur eine einzige Tablette braucht.

Wie wir Medikamente nehmen, argumentiert er, könnte ebenso wichtig sein wie deren Aussehen. Zwar gibt es kaum Studien auf diesem Gebiet, doch er und andere Experten sind der Ansicht, dass alles, was wir tun können, um einer Therapie – ob mit oder ohne Wirkstoff – mehr Bedeutung zu verleihen, positive Effekte, die wir verspüren, verstärken kann.

Mit anderen Worten: Schlucken Sie eine Pille nicht unachtsam herunter, während Sie hinter dem Bus herlaufen. Machen Sie vielmehr ein Ritual daraus. Harald Walach,[21] Psychologe und Wissenschaftsphilosoph an der Europa-Universität Viadrina in Frankfurt (Oder), regt an, ein Medikament immer zur selben Tageszeit zu nehmen – nach der morgendlichen Dusche, in einem speziellen Zimmer oder mit einem Gebet bzw. einer stillen Meditation.[22] Alternativ schlägt der Psychologe Irving Kirsch von der britischen University of Hull vor, der mit Kaptchuk bei dessen RDS-Studie zusammengearbeitet hat, Bilder zu benutzen. Dazu sollte man sich die Wirkungen, die man von einem bestimmten Medikament bzw. Placebo erwartet, so genau wie möglich vorstellen. «Stellen Sie sich die Verbesserung bildlich vor», rät er mir.[23]

Oder man kann jemand anders bitten, eine gewählte Behandlung durchzuführen. Darüber gibt es bisher kaum Erkenntnisse, doch Experten, darunter Humphrey und Moerman, argumentieren, dass Unterstützung durch andere wahrscheinlich stärkere Placebo-Reaktionen auslöst als sich um sich selbst zu kümmern, denn es führt zu einem erhöhten Sicherheitsgefühl. «Auch wenn ich denke, dass es für mich gut ist, mit meinen Pillen zu reden, wäre es noch besser, wenn meine Frau dies gemeinsam mit mir täte», sagt Moerman.

Kinder sind dieser Form des Placebo-Effekts gegenüber besonders aufgeschlossen. Wie alle Eltern wissen, kann es einen dramatischen Effekt auf Schmerzen und andere Beschwerden eines Kindes haben, wenn man die schmerzende Stelle küsst, ein Herz um ein aufgeschrammtes Knie malt, Salbe auf einen blauen Fleck schmiert, Husten mit einem Löffel Honig lindert, auch wenn das alles kaum oder keine medizinisch wirksamen Bestandteile enthält.

Aber so etwas funktioniert offenbar auch bei Erwachsenen. 2008 veröffentlichte Kaptchuk eine Studie mit 263 RDS-Patienten.[24] Dabei kamen nur Placebos zum Zuge. Eine Gruppe wurde gar nicht behandelt, eine zweite Gruppe erhielt Schein-Akupunktur von einem höflichen, aber kühlen Fachmann, der keine Unterhaltung aufkommen ließ. In der dritten Gruppe wurde die Schein-Akupunktur von einem warmen, mitfühlenden Experten durchgeführt, der sich eine Dreiviertelstunde Zeit nahm, sich die Sorgen der Patienten anhörte und ihnen Mut machte. Kaptchuk wollte wissen, wie viel Besserung die Akupunktur allein brachte und wie viel auf das Verhalten des Akupunkteurs dem Patienten gegenüber zurückging.

In der Gruppe ohne Behandlung meinten 28 Prozent der Patienten, sie hätten allein dadurch, dass sie an der Studie teilnahmen, eine «angemessene Erleichterung» ihrer Symptome erfahren. Von denjenigen, die nur eine Schein-Akupunktur erhalten hatten, verspürten 44 Prozent eine angemessene Erleichterung. In der Gruppe, die akupunktiert und emotional unterstützt worden war, sprang dieser Prozentsatz auf 62 Prozent – ein Effekt, der in seiner Höhe von keinem bisher gegen das Reizdarmsyndrom getesteten Medikament übertroffen wurde.

In Kaptchuks Augen unterstreichen diese und ähnliche Studien das, was vielleicht die wichtigste Lehre aus der Placebo-Forschung ist: die enorme Bedeutung des Arzt-Patienten-Verhältnisses. Wenn uns ein empathischer Heiler das Gefühl gibt, wir seien bei ihm in Sicherheit und es werde sich um uns gekümmert, statt dass wir uns bedroht fühlen, kann allein dies bedeutende biologische Veränderungen auslösen, die unsere Symptome lindern. Hier war die Antwort auf das, was er Jahre zuvor in seiner Akupunkturpraxis erlebt hatte. Wenn es seinen Patienten besserging, bevor er überhaupt mit der Behandlung begonnen hatte, dann lag das an ihrer Interaktion mit ihm.

Aufgrund von Kosten- und Zeitdruck wie auch der Betonung von medikamentösen und physischen Therapien bleibt in der westlichen Medizin zunehmend weniger Raum für die Arzt-Patienten-Beziehung. Ärzte verbringen nicht selten weniger als 10 Minuten mit einem Patienten, denn das Ausstellen eines Rezepts erscheint beiden Seiten oft wichtiger als eine längere, ermutigende Unterhaltung. Paradoxerweise gibt Kaptchuk der Einführung Placebo-kontrollierter medizinischer Studien in den 1950er Jahren für diese Entwicklung die Schuld: «Davor wussten die Ärzte, dass Sich-Kümmern wichtig für ihre Patienten war und dass sie selbst ein aktiver Bestandteil waren», meint er. «Nun geht es nur noch um die Daten und die Präparate.»

Der Fokus der modernen Medizin auf physische Daten und objektive Tests und Messungen hat zweifellos zu großen Fortschritten geführt, doch Kaptchuk argumentiert, dass all dies auch zu einer wahren Besessenheit mit Molekülen und biochemischen Stoffwechselwegen geführt hat, wobei vergessen wird zu fragen, wie wir uns eigentlich fühlen. «Die Leute schenken Placebos nur deshalb Aufmerksamkeit, weil wir inzwischen einige Neurotransmitter gefunden haben, die beteiligt sind, und weil mein Team und mehrere andere Teams mittels Neuro-Imaging tolle Sachen finden», meint er. «Als seien die Erfahrungen der Patienten unwichtig.»

Dieses Vakuum wird von der Alternativmedizin gefüllt. Therapien wie Homöopathie und Reiki enthalten keine aktiven Ingredienzien und zeigen in strengen klinischen Studien keinen Nutzen. Sie basieren auf Prinzipien, die vom wissenschaftlichen Standpunkt her unsinnig sind – mit an Sicherheit grenzender Wahrscheinlichkeit funktionieren sie nicht so, wie die Praktizierenden behaupten. Aber mit ihren langen, persönlichen Konsultationen und ihrem empathischen Sichkümmern sind sie perfekt dazu geeignet, Placebo-Reaktionen zu maximieren. Aus diesem Grund bringen sie den Patienten wahrscheinlich echte Erleichterung, vor allem bei chronischen Beschwerden, für deren Behandlung die konventionelle Medizin nicht sonderlich gut gerüstet ist.

Selbst wenn sich die Verschreibung ehrlicher Placebos nicht durchsetzen sollte, so hofft Kaptchuk doch, dass seine Arbeit eine breitere Debatte darüber anstößt, wie wichtig es ist, die Rolle des Arztes als Heiler in der westlichen Medizin zu reinstallieren, sodass wir von persönlicher Fürsorge *und* wissenschaftlich belegten Therapien profitieren können, nicht nur von dem einen oder dem anderen. Wir müssen uns fragen: «Wie können wir Medikamente so applizieren, dass sie effizienter wirken, und die Nebenwirkungen reduzieren?», meint er.

Mit welchen Worten Ärzte ihren Patienten die Vor- und Nachteile von Medikamenten erklären, beeinflusst eindeutig, wie diese reagieren. (Auf die Bedeutung der Wortwahl kommen wir in Kapitel 7 zurück.) Aber Erwartungen können Patienten auch in sehr viel subtilerer Weise übermittelt werden. In einer klassischen Studie aus dem Jahr 1985 wurde gezeigt, dass sich das Ausmaß der Schmerzen, die Patienten empfanden, veränderte, je nachdem, ob ihre Ärzte glaubten, ihnen ein Schmerzmittel oder ein Placebo zu verschreiben – auch wenn das, was sie ihren Patienten sagten, dasselbe blieb.[25]

Solche indirekten Placebo-Effekte – die nicht von den Überzeugungen und Haltungen der Patienten, sondern des medizinischen Personals abhängen – sind ein weiterer Grund, warum man Placebo-Effekte bei Kindern (und sogar bei Tieren) findet.[26] Bei Sandlers Sekretin-Studie (siehe Kapitel 1) könnten die positiven Erwartungen der Eltern ihr Verhalten beeinflusst haben und dadurch zu einer wirklichen Verbesserung der Symptomatik ihrer Kinder geführt haben. Alternative Heilmittel wie Bernsteinarmbänder bei Zahnweh können ein Baby vielleicht beruhigen, weil sie die Sorge der Eltern lindern.

Im Jahr 2012 löste Kaptchuk Placebo- wie Nocebo-Effekte aus, indem er Bilder von Gesichtern so kurz auf den Schirm warf, dass sich die Studienteilnehmer deren nicht bewusst waren[27] – das stützt die Idee, dass sich unser Erleben von Symptomen wie Schmerz leicht von unbewussten Hinweisen beeinflussen lässt. «Worte, Blicke, Schweigen, Körpersprache, alles ist wichtig», meint Kaptchuk. Auch wenn diese Aspekte der medizinischen Betreuung in der Medizin oft ignoriert worden sind, glaubt er, dass Placebo-Studien inzwischen dazu beitragen, eine Debatte über ihre Rolle in Gang zu setzen.

Er ist ein überzeugender Redner, aber bevor ich mich zu sehr von Begeisterung hinreißen lasse, erinnert er mich daran, dass es eine Menge Dinge gibt, die positive Erwartungen nicht leisten können. «Man kann die zugrunde liegende Physiologie [der Erkrankung] nicht verändern», betont er. «Ich finde darauf keinen Hinweis in irgendeiner der Studien.» Ich denke, er hat recht, diese Grenzen zu unterstreichen. Sich großartig zu fühlen, ist nicht alles. Wir wollen auch am Leben bleiben, und bei vielen Erkrankungen, wie Allergien, Infektionen, Autoimmunkrankheiten oder Krebs, ist diese zugrunde liegende Physiologie verzweifelt wichtig.

In solchen Fällen reicht es nicht aus, subjektive Symptome zu beeinflussen. Daher fasse ich den Entschluss, nach Deutschland zu reisen, wo Forscher die Psyche benutzen, um die erste Verteidigungsfront des Körpers im Kampf gegen Krankheiten zu infiltrieren.

PAWLOWS MACHT
Wie man sein Immunsystem trainiert

Karl-Heinz Wilbers öffnet eine kleine Plastikschachtel und entnimmt ihr vier Blisterpackungen mit Tabletten. Myfortic, Tacrolimus … das sind Namen, die er jeden Tag liest und von denen inzwischen sein Leben abhängt. Heute kommt eine Extrapille hinzu, eine große weiße Kapsel, die ein wenig nach Fisch riecht. Bevor er sie nimmt, stellt er den CD-Player an, und es ertönt «Help Me» von Johnny Cash. Und er gießt sich ein Glas einer leuchtend grünen Flüssigkeit ein, die stark nach Lavendel riecht.

Karl-Heinz ist ein pensionierter Psychiater, der in Essen in Nordrhein-Westfalen lebt. Er ist ein ernster Akademiker mit ruhigem, fast melancholischem Benehmen und einer kleinen Drahtbrille. Vor 16 Jahren stellten seine Nieren ihre Funktion ein. Es sei nicht klar, warum, erzählt er, auch wenn die häufigsten Ursachen Diabetes und Bluthochdruck sind. Er wurde zu einem der 80 000 Deutschen, die auf eine Dialyse angewiesen sind, eine sogenannte Blutwäsche, bei der das Blut des Patienten durch einen Schlauch in eine Maschine geleitet und dort gefiltert wird, um Abfallstoffe zu entfernen, bis es wieder in den Körper zurückgeleitet wird.

Karl-Heinz musste jede Woche vier bis fünf Mal für rund neun Stunden an die Maschine angeschlossen werden. Dabei hatte er Glück, denn er konnte die Dialyse über Nacht zu Hause durchführen. «Aber man kann nicht durchschlafen», sagt er. «Immer wieder gibt es Alarm. Man muss die Maschine überprüfen, die Flüssigkeiten wechseln. Man hat zwei dicke Kanülen im Arm.» Er zeigt mir eine große Narbe auf der Innenseite seines Unterarms, wo Nacht für Nacht die Kanülen saßen.

Er war am Leben. Er konnte noch immer mit dem Hund spazieren gehen und malen. Aber seine Abhängigkeit von der Dialysemaschine machte es ihm unmöglich zu reisen, und seine Chancen, länger zu überleben und mit seiner Frau und seiner Tochter seinen Ruhestand zu genießen, standen nicht gut. Die durchschnittliche Lebenserwartung für Dialysepatienten beträgt nur fünf Jahre.

Nach 12 Jahren Dialyse setzte Karl-Heinz alles auf eine Karte. Als er endlich die Chance auf eine Nierentransplantation erhielt, willige er mit großem Herzklopfen ein. «Anschließend konnte ich ein völlig neues Leben führen», sagt er. «Die Freiheit, die man erhält. Man kann mobil sein.» Wie er erzählt, haben er und seine Frau in den vier Jahren seit der Transplantation ihre Tochter im englischen Lake District besucht – undenkbar, solange er noch an der Dialysemaschine hing. Sie waren zweimal nach New York geflogen und planen einen Trip in den Süden von England.

Aber dafür hat er einen hohen Preis gezahlt. Er hängt zwar nicht länger an der Dialysemaschine, doch um seinen Körper davon abzuhalten, das fremde Organ abzustoßen, muss er für den Rest seines Lebens Tag für Tag starke Medikamente nehmen, die sein Immunsystem unterdrücken. Sie erhöhen sein Risiko für lebensgefährliche Infektionen, und er lebt mit der ständigen Angst vor Krebs.[1] Dazu kommen neurologische Nebenwirkungen: Er verspürt ein schmerzhaftes Brennen in den Füßen. Und die Toxizität der Medikamente setzt seine kostbare Niere unter Druck. Ist die Dosis zu gering, droht Abstoßung des Transplantats. Ist sie zu hoch, könnte die Toxizität zu einem Nierenversagen führen.

«Help Me» gehört zu Karl-Heinz' Lieblingssongs; er hat ihn gewählt, weil ihn der Song in eine ruhige, nachdenkliche Stimmung versetzt. Während er dem Text lauscht, schluckt er die große Kapsel und spült mit seinem Lavendelgetränk nach. Er weiß, dass diese im Gegensatz zu den übrigen Pillen in der Plastikschachtel keine aktiven Wirkstoffe enthalten. Er nimmt sie im Rahmen einer Pionierstudie, die untersuchen soll, ob dieses Ritual – das Getränk, die Pille, die Musik – die Macht hat, die Reaktion seines Körpers auf das Transplantat zu beeinflussen, in diesem Fall die Abstoßungsreaktion stärker zu unterdrücken, als seine Medikamente allein dies könnten.

Die Placebos, mit denen wir uns bisher beschäftigt haben, basierten auf bewussten Überzeugungen oder Erwartungen. Man erwartet, dass eine Pille oder eine Injektion eine bestimmte Wirkung hat, und dann erfüllt sich diese Erwartung. Auch wenn solche Scheinbehandlungen biologische Veränderungen im Körper auslösen können, beeinflussen sie vor allem subjektive Symptome wie Schmerzen, also wie wir uns fühlen, nicht die zugrunde liegende Krankheit. Karl-Heinz hofft jedoch, dass seine Psyche eine andere Art von Mechanismus in Gang setzt, einen Mechanismus, der grundlegende biologische Funktionen beeinflussen kann, wie das Immunsystem.

Die Befürworter hoffen, dass dieses Phänomen das Potenzial hat, die Medikamentendosis bei Transplantatempfängern wie Karl-Heinz, aber auch von Allergikern, Menschen, die an Autoimmunkrankheiten leiden, und selbst Krebspatienten zu reduzieren. Aber das ist alles andere als Mainstream-Medizin, und die meisten Immunologen wissen nicht einmal, dass es solche Ansätze gibt.

○ ○ ○

Stellen Sie sich vor, Sie nehmen eine dicke gelbe Zitrone aus Ihrem Obstkorb. Ihre Schale fühlt sich glatt an, sie glänzt und ist gesprenkelt mit Poren. Nun legen Sie die Zitrone auf einen Teller und zerschneiden sie in Viertel. Saft tropft von der Messerschneide auf Ihre Finger und der Geruch dringt Ihnen in die Nase: scharf und sauer. Sie nehmen eines der Viertel in die Hand und sehen, wie das Fruchtfleisch funkelt, als das Licht auf viele hundert winzige

Zellen fällt, die bis zum Platzen mit Flüssigkeit gefüllt sind. Dann beißen Sie hinein und spüren den austretenden sauren Saft auf Ihrer Zunge.

Ist Ihnen das Wasser im Mund zusammengelaufen, als Sie diese Zeilen gelesen haben? Sind Ihre Speicheldrüsen aktiv geworden und haben Ihre Zunge auf die kurz bevorstehende Säureattacke vorbereitet? Wenn das der Fall war, müssen Sie schon einmal eine Zitrone gegessen und die passende physiologische Reaktion gelernt haben. Aber der entscheidende Punkt ist, dass Sie nun keine Zitrone mehr essen müssen, um diese Veränderungen zu erleben. Ihr Körper löst sie in Antwort auf den Anblick oder den Geruch – oder auch nur den Gedanken – automatisch aus, und zwar schon deutlich bevor Sie den Saft auf der Zunge schmecken.

Diese Form des Lernens, bei der ein mentaler Reiz zu einer physischen Reaktion führt, wird als Konditionierung bezeichnet. Dieses Phänomen wurde in den 1890er Jahren von dem russischen Physiologen Iwan Pawlow entdeckt. Pawlow untersuchte, wie Hunde speichelten, wenn er ihnen Futter brachte. Dabei fiel ihm auf, dass sie zu speicheln begannen, sobald er den Raum betrat, ganz gleich, ob er Futter brachte oder nicht. Die Hunde hatten gelernt, seine Präsenz mit Futter zu assoziieren. Nach einer Weile reagierten sie auf ihn wie auf ihre Fleischration.

Pawlow zeigte, dass er die Hunde darauf trainieren konnte, jeden beliebigen Reiz – ob ein Elektroschock, ein Lichtsignal oder das Läuten einer Glocke – mit der Fütterung zu verknüpfen. Sobald die Beziehung einmal erlernt war, reichte das entsprechende Signal allein aus, um den Hunden das Wasser im Mund zusammenlaufen zu lassen. Das ist ein wunderbares Beispiel dafür, dass der Körper nicht nur blind auf physische Ereignisse und Veränderungen – wie Zitronensaft, der gleich auf die Zunge getropft wird – reagiert, sondern darüber hinaus psychische Auslöser benutzt, um den Dingen einen Schritt voraus zu sein.

Solche vorausschauenden Reaktionen bereiten uns auf wichtige biologische Ereignisse wie Nahrungsaufnahme oder Sex vor. Ihr Magen knurrt, wenn Sie Anzeichen – die Uhr oder die Zwölf-Uhr-Nachrichten im Radio – wahrnehmen, die Ihnen sagen, dass es Zeit zum Mittagessen ist. Der Geruch des Parfüms Ihrer Freundin, der Klang ihrer Stimme erregt Sie. (Psychologen haben Freiwillige darauf konditioniert, sexuelle Erregung beim Anblick neutraler Gegenstände von Schusswaffen bis zu Spardosen zu empfinden, indem sie ihnen die entsprechenden Bilder zusammen mit erotischen Filmclips zeigten.) Die Erinnerung an ein Gutenachtlied Ihrer Mutter verlangsamt Ihren Puls und beruhigt Sie.

Andere konditionierte Reaktionen haben sich zu unserem Schutz entwickelt, bereiten uns bei Gefahr darauf vor, zu fliehen oder ihr auszuweichen. Wenn jemand als Kind von einem Hund gebissen wird, so kann der Anblick eines Hundes im späteren Leben ausreichen, das Herz vor Angst zum Klopfen zu bringen (das ist die Basis vieler Phobien). Wenn wir etwas essen, nach dem uns übel wird, kann der bloße Geruch oder Gedanke an dieses Lebensmittel ausreichen, damit uns wieder schlecht wird. In manchen Fällen kann selbst ein bestimmter Ort, den wir mit Übelkeit in Verbindung bringen, Symptome auslösen. Darum wird es vielen Menschen, die eine Chemotherapie erhalten, schlecht, sobald sie im Krankenhaus ankommen, noch bevor ihre Behandlung überhaupt beginnt.

All das ist recht gut bekannt. Pawlows Studien über die speichelnden Hunde sind weltberühmt. Weniger bekannt ist den meisten Wissenschaftlern, ganz zu schweigen von uns Übrigen, hingegen, dass eine Konditionierung auch Placebo-Reaktionen hervorrufen kann. Wenn wir eine Pille schlucken, die einen aktiven Wirkstoff enthält, lernen wir, diese Pille mit einer bestimmten physiologischen Veränderung zu assoziieren. Wenn wir später ein ähnlich aussehendes Placebo erhalten, erleben wir unter Umständen dieselbe Veränderung. Es handelt sich um eine automatische Reaktion des Körpers, die unabhängig davon abläuft, ob wir wissen, dass die Pille Schwindel ist oder nicht. Doch diese Reaktion wird von bewussten psychischen Hinweisen ausgelöst – solche Effekte treten nicht auf, wenn wir ein Placebo erhalten, während wir sediert sind, oder wenn wir nicht wissen, dass wir es genommen haben.

Placebo-Reaktionen, die auf physiologischer Konditionierung beruhen, treten oft zusätzlich zu Reaktionen auf, die auf bewusster Erwartung basieren. So erzählt mir Benedetti zum Beispiel, dass der Prozentsatz der Probanden in seinen Studien, die auf ein Placebo-Schmerzmittel reagieren, extrem variiert und je nachdem von 0 bis 100 Prozent reichen kann. Wenn er ihnen jedoch zunächst eine Reihe identisch aussehender Injektionen gibt, die ein aktives Medikament enthalten, steigt der Anteil derjenigen, die anschließend auf das Placebo reagieren, auf zuverlässige 95–100 Prozent. «Man kann darauf wetten, dass praktisch alle Patienten reagieren», sagt er – selbst wenn sie wissen, dass die finale Injektion nicht echt ist.[2]

Lassen sich solche Reaktionen medizinisch nutzbar machen? Wir haben in Kapitel 1 gehört, wie der Pädiater Adrian Sandler in North Carolina das Hormon Sekretin zur Autismus-Behandlung testete und fand, dass es nicht besser abschnitt als ein Placebo. Es verblüffte ihn jedoch, wie stark sich der Zustand der Kinder in beiden Gruppen verbesserte, und er konnte diese Erfahrung nicht vergessen. Jedes Medikament, das den Patienten so viel half, wie es das Placebo in seiner Studie getan hatte, hätte als höchst wirksames Heilmittel gegolten. Aber weil dieses Mittel die Psyche statt ein Pharmakon involvierte, wurde es ignoriert. In seiner Freizeit begann Sandler, über Placebos zu lesen, und fragte sich, wie er sie wohl einsetzen könne – ohne seine Patienten zu täuschen.

Die häufigste Diagnose bei den Kindern, die er jeden Tag sah, war die Aufmerksamkeitsdefizit-/Hyperaktivitätsstörung (ADHS). Wie der Name schon andeutet, waren diese Kinder unaufmerksam, hyperaktiv und impulsiv. Sie redeten ununterbrochen und zappelten herum, sie konnten nicht abwarten, bis sie an der Reihe waren, und sie konnten sich in der Schule nicht konzentrieren. Medikamente halfen ihnen, ihre Symptome zu kontrollieren, führten aber auch zu Problemen, von wütenden Ausbrüchen, wenn die Wirkung des Medikaments abends nachließ, über Gewichtsverlust bis zu verzögertem Wachstum. «Es ist ein Balanceakt in der Klinik», meint er. «Man versucht, eine Dosis zu finden, die genügend Nutzen bringt, ohne zu viele unerwünschte Nebenwirkungen hervorzurufen.»[3]

Sandler fragte sich, ob ein Placebo diesen Kindern helfen könnte, ihre Symptome mit einer niedrigeren medikamentösen Dosis in den Griff zu bekommen. Er entschloss sich, als Teil der Behandlung, die, so hoffte er, sowohl Erwartung als auch Konditionierung nutzen würde, ehrliche Placebos auszugeben. Siebzig ADHS-Patienten im Alter von sechs bis zwölf Jahren nahmen an seiner zweimonatigen Studie teil und schlossen sie ab.

Die Kinder wurden nach dem Zufallsprinzip in drei Gruppen aufgeteilt. Eine Gruppe wurde einer Konditionierung unterzogen: Einen Monat lang erhielten die Kinder ihre normale Medikation, schluckten aber zusätzlich eine auffällige grünweiße Kapsel – sie wussten, dass diese keinen Wirkstoff erhielt, doch Sandler hoffte, dass sie lernen würden, diese Kapsel mit der physiologischen Reaktion auf ihre aktive Medikation zu assoziieren. Im zweiten Monat erhielten sie die Hälfte ihrer gewöhnlichen Medikamentendosis wie auch die Placebo-Kapsel.

Sandler verglich diese Kinder mit zwei Kontrollgruppen, von denen keine konditioniert wurde. Eine Gruppe nahm im ersten Monat ihre volle Medikamentendosis, im zweiten Monat hingegen nur noch die halbe Dosis – genau wie die konditionierte Gruppe. Die letzte Gruppe erhielt zwei Monate hindurch ihre volle Dosis.

Sandler veröffentlichte seine Ergebnisse 2010. Wie zu erwarten, verschlimmerten sich die Symptome der Kontrollgruppe mit der halben Dosis im zweiten Monat der Studie signifikant. Die Symptomatik der konditionierten Gruppe blieb hingegen stabil; die Kinder schnitten so gut ab wie die Kontrollgruppe mit der vollen

Dosis. Tatsächlich gab es Hinweise, dass es den Kindern in der Konditionierungsgruppe sogar noch besser ging, denn sie litten unter weniger Nebenwirkungen als diejenigen, die die volle Medikamentendosis einnahmen.[4]

Sandlers Studie ist die erste und einzige, in der Kinder ehrliche Placebos erhielten. Sandler erzählt, dass Eltern und Kinder gleichermaßen von der Idee angetan waren und dass mehr als die Hälfte von ihnen das Placebo nach Beendigung der Studie weiternehmen wollte. «Es ist die beste Medizin, die ich jemals hatte», erklärte ihm ein Kind später. «Ich denke, sie hat mein Gehirn dazu gebracht zu glauben, dass die Sache funktionieren würde.» Sandlers Studie ist klein und vorläufig, aber zusammen mit Benedettis Befunden ist sie ein Hinweis darauf, dass Ärzte einfache Konditionierungsverfahren einsetzen könnten, um die Effizienz von Placebos zu verstärken, ohne dass dazu Täuschung nötig ist.

Ich finde dieses Ergebnis wirklich aufregend. Durch gemeinsame Nutzung von Erwartung und Konditionierung könnten ethische Placebos potenziell dazu beitragen, die Medikamentendosis für Millionen Patienten in aller Welt zu reduzieren, die unter chronischen Schmerzen oder Depressionen, unter Parkinson oder ADHS leiden.

Es gibt jedoch noch einen weiteren Punkt bei Konditionierungsreaktionen, der ein ganz neues Szenario von Möglichkeiten eröffnet. Diese erlernten, unbewussten Assoziationen beschränken sich nicht auf subjektive Symptome – wie die leichte Ablenkbarkeit bei ADHS –, die von konventionellen Placebo-Effekten beeinflusst werden. Sie können auch auf das Immunsystem einwirken und damit einen Weg eröffnen, durch den die Psyche zu einer Waffe wird, die den Körper bei seinem Kampf gegen Krankheiten unterstützen kann. Anders gesagt: Die Psyche kann viel mehr als uns helfen, uns besser zu fühlen und Besseres zu leisten. Mittels Konditionierung kann sie vielleicht den Unterschied zwischen Leben und Tod bedeuten.

Bis vor ein paar Jahrzehnten haben Wissenschaftler geleugnet, dass so etwas möglich ist. Dann waren sie gezwungen, ihre ablehnende Haltung zu überdenken: Schuld daran waren zwei Zufallsentdeckungen und ein tapferer Teenager namens Marette.

○ ○ ○

Im Jahr 1975 untersuchte der Psychologe Bob Ader an der University of Rochester in New York die sogenannte Geschmacksaversion, ein Phänomen, das dazu führt, dass wir Widerwillen gegen ein Lebensmittel empfinden, nach dessen Verzehr uns früher schon einmal übel geworden ist. Er wollte wissen, wie lang eine solche erlernte Assoziation anhält, daher nahm er eine Gruppe von Ratten und fütterte sie mit mehreren Portionen Saccharingesüßtem Wasser. Das wäre normalerweise eine Leckerei gewesen, doch in diesem Experiment verabreichte er den Tieren gleichzeitig Injektionen, die Übelkeit bewirkten. Genau wie er erwartet hatte, assoziierten die Ratten den süßen Geschmack mit Übelkeit und weigerten sich zu trinken.

Daher tränkte Ader sie zwangsweise mit einer Augentropfenpipette, um herauszufinden, wie lange es dauerte, bis sie die negative Assoziation vergessen hatten. Das Experiment hätte eigentlich Routine sein sollen, aber was schließlich mit den Ratten passierte, wirkte wie schwarze Magie. Alles, was Ader ihnen in dieser Phase des Experiments verabreichte, war gesüßtes Wasser ohne irgendwelche weiteren Zusätze. Aber sie hörten nicht auf, sich krank zu fühlen. Und eine nach der anderen starb.[5]

Um herauszufinden, was sie umgebracht hatte, schaute sich Ader die Substanz genauer an, die er anfangs benutzt hatte, um bei den Ratten Übelkeit auszulösen. Es handelte sich um eine Verbindung namens Cytoxan, die nicht nur Magenschmerzen auslöst, sondern auch das Immunsystem supprimiert. Die Dosis, die Ader in seinem Experiment benutzt hatte, war zu gering, um tödlich zu sein, daher kam er zu einem radikalen Schluss. Als er seine Ratten konditioniert hatte, lernten sie nicht nur, sich schlecht zu fühlen. Die «Extraportionen» gesüßten Wassers unterdrückten auch ihre Immunreaktionen bis zu einem Punkt, dass sie tödlichen Infektionen zum Opfer fielen. Es war ein verblüffendes Ergebnis, denn es sprach dafür, dass Konditionierung weit über bekannte Reaktionen wie Speichelfluss, Herzschlag und Durchblutung hinausreichte. Auch unser Immunsystem ist dafür anfällig.

Damals schien dies dem immunologischen Establishment an Pseudowissenschaft zu grenzen. «Immunsystem und Nervensystem galten als völlig getrennte Systeme», sagt Manfred Schedlowski, Medizinpsychologe an der deutschen Universität Essen.[6] «Die Immunologen hielten [Aders Ergebnis] für verrückt.» Biologen waren überzeugt, das Immunsystem arbeite allein und reagiere auf Eindringlinge oder Schädigung ohne jede Hilfe des Gehirns. Ader starb 2011, doch nach Aussagen seiner Tochter Deborah schrieb er seinen Geistesblitz der Tatsache zu, dass ihm als Psychologen im Gegensatz zu den Immunologen dieses Dogma nicht eingebläut worden war. «Ich wusste es einfach nicht besser», meinte er damals. «Ich wusste nicht, dass das Immunsystem angeblich nicht mit dem Gehirn in Verbindung stehen sollte.»[7]

Obwohl Aders Ergebnis verblüffend war, wurde es daher zunächst nicht akzeptiert. Sein Hauptproblem war, dass er damals, in den 1970er Jahren, nicht erklären konnte, wie eine Konditionierung des Immunsystems überhaupt funktionieren könnte. Er stand Generationen von Immunologen gegenüber, die überzeugt waren, Gehirn und Immunsystem kommunizierten nicht miteinander. Ohne einen direkten Beweis einer physiologischen Verbindung zwischen den beiden waren sie nicht bereit, ihre Meinung zu ändern.

Ein paar Jahre später erhielten sie diesen Beweis. Der Neurowissenschaftler David Felten, der an der Indiana School of Medicine arbeitete, schaute sich Körpergewebe von sezierten Mäusen bei starker Vergrößerung an, um den Verlauf verschiedener Nerven im Körper zu verfolgen. Insbesondere interessierte er sich für das Netzwerk des autonomen Nervensystems, das Körperfunktionen wie Herzschlagfrequenz, Blutdruck und Verdauung kontrolliert. Unser Nervensystem wird unterteilt in das Zentralnervensystem, das das Gehirn und das Rückenmark umfasst, und das periphere Nervensystem, das durch den Körper zieht. Das periphere Nervensystem wird seinerseits wiederum in zwei Systeme unterteilt: Das eine ist das somatische Nervensystem, das für die bewusste Wahrnehmung unserer Umwelt durch unsere Sinnesorgane und für willentliche Bewegungen (Willkürmotorik) zuständig ist. Das andere ist das autonome oder vegetative Nervensystem, das die physiologischen Prozesse kontrolliert, von denen man allgemein annimmt, sie stünden nicht unter bewusster Kontrolle.

Als Felten die verschiedenen Zweige des autonomen Nervensystems verfolgte, sah er, dass sie, wie er erwartet hatte, mit den Blutgefäßen der Tiere in Kontakt standen. Aber dann entdeckte er etwas, was völlig falsch erschien – Nerven, die direkt ins Zentrum von Immunorganen wie Milz und Thymus führten (wo die weißen Blutzellen des Körpers sich entwickeln und gespeichert werden). Wie er später einem Reporter erzählte: «Wir sahen überall Nervenfasern; sie saßen mitten in einigen dieser Zellen des Immunsystems.»[8]

Er prüfte seine Ergebnisse mehrfach, um sicherzustellen, dass er seine Gewebeschnitte korrekt identifiziert hatte. «Ich war bange, irgendetwas zu sagen. Ich hatte Sorge, wir könnten etwas übersehen haben und würden hinterher wie ein Haufen Idioten dastehen.» Aber die Tatsache blieb bestehen, dass Nerven direkt mit Zellen des Immunsystems in Kontakt traten. Es war ein unbestreitbarer Beweis für eine fest verdrahtete Verbindung zwischen Immunsystem und Gehirn.

Als er seine Ergebnisse 1981 publizierte,[9] erinnert sich Felten, wurde er ausgelacht. Ermutigung erhielt er jedoch von John Salk, dem großen amerikanischen Virologen, der in den 1950er Jahren einen Impfstoff gegen Polio (Kinderlähmung) entwickelte. Felten war so gerührt von Salks Worten, dass er sie auswendig lernte: «Dieses Forschungsgebiet könnte sich als eines der wirklich großen Gebiete der Biologie in der Medizin herausstellen», schrieb Salk. «Sie werden auf einigen Widerstand treffen. Hören Sie nicht auf, gegen den Strom zu schwimmen.»[10]

Felten begann, mit Ader sowie dessen Kollegen Nicholas Cohen zu kooperieren, und kurze Zeit später kam er zu ihnen an die University of Rochester. Diese drei Forscher werden heute allgemein als die Begründer eines neuen Forschungsgebiets, der Psychoneuroimmunologie, gewürdigt. Sie waren die Vorreiter der Idee, dass Gehirn und Immunsystem zusammenarbeiten, um uns vor Krankheiten zu schützen.

Im Lauf der Zeit entdeckte Feltens Gruppe ein komplexes Netz von Verbindungen. Neben fest verdrahteten Nervenverbindungen fanden sie auf der Oberfläche von Immunzellen Rezeptoren für Neurotransmitter – vom Gehirn produzierte Botenmoleküle – wie auch neue Neurotransmitter, die zu diesen Zellen «sprechen» konnten. Und sie stellten fest, dass die Kommunikation in beide Richtungen funktioniert. Psychische Faktoren wie Stress können zur Ausschüttung von Neurotransmittern führen, die die Immunreaktion beeinflussen, während vom Immunsystem freigesetzte Substanzen ihrerseits das Gehirn beeinflussen können, zum Beispiel, indem sie Symptome wie Benommenheit, Fieber und Niedergeschlagenheit bewirken, die uns, wenn wir krank sind, ans Bett fesseln.

Unterdessen arbeitete Ader weiter an konditionierten Immunreaktionen. Die Vorstellung von einer Pawlow'schen Konditionierung war von der Populärkultur aufgenommen worden, doch sie wurde gewöhnlich als zweifelhaftes Mittel für Machthaber dargestellt, um das Bewusstsein der Massen zu kontrollieren. In Aldous Huxleys Roman *Schöne neue Welt* (1932) werden Kleinkinder, die zur Fabrikarbeit bestimmt sind, mit schrillen Geräuschen und schwachen Elektroschocks darauf konditioniert, Bücher und Blumen zu meiden, während der Protagonist in Anthony Burgess' *Clockwork Orange* ein Übelkeit erregendes Medikament erhält und dann gezwungen wird, Filmszenen von Gewaltakten anzuschauen. Ader wollte wissen, ob sich Konditionierung stattdessen dazu nutzen ließ, Krankheiten zu bekämpfen.

ooo

Marette Flies war eine fröhliche High-School-Studentin aus Minneapolis, Minnesota. Sie hatte einen Schopf dunkler Locken und ein helles, mondförmiges Gesicht, und sie spielte leidenschaftlich gern Trompete.

Dann 1983 – sie war gerade 11 – wurde bei ihr eine lebensgefährliche Erkrankung diagnostiziert, Lupus erythematosus («Schmetterlingsflechte»). Bei dieser Autoimmunkrankheit attackiert das Immunsystem irrtümlich körpereigene Zellen. Manche Autoimmunerkrankungen nehmen ein bestimmtes Organ oder einen bestimmten Zelltyp ins Visier: Rheumatoide Arthritis schädigt zum Beispiel die Gelenke, Diabetes hingegen die Zellen in der Bauchspeicheldrüse, die Insulin herstellen. Bei Lupus sagt das Immunsystem jedoch dem ganzen Körper den Kampf an – Gelenken, Haut und in schweren Fällen auch Herz, Nieren, Lunge und Gehirn.

Marette wurde anfangs mit Steroiden behandelt, um ihr wild gewordenes Immunsystem zu zügeln. Das junge Mädchen hasste diese Pillen – sie ließen sie aussehen, als habe sie Mumps, klagte sie,[11] und ihre Haare fielen aus. Morgens wachte sie mit Haaren auf ihrem Kopfkissen auf, und beim Frühstück fielen ihr Haare ins Essen.

Trotz der Medikamente verschlechterte sich Marettes Zustand im Lauf der nächsten zwei Jahre rapide. Zunächst konnte sie (gegen den Rat des Arztes) zumindest noch Trompete spielen, aber dann entwickelte sie Nierenschäden, Krampfanfälle, Bluthochdruck und immer wieder Lungenentzündungen. Ihr Immunsystem zerstörte auch lebenswichtige Gerinnungsfaktoren, sodass es zu schweren Blutungen kam. Ihr Zustand war so ernst, dass ihre Ärzte überlegten, ihre Gebärmutter zu entfernen, weil sie fürchteten, Marette könnte, wenn sie zu menstruieren begann, an dem Blutverlust sterben. Dann, im September 1985, begann ihr Herz zu versagen.

Da Marettes Leben auf dem Spiel stand, hatten ihre Ärzte keine andere Wahl, als ihr ein sehr starkes Immunsuppressivum zu verabreichen. Es war Cytoxan, dieselbe Substanz, die Ader bei seinen Rattenexperimenten benutzt hatte. Sein Einsatz beim Menschen war damals noch experimentell, und es ist hochgiftig. Zu der langen Liste von Nebenwirkungen gehören Erbrechen, Magenschmerzen, Blutungen sowie Nieren- und Leberschäden wie auch lebensbedrohliche Infektionen und Krebs. Cytoxan war Marettes einzige Chance, ihren Lupus zu überleben, aber es war fast so gefährlich wie die Krankheit selbst.

Karen Olness, eine Kinderärztin, die inzwischen an der Case Western Reserve University in Ohio arbeitet, gehörte zu den Ärzten, die sich damals um Marette kümmerten, und sie setzte Biofeedback und Hypnose ein, um dem Mädchen zu helfen, mit der Belastung und den Schmerzen fertig zu werden. Sie hatte das Mädchen ins Herz geschlossen und es fiel ihr schwer, sich damit abzufinden, dass ihre Patientin diese jüngste Krise wohl nicht überleben werde. Dann zeigte Marettes Mutter, die Psychologin war, Olness einen von Aders Artikeln, der 1982 veröffentlicht worden war.[12]

Die Mäuse in seiner neuesten Studie hatten das Nageräquivalent von Lupus, das mit Cytoxan behandelt werden konnte. Ader trainierte eine Gruppe Mäuse, Cytoxan mit Saccharinlösung zu assoziieren, wie in seinem ursprünglichen Experiment. Dann gab er ihnen weiterhin gesüßtes Wasser und dazu die Hälfte der gewöhnlichen Cytoxan-Dosis. Im Vergleich zu Mäusen, die die reduzierte Dosis erhielten, aber nicht konditioniert waren, wurden ihre Symptome gelindert, und sie lebten länger, genauso wie die Mäuse, die die volle Dosis erhielten. Marettes Mutter fragte Olness, ob etwas Ähnliches bei ihrer Tochter funktionieren könnte. Konnte man ihr Immunsystem so trainieren, dass es auf eine niedrigere Dosis des Medikaments reagierte, und ihr so die schlimmsten Nebenwirkungen ersparen?

Olness rief Ader an, und er willigte sofort ein mitzuhelfen, einen Konditionierungsplan für Marette auszuarbeiten. Inzwischen berief die Ethikkommission von Marettes Krankenhaus eine Dringlichkeitssitzung ein, um ihren Fall zu diskutieren. Es gab keinerlei Befunde bei Erwachsenen oder Kindern, die hätten zeigen können, ob eine solche Studie sicher war oder funktionieren würde, stellte die Kommission fest. Das wäre normalerweise Grund genug für eine sofortige Ablehnung gewesen. Doch die Gefahr, die Marette bei einer vollen Dosis Cytoxan drohte, war so groß, dass die Kommission etwas Unerhörtes tat. Obwohl Aders Ansatz noch nie bei einem Menschen getestet worden war: Sie stimmte zu.

Bei der Planung von Marettes Konditionierung bestand Olness' größte Herausforderung darin, zu entscheiden, welcher Reiz mit dem Cytoxan zu paaren sei. Saccharin funktionierte bei Mäusen, weil sie noch nie zuvor etwas Süßes gekostet hatten, war aber für Menschen ungeeignet, weil zu vertraut. Olness fragte Marette, welche typischen Gerüche sie liebte – Schwimmbecken und Schmorbraten, lautete die Antwort. Aber diese Gerüche gibt es nicht in Flaschen. Und um die Chance zu erhöhen, dass Marette eine klare Verbindung zwischen dem Stimulus und dem Medikament lernte, erklärte Ader der Kinderärztin, sollte der Geruch so ausgefallen wie möglich sein, und er riet ihr, einen starken, unvergesslichen und Marette zuvor nicht bekannten Geruch zu wählen.

Olness fragte rundum nach Vorschlägen und probierte Essig, Hustentropfen, Eukalyptus-Chips und verschiedene Liköre, bevor sie sich schließlich für Lebertran entschied. Dazu mischte sie einen starken Rosenduft und hoffte so die Erfolgschancen zu verbessern, indem sie Marettes Geruchssinn ebenso ansprach wie ihre Geschmacksknospen.

Sobald die Ethikkommission ihr «Okay» gegeben hatte, begann Marettes Sitzung früh am nächsten Morgen. Ihre Ärztin legte einen intravenösen Zugang an Marettes rechtem Fuß. Als das Cytoxan in ihren Blutstrom sickerte, gab Marettes Mutter ihr drei Schluck Lebertran zu trinken. Das Mädchen schnitt eine Grimasse. «Es fühlt sich an, als müsste ich mich gleich übergeben.»[13] Olness öffnete das Rosenparfüm und schwenkte es im Raum.

Olness wiederholte dieses seltsame Ritual – Cytoxan, Lebertran und Rosenduft – drei Monate lang einmal im Monat. Anschließend erhielt Marette jeden Monat den Lebertran und die Parfümdusche, aber das Medikament nur alle drei Monate. Am Jahresende hatte sie nur sechs statt der üblichen zwölf Dosen Cytoxan erhalten.

Ihr Zustand stabilisierte sich und begann dann, sich zu verbessern.[14] Sie konnte das Krankenhaus längere Zeit verlassen, ihr Blutdruck kehrte auf Normalwerte zurück, und sie bildete wieder Gerinnungsfaktoren. Marette hatte auf einen Bruchteil der üblichen Cytoxandosis genau so reagiert, wie ihre Ärzte es gehofft hatten. Sie litt noch immer unter Lupus, doch ihre Symptome blieben unter Kontrolle, und sie konnte zu schwächeren Medikamenten zurückkehren. Nach 15 Monaten trank sie keinen Lebertran mehr, stellte sich aber weiterhin eine Rose vor und war überzeugt, dass dieser Gedanke allein – genauso, wie der Gedanke an Zitronen unseren Speichelfluss anregt – die Macht hatte, ihr Immunsystem zu dämpfen. Sie schloss die High School ab und ging aufs College, fuhr einen Sportwagen und spielte Trompete in der College-Band.

Anhand dieser einen Fallstudie lässt sich unmöglich sagen, ob es Olness tatsächlich gelang, Marettes Immunsystem zu konditionieren, oder ob sich ihre Symptomatik in jedem Fall gebessert hätte. 1996 versuchte Ader jedoch einen ähnlichen Ansatz bei zehn Multiple-Sklerose-Patienten.[15] Er paarte ihr Medikament, das Immunsuppressivum Cytoxan, mit einem Anissirup. Anschließend zeigten acht der zehn Patienten, wenn sie zusammen mit dem Sirup eine Placebo-Pille erhielten, eine gedämpfte Immunreaktion ähnlich der, die üblicherweise von dem aktiven Wirkstoff hervorgerufen wurde.

Leider erlebte Marette all dies nicht mehr. Marettes Herz versagte schließlich, so Olness, eine Nebenwirkung eines der Medikamente, die sie nehmen musste.[16] Sie starb am Valentinstag 1995 im Alter von 22 Jahren.

○ ○ ○

Ich sitze an einem Tisch in der Cafeteria der medizinisch-psychologischen Abteilung des Universitätsklinikums Essen, Deutschland. Bei mir sitzen zwei junge Forscherinnen, Julia Kirchhof und Vanessa Ness. Aber wir haben uns nicht zum Kaffeetrinken verabredet. Kirchhof nimmt einen Plastikbecher aus dem Kühlschrank und zieht die Frischhaltefolie von der Öffnung. Darin befindet sich eine fast neonfarben leuchtende türkisgrüne Flüssigkeit. Sie gießt drei Gläser ein, und wir heben sie zu einem Toast. «Es wird Ihre Zähne und Ihren Mund grün färben», warnt Ness. «Aber das hält nicht lang an.»

Kirchhof trinkt ihre Portion und runzelt die Stirn. «Manfred würde sagen, es sei nicht stark genug», meint sie. Ich finde, dass es ziemlich stark aussieht, und ich nehme einen kleinen Schluck. Meine Augen sehen grün, doch sofort trifft mich eine Welle Violett, der alles überdeckende Geschmack von Lavendel. Ansonsten ist der Drink milchig und süß, aber mit einer Bitternote, als trinke man Badeöl. Mein Mund zieht sich zusammen, mein Magen protestiert, und mein Gehirn weiß nicht, was es aus der Erfahrung machen soll. Während sich die explosiven Farb-, Geschmacks- und Geruchsreize mischen, kann ich fast spüren, wie meine Neurone völlig verwirrt feuern.

Dabei handelt es sich um eine aktualisierte Version von Olness' Lebertran-und-Rosen-Mischung – Erdbeermilch, versetzt mit grünem Lebensmittelfarbstoff und einem Schuss Lavendelöl. Erfunden hat diese Mischung der Medizinpsychologe Manfred Schedlowski, der nun Aders spannende Experimente weiterführt.

Nachdem ich seine Mischung gekostet habe, suche ich ihn in seinem Büro auf und hoffe, dass meine Zähne nicht mehr knatschgrün sind. Das Zimmer ist hell und geräumig, mit roten Ledersesseln, einem schwarzen Würfel als Kaffeetisch und einer Reihe abstrakter Gemälde, die seine Frau gemalt hat. Schedlowski bietet mir einen Sessel an und setzt sich mir gegenüber. Er ist groß und schlaksig, mit einem blonden Haarschopf und einem Schnauzbart. Als ein Kollege hereinkommt, um uns zu warnen, dass der Hospitalcampus teilweise evakuiert wird, weil man auf einer Baustelle gleich nebenan auf eine noch scharfe Bombe aus dem Zweiten Weltkrieg gestoßen ist, bleibt Schedlowski ungerührt. «Ich wette, es ist eine von euren!», meint er lächelnd.

Schedlowski hat die letzten 15 Jahre mit dem Versuch verbracht, konditionierte Immunreaktionen von dem faszinierenden, aber letztlich anekdotischen Phänomen, das Ader entdeckte, in eine wissenschaftlich belegte Therapie zu verwandeln. Recht dramatisch begann er damit, in die Bauchhöhle von Ratten ein zweites Herz einzupflanzen. «Es hört sich kompliziert an, aber tatsächlich handelt es sich um ein ganz grundlegendes experimentelles Verfahren», erklärt er. Bei Ratten, die das Transplantat, aber keine Medikation erhielten, überlebte das neue Herz in der Regel zehn Tage, bevor es vom Wirtstier abgestoßen wurde. Bei Ratten, die mehrere Dosen eines Immunsuppressivums erhielten, überlebte es drei Tage länger.

Dann konditionierte Schedlowski eine dritte Gruppe darauf, das Medikament mit süßem Geschmack zu assoziieren, bevor er das Herz transplantierte. Nach der Transplantation erhielten die Ratten nur gesüßtes Wasser. Diese Gruppe tolerierte das zusätzliche Herz 13 Tage, genauso lang wie die Medikamenten-Gruppe.[17]

Erstaunlicherweise war es Schedlowski gelungen, die Abstoßungs-reaktion der Ratten ganz ohne Medikamente zu verzögern, allein dadurch, dass er die Psyche der Ratten beeinflusste.

Damals «glaubte uns niemand», berichtet er. Seither hat er sei-ne Ergebnisse jedoch in einer Reihe anderer Studien wiederholt. Er hat gezeigt, dass eine chirurgische Unterbrechung der Nerven zur Milz (diejenigen, die Felten entdeckte) den Effekt blockiert. Und dass sich der Effekt verstärken lässt, indem man die Konditio-nierung mit kleinen Dosen des Immunsuppressivums kombiniert. Allein appliziert machen diese kleinen Dosen keinen Unterschied, wie lang das transplantierte Herz überlebt. Gemeinsam mit der Konditionierung nimmt die Überlebensdauer jedoch dramatisch zu. In einer Studie behielten 20 Prozent der Tiere ihr zweites Herz monatelang, so lang, wie Schedlowski das Experiment durch-führte.[18] Zusammen mit einer geringen Dosis des Medikaments schützte der süße Geschmack das Transplantat besser als eine volle Medikamentendosis.

Für seine Humanstudien entwickelte Schedlowski das seltsame grüne Getränk. In Studien mit gesunden Probanden hat er gezeigt, dass diese Konditionierung auch beim Menschen das Immun-system supprimieren kann und dass dieser Effekt, kombiniert mit geringen Medikamentendosen, offenbar langfristig Bestand hat, anders gesagt, dass erlernte Assoziationen nicht verblassen. An-schließend trainierte er in einer Studie mit 62 Hausstauballergi-kern die Patienten darauf, das grüne Getränk mit der Wirkung des Antihistaminikums Desloratadin zu assoziieren.[19]

Die Patienten der Kontrollgruppe (die zwar dachten, sie seien konditioniert worden, es jedoch tatsächlich nicht waren) berich-teten, ihre allergischen Symptome seien zurückgegangen. Und bei einem Prick-Test waren die roten Quaddeln, die sich bildeten, tat-sächlich kleiner. Bewusste Erwartung – ein klarer Placebo-Effekt – hatte ihre Symptome gelindert. Aber als Schedlowski die zugrunde liegende Immunreaktion prüfte, war sie unverändert. Nur wenn die Konditionierung dazukam, war auch die Zahl der Immunzellen verringert.[20]

Könnte Schedlowski seine Transplantatergebnisse auch beim Menschen wiederholen? «Das ist die 1-Million-Dollar-Frage», antwortet er.

ооо

Um sie zu beantworten, tat er sich mit Oliver Witzke zusammen, einem Nephrologen am Universitätsklinikum Essen. Witzke erzählt mir, dass die Abstoßung durch das Immunsystem des Wirts bei Nierentransplantationen ein großes Problem ist. Etwa eine von zehn transplantierten Nieren wird im ersten Jahr abgestoßen. Die Hälfte der betroffenen Patienten stirbt, die andere Hälfte muss wieder zur Dialyse zurückkehren.[21] «Man muss das Immunsystem stark herunterregeln, damit das Transplantat überlebt», erklärt er.[22] Es ist ein ständiger Balanceakt, vor dem auch Wilbers steht: die Dosierung so hoch zu halten, dass die Abstoßungsreaktion unterdrückt wird, ohne die Nieren zu vergiften, die er zu retten versucht.

Er sagt, dass Schedlowskis Arbeit ihn sofort ansprach, denn er weiß aus Erfahrung, dass psychische Faktoren die Stabilität von Transplantaten beeinflussen. «Zwischen Immunsystem und Gehirn herrscht eine enge Wechselbeziehung», sagt er. «Ich erlebe es in meiner Klinik immer wieder, dass Patienten ihr Transplantat abstoßen, weil sie sich in einer psychischen Krise befinden.»

Dies sei ein besonderes Risiko für junge Patienten, so Witzke, deren Lebensumstände in der Regel noch nicht so gefestigt sind. Wenn beispielsweise ihre Beziehung zerbricht oder sie wegen ihrer Krankheit ihre Arbeit verlieren, kann sich ihr psychischer Zustand verschlechtern. «Wenn ihre Situation instabil wird, steigt das Risiko, dass sie ihr Transplantat abstoßen.» Das liegt zum Teil wahrscheinlich daran, dass Patienten, die gestresst oder deprimiert sind, weniger auf die regelmäßige Einnahme ihrer Medikamente achten. «Aber ich hatte eine Reihe Patienten, bei denen ich so sicher bin, wie ich es als Arzt sein kann, dass sie ihre Pillen nehmen.»

Witzke erkannte, dass Konditionierung eine Möglichkeit sein könnte, das Immunsystem mit viel geringeren Medikamentendosen zu hemmen und seine Patienten damit vor den gefährlichsten Nebenwirkungen zu bewahren, vor allem vor der Nierentoxizität. Gemeinsam entwickelten er und Schedlowski einen Plan, die Idee bei Transplantationspatienten zu testen. Anfangs war es zu gefährlich, die Medikation bei Patienten auszusetzen, daher entwarfen sie eine Pilotstudie, um zu sehen, ob das grüne Getränk das Immunsystem zusätzlich zu der normalen Medikation des Patienten supprimieren konnte.

Einer der Patienten in dieser Pilotstudie war Karl-Heinz. Zusätzlich zu seiner normalen Medikation trank er drei Tage lang morgens und abends das grüne Gebräu und nahm dazu eine Placebo-Pille. Anschließend nahm er seine Medikamente wie gewöhnlich weiter, dazu aber zweimal am Tag Drink und Placebo. Um die Assoziation mit dem Medikament so stark wie möglich zu machen, bat Schedlowski die Probanden, für das Ritual – Drink und Pilleneinnahme – immer die gleiche Umgebung zu wählen und die gleiche Musik zu hören. Karl-Heinz versuchte es mit den elektronischen Klängen von Jean-Michel Jarres *Oxygène*, bevor er sich für den gefühlvolleren Johnny Cash entschied.

Bei allen drei Patienten dieser Studie, einschließlich Karl-Heinz, supprimierten die Extradosen an grünem Getränk tatsächlich das Immunsystem und reduzierten die Zahl sämtlicher Immunzellenpopulationen, die Schedlowski maß, zusätzlich zur Wirkung der normalen Medikation um 20–40 Prozent. Für sich genommen, reicht das noch nicht aus, um zu sagen, dass die Konditionierung tatsächlich funktioniert, doch es ist so vielversprechend, dass Schedlowski und Witzke, während ich dies schreibe, eine größere Studie mit rund 50 Patienten starten. Wenn das funktioniert, werden sie versuchen, Patienten zu konditionieren und gleichzeitig deren Medikamentendosis zu reduzieren.

Schedlowski ist überzeugt, dass diese Technik letztlich dazu beitragen könnte, die Dosis bei Patienten mit anderen Transplantattypen oder auch Autoimmunerkrankungen wie Lupus und Multiple Sklerose zu verringern. Und vielleicht sogar bei Krebs. In einer Reihe von Experimenten, die an der University of Alabama in den 1980er und 1990er Jahren durchgeführt wurden, trainierten die Forscher Mäuse darauf, den Geschmack und Geruch von Kampfer mit einem Medikament zu assoziieren, das natürliche Killerzellen (ein Immunzellentyp, der bei der Krebsbekämpfung hilft) aktiviert, und transplantierte dann aggressive Tumoren in ihren Körper. Nach der Transplantation erhielten die konditionierten Mäuse keine Medikamente, nur Kampfer, doch sie überlebten länger als Mäuse, die immuntherapeutisch behandelt wurden. In einem der Experimente gelang es zwei der konditionierten Mäuse, ihren Krebs ohne medikamentöse Hilfe völlig zu eliminieren.[23] Diese Studien sprechen dafür, dass die Konditionierung allein das Leben der Tiere rettete, indem sie das Immunsystem der Mäuse stärkten.

Der Einsatz von Konditionierung zur Reduzierung von Medikamenten bei Transplantationspatienten liegt wahrscheinlich noch einige Jahre in der Zukunft und bei Krebs wahrscheinlich noch länger – die Alabama-Experimente sind vorläufig und sind niemals in Humanstudien wiederholt worden. Aber Schedlowski meint, dass es bei weniger schweren Erkrankungen keinen Grund gibt, warum Ärzte nicht sofort beginnen sollten, durch Konditionierung verstärkte Therapien einzusetzen.

In einer der letzten Studien, die Ader vor seinem Tod 2011 durchführte, schnitten Psoriasis-Patienten [Psoriasis = Schuppenflechte] mit Konditionierung und einer viertel oder einer halben Dosis einer Costicosteroidsalbe genauso gut ab wie die Kontrollgruppe mit der vollen medikamentösen Dosis.[24] Schedlowski arbeitet mit Kollegen daran, einen Asthma-Inhalator zu entwickeln, der manchmal ein Placebo und manchmal den aktiven Wirkstoff abgibt. Sandlers ADHS-Studie spricht dafür, dass man Millionen Kindern helfen könnte, ihre Symptome mit einer viel geringeren Medikamentendosis in den Griff zu bekommen.

Das Verfahren, konditionierte Reaktionen zu nutzen, um Medikamente durch Placebos zu ersetzen, wird als Placebo-begleitete Dosierungsreduktion (Placebo Controlled Dose Reduction, PCDR) bezeichnet, und abgesehen von der Verringerung von Nebenwirkungen könnte es dem Gesundheitssystem Milliarden Dollar sparen (allein 2007 werden die Kosten für ADHS-Medikamente in den USA auf 5,3 Milliarden Dollar geschätzt).[25]

Leider müssen die Forscher um die Finanzierung der Studien kämpfen, die sie brauchen, um solche Therapien in die Klinik zu bringen. Sandler würde sehr gern eine größere ADHS-Studie durchführen, doch sein Antrag ist zurückgewiesen worden. «Ich denke, es ist eine sehr ungewöhnliche Art von Studie», sagt er. «Die Idee, Placebos in einer Open-Label-Studie zur Behandlung eines Leidens einzusetzen, ist innovativ, sie stellt die Dinge auf den Kopf. Einige Gutachter mögen das nur schwer akzeptieren.»

Und abgesehen von Schedlowski gibt es praktisch niemanden, der konditionierte Immunreaktionen untersucht. «Ich sage gern, wir sind die Besten der Welt», scherzt er, «denn es gibt niemand anderen.» Ader und Felten haben vielleicht einen theoretischen Sieg errungen, indem sie nachgewiesen haben, dass Gehirn und Immunsystem miteinander kommunizieren, doch in der Praxis ziehen es die meisten Immunologen vor, das Phänomen zu ignorieren.

Diese Art Forschung ist zudem für die Pharmaindustrie nicht interessant, sagt Schedlowski. «Die Vorstellung, die Dosis der erforderlichen Medikation zu verringern, sagt ihnen nicht zu.» Und wie Sandler musste er in der Vergangenheit kämpfen, um akademische Gutachter zu überzeugen. Noch vor ein paar Jahren, erzählt er, konnte er nur in Nischenzeitschriften publizieren, und er war gezwungen, von einer Stelle in der Schweiz nach Deutschland zurückzukehren, weil er seine Forschung dort nicht finanzieren konnte.

Inzwischen ist der Wind dabei, sich ein wenig zu drehen, teilweise dank Benedettis Erfolgen, die dem ganzen Feld der Placebo-Forschung eine gewisse Akzeptanz eingebracht haben. «Das öffnete die Türen und die Köpfe der Gutachter, die mitbekamen, dass da etwas im Gange ist», meint Schedlowski. Er änderte sogar den Namen des Phänomens, an dem er arbeitet, um ihm einen gefälligeren Klang zu geben. «Früher haben wir von Verhaltenskonditionierung der Immunreaktion gesprochen; heute reden wir von einem immunrepressiven Placebo-Effekt.» Inzwischen erhalten Millionen Patienten wie Karl-Heinz weiterhin Medikamentendosen, die vielleicht viel höher als nötig sind. Er lebt in der ständigen Angst, seine Niere und damit seine Unabhängigkeit, seine Reisefähigkeit und mit einiger Wahrscheinlichkeit auch sein Leben zu verlieren. Er hält die Idee, seine Medikamentendosis durch Konditionierung zu verringern, für «wundervoll» und hofft, an zukünftigen Studien teilzunehmen.

Während er auf weitere Fortschritte wartet, erzählt er mir, dass es ihm schon einfach geholfen hat festzustellen, dass seine Psyche beim Schutz seines Transplantats eine Rolle spielt. «Zu Hause nehme ich meine Medikamente nun viel bewusster ein.» Dank der Studie fühlt er sich nun wie ein aktiver Gestalter seiner Gesundheit statt als passiver Medikamentenempfänger, und die Nebenwirkungen seiner Medikation stören ihn nicht mehr so sehr wie früher. «Es geschieht etwas», sagt er. «Etwas, an das ich glauben kann.»

4

KAMPF GEGEN DIE ERSCHÖPFUNG
Der ultimative Gefängnisausbruch

Am Morgen des 8. Mai 1978 kämpften sich zwei Männer durch eine wirbelnde Landschaft aus Dunst, Wind und Schnee – ihre Bärte und ihre zotteligen 1970er-Jahre-Frisuren waren unter der Kapuze ihrer gefütterten Anzüge – einer in Rot, der andere in Blau – verborgen, und sie trugen dicke Stiefel, Handschuhe und getönte Schneebrillen, um ihre Augen vor dem schneidend kalten, blendenden Weiß zu schützen. Erschöpft und nach Luft ringend, blieben die beiden alle paar Schritte stehen, um sich auf ihre Eispickel zu stützen, keuchten mit weit offenem Mund und kommunizierten mit Handzeichen, denn sie waren zu müde, um zu sprechen. Dann kämpften sie sich wieder ein kurzes Stück vor, kaum noch bei Bewusstsein, mit versagenden Kräften, wohl wissend, dass nur noch ihr Wille sie auf den Beinen hielt.

Ihr Ziel lag ein paar hundert Meter über ihnen: der Gipfel des Mount Everest. Der mit 8848 Metern über dem Meeresspiegel höchste Berg der Welt war erstmals 1953 von Edmund Hillary und dem Sherpa Tenzing Norgay bestiegen worden. Aber Hillary und all die anderen, die ihm seitdem gefolgt waren, hatten während ihres Aufstiegs Flaschensauerstoff dabei. Reinhold Messner, ein 33-jähriger Bergsteiger aus Südtirol, und sein österreichischer Partner Peter Habeler waren entschlossen, es ohne derartige Hilfe zu schaffen.

Bergsteiger und Ärzte meinten gleichermaßen, sie seien verrückt. In solchen Höhenlagen beträgt die Menge an Sauerstoff in der Atemluft nur noch ein Drittel derjenigen auf Meereshöhe.

Niemand wusste, wie der Körper in einer solchen Situation reagieren würde, doch allgemein wurde angenommen, dass die beiden schwere Hirnschäden oder Schlimmeres riskierten. Physiologen, die Bergsteiger auf einer früheren Expedition untersucht hatten, die von Hillary 1960–61 geleitet wurde, waren zu dem Schluss gekommen, dass die Sauerstoffmenge am Gipfel kaum ausreicht, um einen Menschen am Leben zu erhalten, wenn er ruht, geschweige denn für eine anstrengende Bergtour.

Aber Messner war daran gewöhnt, dem Tod im Himalaja ins Auge zu schauen. Acht Jahre zuvor hatte er seinen Bruder durch eine Lawine verloren – und sieben Zehen waren ihm abgefroren –, als er den berüchtigten Gipfel des Nanga Parbat erklomm. In jüngerer Zeit hatte er den 8068 Meter hohen Gasherbrum ohne Sauerstoffgerät bestiegen. Ob er es bis zur Spitze des Mount Everest schaffen würde oder nicht, er war entschlossen, die Grenze dessen zu erreichen, was der menschliche Körper leisten kann.

Er und Habeler richteten früh am Morgen des 8. Mai ein Lager in 7985 Meter Höhe ein. Als sie sich dem Gipfel näherten, kamen sie nur noch äußerst langsam voran. Sie waren gezwungen, Felsleisten zu erklettern, weil das Fortkommen durch den tiefen Schnee zu ermüdend war. Atmen war so anstrengend, dass ihnen kaum noch Kraft für etwas anderes blieb. Es wurde immer schwerer, auf den Beinen zu bleiben, bis sie sich schließlich alle paar Schritte im Schnee ausruhen mussten, bevor sie weitergehen konnten. Sie wussten, dass jeder Meter, den sie weiterkletterten, derjenige sein konnte, der sie über eine tödliche Grenze führte, jenseits deren es keinen Rückweg mehr gab. «Ich wurde von einer erstickenden Todesangst ergriffen», schrieb Habeler später. «Nun beginnt der Sauerstoffmangel sein tödliches Werk.»[1]

Schließlich, zwischen 1 und 2 Uhr, sahen die Männer ein Metallstativ, das chinesische Landvermesser 1975 zurückgelassen hatten. Sie hatten den Gipfel erreicht. Habeler stammelte und weinte, und seine Tränen rannen unter seiner Schneebrille hinaus in seinen

Bart und gefroren auf seinen Wangen. Messner sagt, er habe nur mit baumelnden Beinen da gesessen, ohne etwas anderes zu tun als zu atmen: «Ich bin eine einzige enge japsende Lunge, die über den Dunst und die Gipfel treibt.»[2]

Messner und Habelers Leistung war eine eindrucksvolle Demonstration von Durchhaltewillen, obgleich Körper und Hirn vehement gegen den Sauerstoffmangel protestierten. Doch physiologische Experimente, die seitdem mit Menschen in großen Höhenlagen durchgeführt worden sind, haben ein Paradox enthüllt.

Es ist bekannt, dass Menschen in großen Höhen bei körperlicher Anstrengung schneller erschöpft sind. Beispielsweise sinkt die aerobe Leistung von fitten, akklimatisierten Bergsteigern in 5300 Meter Höhe im Vergleich zur Meereshöhe um rund ein Drittel. Die traditionelle Erklärung ist, dass unser Blut wegen der geringen Sauerstoffkonzentration in der Luft nicht so viel Sauerstoff durch den Körper transportieren kann. Unsere Muskeln ermüden, und wir können nicht mehr weitermachen.

Eine Studie aus dem Jahr 2009 mit Bergsteigern, die den Everest erklommen, ergab, dass der Sauerstoffgehalt ihres Blutes auf 8400 Meter Höhe auf drei Viertel des normalen Gehalts sank.[3] Messner und Habelers Furcht war berechtigt: Wenn der Berg noch ein wenig höher gewesen wäre, hätten sie vielleicht nicht überlebt. Aber überraschenderweise war der Sauerstoffgehalt im Blut der Bergsteiger in Proben, die in geringeren Höhen – bis zu schwindelerregenden 7100 Metern – genommen wurden, genauso hoch wie auf Meeresniveau.[4]

Anders gesagt: Unterhalb von 7100 Metern können Veränderungen im Sauerstoffgehalt des Blutes die verminderte Leistungsfähigkeit von Bergsteigern in Höhenlagen nicht erklären. Was ist es dann? Möglicherweise ist die Sauerstoffdiffusion durch das Körpergewebe unter solchen Umständen behindert, vermutet Studienautor Daniel Martin, Direktor des Centre for Altitude, Space and Extreme Environment Medicine am University College in

London.[5] Obwohl die Sauerstoffkonzentration im Blut aufrecht-erhalten wird, erhalten die Zellen, die ihn brauchen, weniger Sau-erstoff. Aber andere seltsame Ergebnisse sprechen dafür, dass da noch etwas anderes vor sich gehen könnte.

Wenn Bergsteiger in großen Höhen ermüden würden, weil es ih-ren Muskeln an Sauerstoff mangelt, wäre zu erwarten, dass ihr Herz im Falle der Erschöpfung so rasch wie möglich schlagen sollte, um eine maximale Menge an Sauerstoff durch den Körper zu pumpen. Zudem wäre zu erwarten, dass man eine besonders hohe Konzen-tration an Milchsäure (Laktat) im Blut findet – ein toxisches Abfall-produkt, das sich bei Sauerstoffmangel im Körper ansammelt. Aber in keiner ihrer Studien haben Wissenschaftler etwas Derartiges ge-funden.[6] Menschen ermüden in größeren Höhenlagen nach relativ geringer körperlicher Anstrengung, obgleich ihr Herz noch über eine Menge Reserven verfügt. Und wenn sie höher steigen, *sinkt* der Milchsäurespiegel in ihrem Blut am Erschöpfungspunkt sogar.[7]

Wir ringen nach Atem und mühen uns ab, obgleich der Sauer-stoffspiegel in unserem Blut derselbe bleibt und es keine Anzeichen für Stress oder Schädigung von Gehirn, Muskulatur oder Herz gibt.

Was ist es daher, was uns bremst?

○ ○ ○

Am 12. August 2012 ging der 29-jährige Londoner Mo Farah für das wohl größte Rennen seines Lebens an den Start: den 5000-Me-ter-Finallauf der Olympischen Spiele in London. Als er sich der Startlinie näherte, erhielt er vom begeisterten Heimpublikum Standing Ovations. Eine Woche zuvor hatten sie zugeschaut, wie Farah Geschichte schrieb, als er die Goldmedaille im 10 000-Meter-Lauf gewann. Auf dieser Strecke, die traditionell von afrikanischen Nationen wie Äthiopien und Kenia dominiert wird, war es der erste britische Olympiasieg überhaupt. Nun wollten sie, dass er es noch mal tat.

Aber während er in jenem Rennen ein starker Kandidat gewesen war, war die Situation diesmal anders. Farah erholte sich noch immer von der außerordentlichen körperlichen Anstrengung seines Sieges eine Woche zuvor. Und die 5000 Meter waren eine viel größere Herausforderung. Er war dieses Jahr nur der Elftschnellste der Weltrangliste, und sieben der schnelleren Athleten starteten neben ihm, darunter auch der schnellste von allen, die äthiopische Legende Dejen Gebremeskel, der als Favorit galt.

Zum Glück für Farah startete das 12,5-Runden-Rennen langsam. Er hielt sich den größten Teil des Rennens auf den hinteren Plätzen, schob sich dann auf dem letzten Kilometer, als das Tempo anzog, hinter Gebremeskel auf den zweiten Platz. Auf der Tribüne unter Tausenden, die den Union Jack schwenkten, saßen seine Stieftochter und seine Frau, hochschwanger mit Zwillingen.

Farah übernahm die Führung, und dann, als die Glocke für die letzte Runde erklang, wurden seine Schritte länger, und er setzte sich vom Feld ab – sein schlanker Körper in weißem Hemd und blauen Shorts bewegte sich leichtfüßig. Dann, in der letzten Kurve, kam Gebremeskel in Gelb und Grün und verkürzte den Abstand rasch. Es schien unausweichlich, dass der Favorit die Spitze übernehmen würde, doch Farah schien von den Anfeuerungsrufen der Menge davongetragen zu werden. Die Zähne gebleckt, die Arme pumpend, schaffte er es, die Spitze gegen Gebremeskel zu verteidigen, und flog als Erster über die Zielgerade, auf dem Gesicht einen Ausdruck ungläubigen Staunens.

Farah war die letzte Meile in vier Minuten gelaufen und seine letzte Runde in nur 52,94 Sekunden. BBC-Kommentator Steve Cram (früher selbst Langstreckenläufer) war überwältigt: «Ich kann gar nicht ausdrücken, was ich fühle», begeisterte er sich. «Hat man *jemals* so etwas gesehen?»[8] Farah widmete seine beiden Goldmedaillen seinen ungeborenen Zwillingen.

Ich schaute mir das Rennen zu Hause an, selbst hochschwanger. Farahs Leistung ließ unser Wohnzimmer und das ganze Land erstrahlen. Großbritannien hatte noch nie Langstrecken-Gold bei Olympia gewonnen, und nun hatten wir gleich zwei Goldmedaillen. Farah wurde zum Nationalhelden. «Die Menge hat mich beflügelt», meinte er später. «Wenn sie nicht gewesen wäre, hätte ich mich wahrscheinlich nicht so hineingehängt.»[9] Wie es schien, hatte Farah seine letzten Kraftreserven mobilisieren müssen, um die Medaille zu gewinnen.

Was mich daher fast genauso verblüffte wie Farahs aufregendes Finish, war das, was er direkt *nach* Überqueren der Zielgeraden tat. Statt völlig erschöpft zu Boden zu sinken, begann er, sich vor der Menge zu produzieren und machte ein paar Sit ups. Dann sprang er wieder auf und joggte über die Bahn auf die wartenden Fotografen zu, die Arme zu seinem Markenzeichen M über den Kopf gebeugt.

Dieses Phänomen sehen wir häufig bei Athleten. Weltrekorde werden gebrochen, Sprints im Finish gewonnen. Anscheinend aktivieren die Sportler sämtliche Kräfte und fordern ihren Körper bis ans Limit, doch sobald sie die Zielgerade passieren, verfügen sie über genügend Energie und Muskelkraft, um eine Siegerrunde zu absolvieren. Das wirft eine ähnliche Frage wie bei den Bergsteigern am Mount Everest auf: Warum haben wir, wenn es sich anfühlt, als könnten wir nicht mehr, noch so viele Reserven?

○ ○ ○

Der Sportphysiologe Tim Noakes von der Universität Kapstadt in Südafrika ist nicht der Typ, der sich Autoritäten beugt. Tatsächlich hat er es sich zur Gewohnheit gemacht, Dogmen zu stürzen – damit macht er sich gelegentlich Feinde, rettet Sportlern aber auch das Leben.

In den 1980er Jahren führte er beispielsweise eine Studie durch, die eine Fülle von katastrophalen Nackenverletzungen unter Rugbyspielern in Südafrika zutage brachte.[10] Seine Ergebnisse wurden damals heftig bestritten, führten aber schließlich zu Regeländerungen. Dann untersuchte er, warum so viele Marathonläufer kollabierten. Er kam zu dem Schluss, dass dies nicht die Folge einer Dehydrierung war, wie alle dachten, sondern das genaue Gegenteil: Sie tranken zu viel. Noakes zufolge führte der offizielle Rat, den die Läufer erhielten – sie sollten rund 1,5 Liter pro Stunde trinken – zu einer Vergiftung.

Unter dem Einfluss der Sportdrink-Industrie wiesen US-Experten seine Ergebnisse vehement zurück. Der Rat wurde erst revidiert, als 13 Prozent der Teilnehmer des Boston Marathon 2002 eine Wasservergiftung erlitten. «Mein heftiger Zusammenstoß mit der Multimilliarden-Dollar-Sportdrinkindustrie in den Vereinigten Staaten machte mir klar, dass die medizinische Wissenschaft genauso leicht verbogen werden kann, um kommerziellen Interessen zu dienen, wie sie eingesetzt werden kann, um den ‹größtmöglichen Nutzen für die Menschheit› zu erzielen», sagt Noakes.[11]

Daher kann es kaum überraschen, dass Noakes seit Jahren eine der grundlegenden Annahmen der Physiologie attackiert. Selbst Sportler, interessierte er sich für Erschöpfung. «Wenn man trainiert, wird man stets müde, und als ich versuchte zu verstehen, warum das so ist, merkte ich bald, dass es nicht so war, wie es in den Lehrbüchern stand», erzählt er mir.[12]

Dem Dogma zufolge werden Sportler müde, wenn ihr Körper an seine physischen Grenzen stößt – wenn die Muskulatur nicht genug Sauerstoff oder Treibstoff erhält oder durch die Ansammlung toxischer Abfallprodukte wie Milchsäure (Laktat) vergiftet wird. Das wiederum führt zu Schmerzen und Erschöpfung und zwingt uns, das Training einzustellen, bis wir uns wieder erholt haben.

Diese grundlegende Theorie wurde nie in Frage gestellt, seit sie 1923 von dem Nobelpreisträger und Physiologen Archibald Hill vorgeschlagen wurde. Doch als Noakes versuchte, sie zu testen, ergaben seine Resultate keinen Sinn. Beispielsweise sagte Hills Theorie Folgendes voraus: Wenn Sportler im Training bis an ihre Grenzen gehen, sollte ihr Sauerstoffverbrauch, kurz bevor sie vor

Erschöpfung aufhören, gleich bleiben, weil ihr Herz nicht schnell genug pumpen kann, um die Gewebe besser mit dem nötigen Sauerstoff zu versorgen. Aber genau wie bei den Experimenten in großer Höhenlage geschah dies nicht. «Wir konnten nicht feststellen, dass den Sportlern der Sauerstoff ausging, als wir sie testeten», sagt er. «Wir konnten so etwas nicht finden.»

Inzwischen haben andere Studien gezeigt, dass die Konzentration an Treibstoff in der Muskulatur (Glycogen, Fett, ATP) zwar mit der körperlichen Belastung abnimmt, aber niemals ganz zu Ende geht. Noakes untersuchte auch den Gebrauch der Muskulatur, indem er Radfahrer bat, auf Trimmrädern zu fahren, während er ihre Beine verkabelte. Hills Theorie besagt, dass Sportler sämtliche verfügbaren Ressourcen heranziehen sollten, wenn sie ermüden, und dabei mehr und mehr Muskelfasern aktivieren sollten, bis sie schließlich nichts mehr geben können und an ihre Grenzen stoßen. Aber Noakes fand genau das Umgekehrte. Als die Radfahrer sich ihrer Grenze näherten, wurden Muskelfasern abgeschaltet.[13] An dem Punkt, an dem seine Probanden erklärten, sie seien zu erschöpft, um weiterzumachen, waren niemals mehr als rund 50 Prozent der verfügbaren Muskelfasern aktiviert. Erschöpfung zwang sie, mit dem Radfahren aufzuhören, doch sie verfügten zu diesem Zeitpunkt noch über eine große Reserve an Muskelfasern, die auf ihren Einsatz wartete.

All dies überzeugte Noakes, dass die alte Vorstellung, Erschöpfung werde durch Muskeln hervorgerufen, die an ihre Leistungsgrenzen stoßen, nicht stimmen konnte. Vielmehr stellten er und sein Kollege Alan St. Clair Gibson die These auf, das Gefühl der Erschöpfung werde zentral, vom Gehirn, ausgelöst. Zweifellos gibt es ein physisches Limit für die körperliche Leistungsfähigkeit. Aber statt darin eine direkte Antwort auf ermüdete Muskeln zu sehen, vermuteten Noakes und St. Clair Gibson, dass das Gehirn dieses Limit voraussieht und vorausschauend dafür sorgt, dass wir uns müde fühlen und mit der anstrengenden Bewegung aufhören, deutlich bevor periphere Anzeichen einer Schädigung auftreten. Anders gesagt, ist Erschöpfung kein physisches Ereignis, sondern eine vom Gehirn erfundene *Empfindung* oder *Emotion*, um schweren Schäden vorzubeugen. Sie nannten das Hirnsystem, das dies tut, den «zentralen Regler».[14]

Aus evolutionärer Sicht erscheint ein solches System durchaus sinnvoll. Wenn wir uns auf Zeichen der Schädigung in der Muskulatur verließen, um uns vor Erschöpfung zu warnen, würde uns dies jedes Mal, wenn wir uns körperlich anstrengen, gefährlich nahe an einen Kollaps bringen. Die körperliche Aktivität vorher zu stoppen, sorgt für einen Sicherheitsspielraum und bedeutet, dass wir auch nach einer erschöpfenden körperlichen Herausforderung weiter funktionieren können. «Wir sagen, so hat sich der Mensch entwickelt, denn man braucht nachher stets noch Energie für andere Dinge», meint Noakes. Es ist zum Beispiel möglich, dass wir vor einem Raubtier flüchten müssen. «Und nach der Jagd musste die Beute stets zurück zum Lager gebracht werden.» Darum besaß Farah noch genug Energie für seine Sit ups und seine Ehrenrunde, obwohl er sich die Seele aus dem Leib gelaufen hatte, um diese zweite Goldmedaille zu gewinnen.

In großen Höhenlagen, argumentiert Noakes, ist der Effekt noch ausgeprägter. Der zentrale Regler registriert die verringerte Sauerstoffkonzentration in der Luft und kommt zu dem Schluss, dass körperliche Belastung unter solchen Bedingungen nicht sicher ist. Obgleich unsere Muskeln ausgeruht und durchaus belastbar sind, sorgt dieser Regler dafür, dass wir uns so erschöpft fühlen, dass wir kaum laufen können, und richtet unsere Ressourcen stattdessen aufs Atmen aus, um sicherzustellen, dass das Gehirn genug Sauerstoff erhält. Dasselbe passiert in anderen potenziell gefährlichen Umgebungen. Bei heißem Wetter fühlen wir uns träge, nicht etwa, weil unsere Muskeln müde sind, sondern weil der zentrale Regler unsere körperliche Tätigkeit einschränkt, denn es besteht die Gefahr der Überhitzung. Wenn wir krank sind, lösen Signale des Immunsystems bei uns ein Gefühl der Erschöpfung aus, sodass wir uns ausruhen und unsere Kräfte schonen, um die Infektion zu bekämpfen.

Als Noakes seine Theorie vom zentralen Regler vor rund zehn Jahren zum ersten Mal formulierte, erschien die Vorstellung, dass das Gehirn – und nicht Herz, Lunge oder Muskulatur – die Grenzen der physischen Belastbarkeit bestimmen könnte, vielen als lächerlich. Auch heute noch sind seine Ideen umstritten; so meint Everest-Forscher Martin beispielsweise, Noakes könne «durchaus recht haben», dass der zentrale Regler und nicht Sauerstoffmangel uns in großen Höhen so rasch ermüden lasse, doch bisher sei seine Hypothese «nicht durch Fakten belegt».[15]

Aber auch wenn Sportphysiologen zur Vorsicht neigen, sind Psychologen zunehmen überzeugt davon, dass das Gehirn tatsächlich eine wichtige Rolle bei Erschöpfung spielt. Zum Beispiel wirken viele leistungssteigernde Substanzen wie Amphetamine, Modafinil und Koffein durch Beeinflussung des Zentralnervensystems, nicht der Muskulatur direkt.[16] Wissenschaftler haben das Gehirn auch direkt elektrisch stimuliert, um die maximale Leistungskraft von Radfahrern zu steigern und dass sie sich weniger müde fühlen.[17] Noakes hofft, dass Brain-Imaging-Studien in den nächsten Jahren dazu beitragen werden, die Existenz des zentralen Reglers direkt nachzuweisen.

Was mich am meisten an der Idee fasziniert, dass Erschöpfung vom Gehirn kontrolliert wird, ist jedoch die Frage, ob das Bewusstsein dabei irgendeine Rolle spielt. Können wir den zentralen Regler effektiv kontrollieren?

Die Befunde, die dafür sprechen, dass so etwas tatsächlich manchmal der Fall sein kann, häufen sich. Eine ganze Reihe von Studien hat gezeigt, dass psychologische Faktoren unsere Wahrnehmung für unsere Erschöpfung manipulieren und den Punkt verschieben können, an dem wir uns müde fühlen. Unsere sportliche Leistung wird zum Beispiel durch unsere Motivation (vom

Preisgeld über die Präsenz von Konkurrenten bis zum Knall von Schüssen) beeinflusst, davon, ob wir gewinnen oder verlieren, und davon, wie weit wir glauben, laufen zu müssen.

Inzwischen hat der Psychologe Chris Beedie an der Aberystwyth University in Wales herausgefunden, dass Top-Radrennfahrer, die ein Placebo (eine Pille oder einen Drink) zu sich nehmen, das sie für leistungssteigernd halten, durchschnittlich 2–3 Prozent schneller sind als sonst[18] – bei vielen Veranstaltungen kann dies den Unterschied zwischen dem Gewinn einer Goldmedaille und einem Platz im Feld ausmachen. Beedie vermutet, das Placebo stärke ihren Optimismus und ihren Glauben an sich selbst und überzeuge den zentralen Regler dadurch, mehr Ressourcen freizugeben. «Das Gehirn kann bemerkenswerte Dinge tun, aber es schränkt dich auch ein», sagt er.[19] Die Einnahme eines Placebos hebt diese selbst auferlegten Einschränkungen auf. (Der Placebo-Experte Fabrizio Benedetti ist ebenfalls ein Fan von Noakes' Ideen und kommt in einem Artikel über Erschöpfung zu dem Schluss, dass «ein Placebo als Auslöser fungieren kann, der dem zentralen Regler signalisiert, seine Bremse zu lockern».[20])

Zusätzlich zu physischen Variablen wie Temperatur, Sauerstoffangebot, Fitness und Belastungsniveau integriert das Gehirn daher auch psychische Variablen, zum Beispiel, wie zuversichtlich wir sind oder wie dringend die Erledigung der Aufgabe ist. Dann setzt es das Gefühl der Erschöpfung ein, um unsere Maximalgangart festzulegen. Wenn wir uns nicht sicher sind, wie fit wir sind oder wie weit der Weg ist, laufen wir langsamer. Wenn wir uns sicher sind, dass wir die vor uns liegende Aufgabe bewältigen können, oder vor einer lebensbedrohlichen Situation stehen, berücksichtigt der Regler dies und lockert seinen Griff.

Darum können Menschen in Notsituationen in einer Weise physisch über sich hinauswachsen, die normalerweise unmöglich wäre. Und wenn sich die Situation ändert, ändert sich auch unser Erschöpfungsniveau. Bei einem Rennen verspüren wir einen plötzlichen Energieschub, wenn wir die Zielgerade sehen. Wenn wir bedroht werden, fühlen wir uns erschöpft, sobald die Gefahr vorüber ist.

Als sich Farah zum 5000-Meter-Lauf bereit machte, wirkten seine Motivation, sein Selbstvertrauen und die Unterstützung der Menge wahrscheinlich zusammen und überzeugten seinen zentralen Regler, ihm einen optimalen Lauf zu ermöglichen und seine Konkurrenten zu überflügeln. Indessen hat Messners und Habelers absoluter Erfolgswille sie offenbar gefährlich nahe an die absoluten physischen Grenzen ihrer körperlichen Leistungsfähigkeit gebracht – in eine Rekordhöhe, die sie fast umgebracht hätte.

Die Präsenz eines zentralen Reglers könnte erklären, warum Intervalltraining – kurze Schübe hochintensiver Belastung, unterbrochen von Erholungszeiten – so gut funktioniert. Noakes zufolge erhöhen regelmäßige Sprints, die uns nahe an unsere Leistungsgrenze bringen, nicht nur unsere physische Fitness, sondern schulen auch unser Gehirn um. Sie lehren den zentralen Regler, dass es in Ordnung ist, uns derart anzustrengen, daher ist es das nächste Mal ungefährlich, noch etwas weiter zu gehen.

Aber vielleicht ist es befreiend, einfach nur zu wissen, wie übermäßig behütend das Gehirn sein kann. «Man muss nicht glauben, was man fühlt, und man muss nicht glauben, was das Gehirn einem sagt», sagt Noakes. «Wie schlecht auch immer man sich fühlt, man kann weitermachen und man kann es noch besser machen.»

○ ○ ○

«Es war wie lebendig begraben sein», erzählt mir Samantha Miller ganz sachlich, während sie mich mit ihren blauen Augen fixiert und Falafel isst. «Ich war erschöpft und hatte schreckliche Gelenkschmerzen. Es war, als hätte ich ständig Grippe, ohne Gewissheit, mich jemals wieder zu erholen. Ich konnte nichts tun. Ich saß in der Falle.»

Heute sieht Samantha höchst lebendig aus und jünger als ihre 46 Jahre. Sie ist makellos gekleidet, trägt ein von den 1950er Jahren inspiriertes rosafarbenes Kleid mit Blütenmuster, eine Tellermütze und leuchtenden Lippenstift; das blonde Haar ist hübsch zusammengedreht und mit einer weißen Nelke fixiert. Wir haben uns in einem türkischen Restaurant in Londons angesagter Upper Street zum Lunch verabredet, und bei unserem Gespräch wirkt sie energiegeladen, amüsant und sehr intelligent. Es ist schwer zu glauben, dass sie gerade mehrere Jahre damit verbracht hat, sich ihren Weg aus einer Hölle zurück ins Leben zu erkämpfen.

Ende der 1990er Jahre lebte Samantha in Hampstead, London und unterrichtete Kunst in einer «unterbesetzten, unterfinanzierten» Sekundarschule. Sie fand den Umgang mit Kindern ermüdend. Kinder haben noch die «Unbesiegbarkeit der Jugend», sagt sie. «Sie sind noch nicht von irgendetwas zerdrückt worden.» Samantha war auch eine begeisterte Mountainbikerin und Schwimmerin und führte ein hektisches soziales Leben. Wenn etwas erledigt werden musste, nahm sie es in die Hand. Und sie strebte immer danach, perfekt zu sein.

Dann wurde sie krank. «Ich hatte irgend so eine Drüsensache mit Viren», erinnert sie sich. Es kam ihr nicht in den Sinn, zu Hause zu bleiben. «Also ging ich mit Fieber zur Schule. Das war der Punkt, an dem sich irgendetwas veränderte.» Zwar erholte sie sich, doch anschließend fühlte sie sich die ganze Zeit müde. Ein paar Jahre später musste sie sich einer Rückenoperation unterziehen und zog sich im Krankenhaus eine Magen-Darm-Entzündung (Gastroenteritis) zu. «Es war schrecklich», sagt sie. «Ich wurde körperlich von allen Seiten angegriffen.»

Sie erholte sich von der Operation und der Gastroenteritis, fühlte sich aber nicht in der Lage, auch nur das Bett zu verlassen. Sie fühlte sich erschöpft, konnte aber nicht schlafen, hatte ständig Schmerzen und reagierte überempfindlich auf Geräusche und Licht. Sie konnte nicht nach unten gehen, daher legte ihr Partner ihr Obst neben das Bett, wenn er zur Arbeit ging. Sie fühlte sich ohnmächtig und verwundbar – sie konnte sich nicht aufsetzen, Radio hören oder an die Tür gehen (sie erinnert sich, überlegt zu haben, dass sie, wenn sie stattdessen mit gelähmten Beinen im Rollstuhl säße, zumindest die Energie hätte, zur Tür zu rollen).

Wann immer sie versuchte, sich zusammenzureißen und aufzustehen, verschlimmerten sich ihre Symptome. So lag sie monatelang im Bett, verfolgte jeden Riss im Zimmer und starrte auf ein großes Gemälde an der Wand – eine Landschaftsszene aus Oxfordshire, die sie selbst gemalt hatte. «Ich dachte damals, ich kann nicht glauben, dass ich das gemacht habe. Wie kann ich jemals wieder etwas machen?»

Obgleich ihr Partner sie unterstützte, hatte sie das Gefühl, ihre Freunde und ihre Familie würden ihre Lage nicht verstehen. Sie sagten Dinge wie «Ich bin auch ständig erschöpft», und Samantha wusste, dass sie glaubten, sie wolle insgeheim gar nicht gesund werden. Besonders schmerzlich war der Moment, als ihr Vater meinte: «Das wird allmählich langweilig; ich denke, du solltest sehen, dass du wieder auf die Beine kommst.» Ohne ein echtes Leben und ohne Hoffnung auf Wiederherstellung bat Samantha ihren Partner und ihre Zwillingsschwester, ihr zu helfen, sich umzubringen.

○ ○ ○

Das Chronische Erschöpfungssyndrom (nach der englischen Bezeichnung Chronic Fatigue Syndrome, abgekürzt CFS) gehört zu den umstrittensten Leiden in der Medizin. Forscher, Ärzte und Patienten können sich weder auf den Namen noch auf die Definition noch darauf einigen, ob es CFS überhaupt gibt. Aber die Prognose ist schlecht. Eine kürzlich erfolgte Analyse von Studien, die Patienten bis zu fünf Jahre lang begleiteten, kam zu dem Schluss, dass die Wiederherstellungsrate bei 5 Prozent liegt.[21]

Das Problem erregte erstmals im 20. Jahrhundert die Aufmerksamkeit von Ärzten, nachdem eine Reihe mysteriöser Epidemien bei einer großen Zahl von Menschen zu Schwäche- und Erschöpfungszuständen geführt hatte. Zu zwei besonders starken Ausbrüchen kam es in den 1950er Jahren am Royal Free Hospital in London und in den 1980ern am Lake Tahoe in Nevada, wo die Krankheit den Namen «Raggedy Ann Syndrome» [die «zerlumpte Ann» ist die Hauptperson einer amerikanischen Kinderbuchreihe] erhielt. Dann begannen die Ärzte, Einzelfälle auch in der breiteren Bevölkerung zu entdecken.

Das Chronische Erschöpfungssyndrom ist auch als Myalgische Enzephalopathie oder ME bekannt (wenn auch nicht alle Experten glauben, dass es sich dabei um dasselbe Leiden handelt). Es gibt keine bewiesene Ursache und keine allgemein akzeptierten diagnostischen Tests,[22] doch CFS ist definiert als sechs Monate oder länger anhaltende andauernde Erschöpfung, die das normale Leben stört und durch Ruhe nicht besser wird. Begleitet wird CFS von anderen Symptomen wie beeinträchtigtem Erinnerungs- oder Konzentrationsvermögen, Halsschmerzen, empfindlichen Lymphknoten, Kopf- und Gliederschmerzen. In schweren Fällen wie bei Samantha sind die Betroffenen lange Zeit ans Bett gefesselt.

Die Symptome sind Grippesymptomen sehr ähnlich, und in vielen Fällen wird CFS offenbar tatsächlich durch Virusinfektionen wie Pfeiffer'sches Drüsenfieber (aber nicht Influenza selbst) ausgelöst. Der Körper wird anscheinend mit der Virusinfektion fertig, aber die Erschöpfung bleibt. Von Erwachsenen, die an Pfeiffer'schem Drüsenfieber erkranken, entwickeln rund 12 Prozent sechs Monate später CFS.[23]

Da es keinen klaren biologischen Mechanismus gibt, wird oft behauptet, es handele sich um ein psychisches Leiden: Psychiater in den 1970er Jahren schrieben es einer «Massenhysterie» zu, während die Presse das Leiden in den 1980er Jahren «yuppie flu» taufte, womit sie ungerechterweise implizierte, dass es sich bei den Betroffenen um verwöhnte junge Menschen handelte, die zu faul zum Arbeiten waren. Das medizinische Establishment ist inzwischen zu dem Schluss gekommen, dass es sich um eine echte, eigenständige Krankheit handelt, wenn die Ursachen auch noch immer umstritten sind. Viele Betroffene haben jedoch noch immer das Gefühl, dass sie als Hypochonder abgestempelt werden, die sich nur zusammennehmen müssten, um wieder auf die Beine zu kommen.

Noakes begann sich für CFS zu interessieren, nachdem er Sportler gesehen hatte, die daran litten, und erkannte, dass sie nicht ins Klischee passten. «Ich habe zu viele Profis gesehen, die laufen wollten; sie verloren alles, und dennoch konnten sie nicht laufen», sagt er. «Das Letzte, was sie sich wünschten, war, krank zu sein.»

Er glaubt, dass die Ursache von CFS im Gehirn liegt. «Der zentrale Regler hat einen falschen Sollwert eingestellt. Er überschätzt, wie erschöpft jemand ist.» Bei der Erforschung der Idee eines zentralen Reglers geht es größtenteils um subtile Veränderungen an der Leistungsgrenze, oft bei Top-Athleten. Aber was passiert, wenn das ganze System einen Crash erlebt? Die Erschöpfung, die uns normalerweise davor bewahrt, uns zu sehr zu verausgaben, kann stattdessen zum Gefängnis werden.

Was auch immer der Auslöser ist – Viren, Arbeitsüberlastung, eine genetische Prädisposition oder (höchstwahrscheinlich) eine Kombination mehrerer Faktoren –, Noakes argumentiert, dass sich bei CFS die Grenzen körperlicher Aktivität stark verengen, bis zu dem Punkt, bei dem die Patienten praktisch unbeweglich im Bett liegen. Wenn das stimmt, würde das bedeuten, dass sich die Betroffenen wie Samantha ebenso wenig «entschließen» können, aktiver zu sein, wie Messner einen Freudentanz auf dem Gipfel des Everest hätte aufführen können oder Farah bei seinem Siegeslauf in London 20 Sekunden schneller hätte sein können.

Aber es lässt vermuten, dass ihr Zustand von psychologischen Faktoren beeinflusst wird. Tatsächlich ist einer der am besten

gesicherten wissenschaftlichen Befunde bei CFS, dass die Wahrscheinlichkeit für eine Wiederherstellung stark sinkt, wenn Patienten überzeugt sind, dass ihr Leiden biologischer Natur und unbe-
handelbar ist, und befürchten, dass Aktivität ihnen schadet. «Wenn
sie glauben, dass es unheilbar ist, ist es unheilbar», sagt Noakes.
Auch wenn Signale vom Körper eine ausschlaggebende Rolle bei
der Entscheidung spielen, wann wir ermüden, ist es doch das Gehirn, das das letzte Wort hat.

Das wirft die Frage auf, ob kognitive und Verhaltenstherapien
eingesetzt werden könnten, um die drakonisch engen Grenzen des
Gehirns wieder zu erweitern. Wenn Intervalltraining bei Sportlern
wirkt, um den zentralen Regler zu lehren, dass ein ständig stei-
gendes Maß an Anstrengung sicher ist, könnte es auch bei CFS-
Patienten wirken?

○○○

Samantha traf mit ihrem Partner und ihrer Schwester eine Ver-
einbarung. Sie war an einen Spezialisten namens Peter White am
St. Bartholomew's Hospital in London verwiesen worden. Bitte, gib
ihm sechs Monate Zeit, baten die beiden. Wenn es dir danach nicht
bessergeht, werden wir dir helfen, dein Leben zu beenden.

Unabhängig von Noakes hat White ähnliche Ideen zu CFS entwickelt. Er spricht nicht von einem zentralen Regler, aber auch er
glaubt, dass eine Kombination von Auslösern – genetisch, umwelt-
bedingt, psychologisch – den Körper überfordert und das Nervensystem aus dem Gleichgewicht bringt und das Gehirn dazu veranlasst, das, was als sicheres Maß an Belastung gilt, drastisch zu
reduzieren. Um diese Veränderung rückgängig zu machen, hat
er mit Kollegen einen Ansatz entwickelt, der als Graded Exercise
Therapy (GET; etwa: Therapie der stufenweisen Aktivierung) bezeichnet wird und wie eine ultra-sanfte Form des Intervalltrainings
wirken soll.

Die Idee ist, ein Grundmaß an Aktivität zu installieren, das der Patient gefahrlos aufrechterhalten kann, und dieses Maß dann allmählich zu erhöhen. Jeder Schritt darf nur klein sein, um keinen Rückfall zu riskieren. CFS-Patienten berichten, dass sie sich bei einem festgelegten Maß an körperlicher Aktivität viel erschöpfter fühlen als gesunde Menschen. Aber White hat gezeigt, dass sie im Anschluss an einen GET-Kurs nach demselben Maß an Training weniger Müdigkeit verspüren, obgleich sich ihre körperliche Fitness nicht verändert hat. Genauso wie bei Sportlern, die wiederholt sprinten, macht diese Art des Trainings dem Patienten langsam wieder klar, dass jedes sukzessive Aktivitätsniveau sicher ist.

White setzt auch kognitive Verhaltenstherapie (Cognitive Behavioral Therapy, CBT) ein; dabei arbeiten Therapeuten mit Patienten, um negative Vorstellungen und Überzeugungen auszuräumen, die sie im Zusammenhang mit ihrer Krankheit hegen. Denn man hat erkannt: Solange die Patienten Angst haben, dass jede körperliche Anstrengung zu einem Zusammenbruch führt, wird die Erschöpfung sie in ihrem unerbittlichen Griff behalten. CBT ermutigt sie, andere Ideen und Wege auszuprobieren, um mit ihrer Krankheit umzugehen und zu testen, ob ein geringes Maß an Aktivität in Ordnung ist. Die Therapeuten hoffen, dass dies die Ängste der Patienten lindert und ihnen hilft zu realisieren, dass ein wenig körperliche Belastung doch gefahrlos ist und sie die Chance haben, wieder gesund zu werden.

White schlug Samantha vor, eine Kombination von GET und CBT zu versuchen. «Wird es mir bessergehen?», fragte Samantha ihre Therapeutin. «Aber natürlich!», antwortete sie, und zum ersten Mal glaubte Samantha, dass dies wahr sein könne.

Ihr erstes Trainingsziel bestand einfach darin, sich einmal pro Stunde im Bett von der einen auf die andere Seite zu drehen. Alle paar Tage steigerte sie ihre Aktivität langsam, bis sie fünf Minuten lang aufrecht sitzen konnte. Später, als sie aufstehen konnte, nahm sie sich vielleicht vor, eine Mahlzeit zu kochen, doch der Prozess wurde in Teilschritte unterteilt. Nach unten gehen, die Zwiebeln hacken. Wieder nach oben gehen und sich hinlegen. Als kreativer Mensch fand sie es sehr schwer, auf jede Spontanität zu verzichten. Aber der Perfektionismus, der ihrer Meinung nach zu ihrem Zustand beigetragen hat, half ihr nun.

Sie führte ein Aktivitätstagebuch, und im Lauf der Monate gelang es ihr, immer mehr zu tun. «Zwei Minuten um den Block gehen», erinnert sie sich, «dann drei Minuten. Aber ein Spaziergang von fünf Minuten kann dich für drei Wochen wieder ans Bett fesseln.» Sie musste sich ganz genau an den Plan halten, nicht mehr und nicht weniger tun, als der vorgeschriebene Aktivitätslevel erlaubte, ganz gleich, wie gut sie sich fühlte.

Wenn sie sich zu sehr anstrengte, erlitt sie einen Kollaps. «Es erfordert unglaublich viel Disziplin», meint sie. «Ein Ausrutscher, und man fängt wieder von vorn an.» Wenn sie die Regeln missachtete und versuchte, zu viel zu tun, spürte sie, wie ihr Körper sich verweigerte. «Ich fühlte von den Füßen Hitze aufsteigen, fast so, als würde ich vergiftet. So etwas warf mich um Wochen zurück.»

Es bedurfte fünf Jahre grimmiger Entschlossenheit, doch schließlich kämpfte sich Samantha aus ihrer Erschöpfung heraus und zurück in ein normales Leben.

◦◦◦

Mehrere kleine klinische Studien sprechen dafür, dass Samantha kein Einzelfall ist.[24] Sie ergaben, dass CBT und GET hilfreiche Behandlungen sind. Aber statt diese Resultate ermutigend zu finden, reagierten Patientengruppen empört. «Das kam bei fast allen Patientenorganisationen in Großbritannien und auf dem Kontinent sehr schlecht an», sagt White.[25] Diese Gruppen bezweifelten stark, dass eine «psychologische» Behandlung wie CBT Patienten mit CFS helfen könne, und glaubten, dass die Ziele der GET geradezu gefährlich seien. CFS sei eine rein körperliche Erkrankung, für die es keine Heilung gebe, argumentierten sie, daher hätten die Leute, denen Whites Methoden helfen konnten, eben nicht am Chronischen Erschöpfungssyndrom gelitten.

Stattdessen setzten sich Patientengruppen für einen Ansatz ein, der als «Pacing» (*pace* = Schritt, Tempo) bezeichnet wird. Diese Methode hilft Patienten, sich an ein Leben mit den körperlichen Einschränkungen anzupassen, die ihnen ihre Krankheit setzt, und ermutigt sie, nichts zu tun, was sie an ihre Grenzen bringt. Das würde durchaus sinnvoll sein, wenn CFS tatsächlich unheilbar wäre. Aber Whites Theorie zufolge ist Pacing kontraproduktiv, weil es negative Überzeugungen stärkt und den Istzustand erhält, statt Patienten in ihrem Willen zu bestärken, wieder gesund zu werden.

Wer hatte recht? White und seine Kollegen beschlossen, eine definitive Studie durchzuführen. Sie arbeiteten mit der größten Selbsthilfegruppe in Großbritannien, *Action for ME* zusammen, um eine fünfjährige Studie zu planen und durchzuführen. Sie umfasste 641 Patienten, unterteilt in vier Gruppen. Eine Kontrollgruppe erhielt nur die übliche medizinische Versorgung – den Rat, extreme körperliche Aktivität zu vermeiden, plus Medikamente für Symptome wie Depression, Schlaflosigkeit und Schmerzen, je nach Bedarf. Die anderen Gruppen erhielten diese Standardversorgung plus CBT, GET oder eine sogenannte Apative Pacing Therapy (APT), die aus dem Pacing-Konzept entwickelt wurde.

Die Forscher publizierten ihre Ergebnisse 2011 in der renommierten Fachzeitschrift *The Lancet*. Sie fanden, dass APT völlig wirkungslos war, Patienten in dieser Gruppe schnitten nicht besser ab als diejenigen in der Kontrollgruppe.[26] GET und CBT waren hingegen beide mäßig hilfreich und reduzierten Erschöpfungs- und Behinderungswerte signifikant stärker als in den beiden anderen Gruppen. Zudem erholten sich in der CBT- und in der GET-Gruppe 22 Prozent der Patienten nach einem Jahr vollständig, im Vergleich zu 7–8 Prozent in den beiden anderen Gruppen. Das ist noch immer kein großartiger Erfolgsbericht, doch er zeigte, dass

Whites Ansatz die beste Therapie war, die zur Verfügung stand, und zudem, dass Menschen mit CFS wieder gesund werden können.

Während die vorherigen Studien nicht gut angekommen waren, stieß diese auf absolut wütenden Protest. *The Lancet* wurde von Briefen überschwemmt, die Whites Methoden kritisierten. *Action for ME* wies die Ergebnisse zurück. Ein Professor nannte die Studie in einer 43 Seiten umfassenden Beschwerde an die Zeitschrift «unethisch und unwissenschaftlich», während Patienten auf Facebook fragten: «Wann wird *The Lancet* diese betrügerische Studie zurückziehen?»

Stattdessen veröffentlichte die Zeitschrift einen Leitartikel, in denen sie White und seine Kollegen unterstützte. Darin hieß es: «[Man sollte sie] für ihre Bereitschaft loben, widerstreitende Ideen und Interventionen in einer randomisierten Studie zu testen.»[27] An der Haltung der Patientenorganisationen änderte das jedoch nichts. Nachdem er jahrelang gearbeitet hatte, um eine aussagekräftige Studie zu finanzieren, zu organisieren und durchzuführen, hatte White schließlich die Daten, die seiner Überzeugung nach anderen CFS-Patienten wie Samantha helfen konnten. Die Patienten, die seine Klinik aufsuchten, begrüßten die Ergebnisse, aber er konnte Patientenorganisationen wie ME nicht dazu bringen, zuzuhören.

○ ○○ ○

Die Debatte darüber, ob CFS biologische oder psychologische Ursachen hat, wird noch immer heftig geführt. Im Juni 2014 posteten zwei Wissenschaftler des Essex CFS/ME-Dienstes des Southend University Hospital einen Artikel auf der Webseite des *British Medical Journal*, in dem sie spekulierten, CFS könne ein «Mem» sein.[28] Dieser Begriff war von dem Genetiker Richard Dawkins 1976 in seinem Buch *Das egoistische Gen* geprägt worden, um eine

Idee oder ein Verhalten zu beschreiben, das von Individuum zu Individuum weitergegeben wird.

Die Autoren des Artikels argumentierten, dass es im Lauf der Geschichte verschiedene medizinische Beschwerden gegeben habe, die auf Meme zurückgehen könnten, wie das «Eisenbahnhirn»: Unter dieser Kombination aus Erschöpfung und psychiatrischen Symptomen hatten Mitte des 19. Jahrhunderts, als dieses Verkehrsmittel noch neuartig war, Zugreisende zu leiden; als Ursache galten unsichtbare Hirnschäden durch die holprige Fahrt. Vielleicht, so die Autoren, verbreiten sich auch einige CFS-Aspekte in Mem-artiger Weise.

Sofort setzte eine Kampagne ein, die ein Zurückziehen des Artikels forderte. Die ME-Gruppe schrieb, ihre Mitglieder hätten schockiert, wütend und besorgt auf diese Spekulationen reagiert. In Online-Kommentaren unter dem Artikel beschuldigten CFS-Patienten die Autoren der «Ignoranz, Bigotterie und direkten Grausamkeit», während ihre Ideen als «abstoßend», «krank und verzerrt» sowie «völlig bekloppt» bezeichnet wurden.[29] Ein paar Tage später schrieb der Essex CFS / ME-Dienst an die ME-Organisation, distanzierte sich von dem Artikel und erklärte, die Autoren «entschuldigten sich für alles Leid, das sie möglicherweise verursacht haben».

White zufolge erwächst das Problem wie immer aus einer in der Medizin weitverbreiteten Geisteshaltung, die Krankheiten als entweder physiologisch oder psychologisch ansieht. «Die große Mehrheit der Ärzte hängt einem dualistischen Verständnis von Körper und Geist an», meint er. «Der Geist ist Sache der Psychiater, der Körper Sache der Ärzte.» Diese strikte Einteilung lässt CFS-Patienten nur zwei Möglichkeiten – ihre Erkrankung ist entweder biologischer Natur, gegenwärtig unheilbar und hat mit psychologischen Faktoren nichts zu tun. Oder sie sind Hypochonder, die die ganze Sache erfunden haben. Kein Wunder, dass sie sich in der Defensive befinden.

Tatsächlich ist diese Trennung von Körper und Geist falsch, argumentiert White. Beides ist untrennbar verbunden, interagiert miteinander und reflektiert einander: «Was psychologisch ist, ist auch physisch, und was physisch ist, weist auch eine psychologische Komponente auf.» Befunde häufen sich, die zeigen, dass psychische Erkrankungen wie Schizophrenie oder Depressionen strukturelle Anomalien im Gehirn widerspiegeln, während neurologische Probleme wie Parkinson psychologische wie auch physische Symptome verursachen.

CBT wird häufig als psychologische Therapie angesehen, doch White weist darauf hin, dass sie physische Auswirkungen auf den Körper hat. Mehrere Studien haben beispielsweise gezeigt, dass ein CBT-Kurs zu einer messbaren Zunahme von Hirnmaterie führt und den Spiegel von Stresshormonen wie Cortisol beeinflussen kann.

Ein allgemeiner Haltungswandel könnte CFS-Patienten helfen zu akzeptieren, dass bei ihrer Krankheit physische und psychische Faktoren miteinander verflochten sind, argumentiert er, ohne fürchten zu müssen, stigmatisiert zu werden. CFS ist weder biologisch noch psychologisch. Es ist beides.

○○○

Es ist nun zwei Jahre her, dass Samantha ihr Chronisches Erschöpfungssyndrom besiegt hat. «Ich mache viel mehr als andere Frauen meines Alters», sagt sie, während sie ein Stück Pitta-Brot in ihr Hummus stippt. «Ich bin mit dem Rad hierhergekommen.» Sie muss noch immer vorsichtig sein – eine anstrengende Fahrradfahrt oder zu viel Stress bei der Arbeit kann ihre Symptome auslösen. «Man muss geistig und körperlich einen Schritt zurücktreten», meint sie.

Nun bleibt sie zu Hause, wenn sie krank ist, und sagt nein, wenn es ihr zu viel wird. Sie arbeitet in Teilzeit als Kunsttherapeutin, töpfert mit Gefängnisinsassen und Psychiatriepatienten, die an

Bipolarstörungen und Schizophrenie leiden. Mit Ton zu arbeiten, bietet ihnen einen sicheren Raum, in dem sie reden können, erklärt sie. «Wenn die Unterhaltung schwierig wird, kann man sich einfach wieder auf seinen Tonklumpen konzentrieren.»

Sie arbeitet auch als Künstlerin.[30] Bei einer Reihe von Arbeiten sind alte Erinnerungsstücke – Puppen, Kiefernzapfen, Tierschädel – säuberlich in verzierten Rahmen angeordnet. Sie sagt, sie möge die Idee, einstmals kostbare persönliche Schätze, die überflüssig geworden sind, zu retten und ihnen neues Leben und neue Bedeutung einzuhauchen. Sie malt auch, eindringliche Phantasiewelten, darunter auch ein in Schwarz und Blutrot gehaltenes Labyrinth aus Krankenhausbetten und Bogenfenstern, durch das sich die ersten Zeilen von Thomas Hardings Gedicht *The Darkling Thrush* (Die Dunkelnde Drossel) ziehen: «I leant upon a coppice gate / When Frost was spectre-grey, / And Winter's dregs made desolate / The weakening eye of day.» (Ich stützt' mich auf den Zaun im Wald / im Reif gespenstergrau, / als Winters Abschaum, öd und kalt, / bedeckt des Himmels Blau.)

Dieses Gedicht endet natürlich mit dem jubelnden Gesang einer zierlichen Drossel; aus dem dunklen Tod des Winters erschallte ein Symbol «gesegneter Hoffnung».

5

IN TRANCE
Stellen Sie sich ihren Darm als Fluss vor

Ich stehe in einem kleinen Krankenzimmer im Norden von England. Auf dem Bett liegt eine junge Mutter, die sich den Bauch hält. Sie keucht und stöhnt, und sie sieht völlig verängstigt aus.

Emma ist 21 und hat einen kleinen Sohn zu Hause. Sie ist blond und trägt einen silbernen Anhänger um den Hals. In einem Stuhl neben dem Bett sitzt ihre eigene Mutter. Während sie Emmas Arm streichelt, schaut sie den Arzt mit großen blauen, verzweifelten Augen an. Sie schaut aus, als hätte sie wochenlang nicht geschlafen.

Emma drückt eine violette Wärmflasche gegen ihre Seite; die Haut an ihrem Arm ist von der Hitze stark gerötet, aber sie weigert sich, die Wärmflasche loszulassen. Sie stöhnt und verändert bei dem Bestreben, ihre Schmerzen zu lindern, ständig ihre Körperhaltung. Sie versucht, sich auf die Bettkante zu setzen, und beugt sich dann schwer atmend vornüber, während sie ihr Gesicht mit den Händen bedeckt.

«Auaaah», stöhnt sie und schaut dann herüber, um sich zu entschuldigen. «Du meine Güte, sorry, aber es wird immer schlimmer, wirklich unerträglich.» Mit ihren Schmerzen, ihren Krämpfen und ihrer Angst sieht Emma wie eine Frau aus, die in den Wehen liegt. Aber es gibt kein Baby. Und sie fühlt sich jeden Tag so.

○ ○ ○

Wir befinden uns im Wythenshawe Hospital in Manchester, Großbritannien, und das ist nur ein weiterer Morgen in der Klinik des

Facharztes Peter Whorwell. Nach Emma sieht er Fraser, einen Mann Ende 40, bei dem eine kongestive Kardiomyopathie festgestellt wurde, eine Herzerkrankung, die seinen Vater in dessen Vierzigern tötete und nun dazu führen könnte, dass auch Frasers Herz plötzlich versagt.

Aber er ist nicht deshalb hier. Er könne mit dem Herzdefekt klarkommen, sagt er – wenn das Schlimmste passiert, würde er von einem implantierten Defibrillator wiederbelebt werden. Was ihn deprimiert und zur Verzweiflung treibt, ist eine permanente, unkontrollierbare Diarrhö. Fraser zeigt Whorwell ein Foto einer beschmutzten Jeans. Er trug sie auf einer Party und musste dann mit dem Rücken zur Wand warten, bis alle Gäste nach Hause gegangen waren.

Und dann ist da die 38-jährige Gina, die zum ersten Mal in der Klinik ist. «Erzählen Sie mir von Ihrem Problem», fordert Whorwell sie auf, und Gina spricht etwa eine halbe Stunde. Ihre Bauchschmerzen begannen, als sie 18 war, nach der Geburt ihrer Tochter. Zuerst war unklar, ob es sich um ein Magen-Darm-Problem oder um etwas Gynäkologisches handelte. Mit 27 Jahren wurde ihr die Gebärmutter entfernt, und seitdem hat sie mehrere Darmoperationen durchgemacht, doch jedes Mal kehrten die Symptome zurück und waren schlimmer als zuvor. Nun leidet sie unter hartnäckiger Verstopfung. Sie nimmt zehn verschiedene Medikamente, darunter Abführmittel und starke Schmerzmittel, aber nichts löst das Problem. Wenn sie nicht mit Lidocain-Gel und Darmspülungen interveniert, hat sie wochenlang keinen Stuhlgang.

Zudem leidet sie unter starken Rücken- und Schulterschmerzen, Migräne und Magenschmerzen. Wegen der Schmerzen kann sie nicht schlafen und fühlt sich erschöpft. Sie hat eine Vollzeitbeschäftigung und nach der Arbeit keine Energie mehr, etwas anderes zu tun, ist aber entschlossen, für sich selbst zu sorgen, statt zum Sozialamt zu gehen. «Ich möchte meiner Tochter zeigen, dass man für seinen Unterhalt arbeitet.» Dann bittet sie Whorwell ruhig, ihren Dickdarm herauszuschneiden. «Wenn eine Colostomie die Sache in Ordnung bringt, machen Sie es einfach», sagt sie.

Emma, Fraser und Gina leiden alle unter dem Reizdarmsyndrom (RDS), genauso wie Linda Buonanno, die wir in Kapitel 2 getroffen haben. RDS wird häufig als psychisch abgetan, als lästig statt als lebensbedrohlich. Doch ein einziger Morgen in Whorwells Klinik macht klar, dass diese Krankheit den Betroffenen das Leben zur Hölle machen kann.

Rund 10–15 Prozent der Weltbevölkerung leiden unter typischen RDS-Symptomen wie Schmerzen, aufgetriebenem Bauch, Durchfall und Verstopfung. Konventionelle Therapien bringen nicht viel. Ärzte raten, den Lebensstil zu verändern (andere Ernährung, mehr Bewegung), oder verschreiben Medikamente wie Abführmittel, Muskelrelaxanzien und Antidepressiva, aber viele Patienten reagieren darauf nicht. Wie das Chronische Erschöpfungssyndrom ist RDS ein «funktionelles» Syndrom, was nichts anderes bedeutet, als dass die Ärzte bei diagnostischen Tests nichts Auffälliges am Darm finden. Und wie Menschen mit Chronischem Erschöpfungssyndrom haben RDS-Patienten oft das Gefühl, nicht ernst genommen zu werden. «Ich hätte lieber ein gebrochenes Bein. Das würde in sechs Wochen heilen, und dann wäre die ganze Sache vorbei», meint Gina. «Und die Leute könnten sehen, dass ich einen Gips am Bein trage, und wüssten, was mir fehlt. Bei RDS verstehen die Leute das Problem nicht.»

Whorwell, ein weltweit anerkannter Experte für das Reizdarmsyndrom, meint, dass die ungeklärte Ursache dieser Erkrankungen wahrscheinlich die Unzulänglichkeit medizinischer Tests widerspiegelt und man schließlich feststellen wird, dass sie eine biologische Basis hat. Aber derzeit stehen Patienten oft Ärzten gegenüber, sagt er, die den Begriff «funktionell» als versteckte Beleidigung gebrauchen und ihnen zu verstehen geben, sie sollten sich doch einfach zusammennehmen. «Oft haben sie von ihrem Arzt zu hören bekommen, das spiele sich alles nur in ihrem Kopf ab.»[1]

Er ist schlank und elegant in Hemd und Hose gekleidet, und in sein dunkelbraunes Haar mischt sich ein wenig Grau. Seine Sprache ist geschliffen, doch seine Sätze sind gesprenkelt mit Ausdrücken wie «verdammt», «verflucht» – und «Scheiße», was ihm einmal eine Rüge einbrachte, weil sich ein Patient beschwerte. Größtenteils schätzen seine Patienten jedoch offenbar seine direkte Art und seinen Sinn für Humor.

Als Whorwell in den 1980er Jahren seinen Facharzt in Gastroenterologie machte, berührte ihn das Leiden von RDS-Patienten, und er hatte das Gefühl, die medizinische Profession lasse sie im Stich. Die meisten Fachärzte stellten die Diagnose «Reizdarm» und ließen die Patienten damit allein. Whorwell entschloss sich hingegen, ihnen zu helfen. Er hatte gelesen, dass Hypnose ein gutes Mittel zur Muskelentspannung ist, und fragte sich, ob das auch für die Darmmuskulatur gelte. Darum absolvierte er einen Hypnosekurs. Bei seiner Rückkehr probierte er das Gelernte an seiner Sekretärin aus. «Sie rutschte fast vom Stuhl», erinnert er sich. «Ich dachte, verflixt, das ist ein potentes Phänomen.»

○○○

Trancezustände, die an Hypnose erinnern, gibt es wohl schon so lange, wie es Menschen gibt, und sie existieren in traditionellen Kulturen rund um die Welt noch immer. Die Kalahari-Buschleute halten rituelle Heiltänze ab, in deren Verlauf schmerzhafte «kochende Energie» aus ihrem Bauch aufsteigt. Dorfbewohner in Bali verändern durch Trancetänze mit Messern und glühenden Kohlen ihre gesellschaftliche Stellung. Junge Männer in Tibet tanzen zu einem Trommelrhythmus mit Nadeln und Fahrradspeichen in Wangen, Zunge und Rücken – anscheinend ohne Schmerz zu spüren oder aus den Wunden zu bluten. Die moderne Geschichte der Hypnose wird jedoch allgemein auf den Beginn des 18. Jahrhunderts und das Auftreten des österreichischen Arztes Franz Mesmer datiert, ein unglücklicher Beginn, der Hypnose auf ewig als Feind des Rationalismus und der Wissenschaft diskreditierte.

Mesmer postulierte ein mysteriöses Fluidum, den sogenannten «tierischen Magnetismus», der alle Lebewesen durchströmt und sie miteinander verbindet. Er behauptete, Menschen würden krank, wenn dieser Strom blockiert werde, und er könne Leiden aller Art dadurch heilen, dass er diesen magnetischen Strom wiederherstelle. Zunächst benutzte er Magneten, um dieses Fluidum zu manipulieren, doch schließlich schwenkte er nur seine Hände, um es durch den Körper seiner Patienten zu lenken – der Ursprung dieser melodramatischen Handbewegungen, die Bühnenhypnotiseure heute noch einsetzen. Seine Patienten, deren Gebrechen von Lähmung bis Blindheit reichten, wurden in der Regel immer erregter, bevor sie in Krämpfe verfielen oder ohnmächtig wurden. Wenn sie das Bewusstsein wiedererlangten, erklärten sie sich für geheilt.

In Paris sammelte Mesmer bald eine große und ergebene Anhängerschar um sich, und der Mesmerimus galt vor allem in der gehobenen Gesellschaft als der letzte Schrei. Die (vorwiegend weibliche) Klientel saß in großen hölzernen Zubern, gefüllt mit Wasser und Eisenspänen, während der Doktor von der einen zur anderen ging, seine Hände über ihren Körper bewegte und hysterische Anfälle auslöste.

Kaum verwunderlich, dass die Pariser Ärzteschaft Mesmer wegen seiner moralisch zweifelhaften Methoden hasste und alles tat, um ihn zu diskreditieren. 1784 ließ König Ludwig XVI. ein Gremium von Spitzenwissenschaftlern zusammentreten, um Mesmers Technik zu beurteilen.[2] Zu den Mitgliedern gehörten Benjamin Franklin, ein Experte auf dem neu entdeckten Gebiet der Elektrizität, der amerikanische Botschafter am französischen Hof und Antoine Lavoisier, der den Sauerstoff entdeckte und oft als Vater der modernen Chemie bezeichnet wird.

Das hochkarätige Gremium des Königs konnte mit Elektrometer und Kompass keine Spur von Mesmers Magnetfeld entdecken. Es gelang ihnen auch nicht, sich selbst oder jemanden aus dem Publikum zu magnetisieren. Daher entwickelte Lavoisier eine Reihe kluger Experimente, um zu beweisen, dass die Effekte, auf die Mesmer sich berief, Täuschungen waren. Bei einem Test magnetisierte ein Kollege von Mesmer einen einzigen Aprikosenbaum in einem Garten. Dann wurden einem jungen Freiwilligen die Augen verbunden, und der junge Mann wurde aufgefordert, nacheinander eine Reihe Bäume zu umarmen, ohne zu wissen, welcher Baum magnetisiert worden war. Bei jeder Baumumarmung wurde er aufgeregter, bevor er beim vierten Baum schließlich ohnmächtig zusammenbrach. Der Mesmerist hatte jedoch nur den fünften Baum magnetisiert.

«Für das Fluidum gibt es nicht den Hauch eines Beweises», schrieb Franklin in seinem Bericht über Mesmer. «Die Praxis der Magnetisierung ist die Kunst, die Vorstellungskraft stufenweise zu verstärken.»

Die ausgeklügelten Untersuchungstechniken der Kommission lieferte das Modell für die klinischen Studien, die die Basis der modernen Medizin bilden. Wie wir in Kapitel 1 gesehen haben, prüfen Wissenschaftler, ob eine Behandlung wirksam ist, indem sie sie mit einer Scheinbehandlung oder einem Placebo vergleichen, während die Probanden im Dunkeln darüber gelassen («verblindet») werden, was sie erhalten, genau wie der junge Mann im Aprikosenhain. Die Vorgehensweise von Franklin und seinen Kollegen wird allgemein als Pioniertat und Triumph der evidenzbasierten Medizin gepriesen.

Aber so, wie kontrollierte Studien Ärzte dazu gebracht haben, die Macht des Placebo-Effekts zu übersehen, hat die Kommission des Königs vielleicht einen ähnlichen Fehler in der anderen Richtung begangen. Die Männer hatten recht, Mesmers magnetisches Fluidum als Schwindel zu entlarven. Aber ist ihnen, als sie seine Therapie als Unsinn abtaten, weil sie allein auf Suggestion beruhte, vielleicht entgangen, dass diese Therapie tatsächlich die Fähigkeit hat zu heilen?

∘∘∘

Lassen Sie sich fallen und entspannen Sie sich.

Was ich als Erstes bemerke, sind die Postkarten. Sie sind überall, nach grober Schätzung 50 bis 60, mit Bildern von Schmetterlingen, Blumen, Strandszenen, Hunde mit Hüten. Sie bedecken den Schreibtisch, sind auf den Bücherregalen aufgereiht und an die Wand geheftet. Auf der Rückseite finden sich lange, handgeschriebene Botschaften: «Dank Ihnen für alles … Ich möchte Ihnen nur sagen, wie dankbar ich Ihnen bin … es bedeutet einen großen Unterschied für mein Leben.»

Lassen Sie dieses Gefühl der Entspannung sich in Ihrem ganzen Körper ausbreiten.

An den Wänden hängen auch Poster, die den Aufbau des Darms zeigen, und es gibt eine schwere, in Krankenhausgrün gestrichene Tür mit einer Anzeige: «HYPNOTHERAPIE! NICHT STÖREN!» Abgesehen vom Ticken einer Uhr ist es völlig still. Die Sonne blinzelt vom Parkplatz draußen durch die Jalousien.

Lassen Sie es sich ausbreiten durch die kleinen Muskeln in Ihren Füßen und Knöcheln. Lassen Sie es nach oben steigen zu Ihren Knien, Ihren Oberschenkeln, Ihrem Bauch.

Der größte Teil des Zimmers wird von zwei Ledersesseln eingenommen, die einander gegenüberstehen. In dem kleineren von beiden sitzt Pamela Cruickshanks, eine Hypnotherapeutin, die mit Whorwell seit 20 Jahren am Wythenshawe Hospital zusammenarbeitet.

Lassen Sie es hinfließen, wo auch immer es hinfließen will.

Cruikshanks sitzt vorgebeugt, die Arme gefaltet, Notizen auf ihrem Schoß. Ihre Augen sind geschlossen. Mit dunklem, drahtigem Haar, einem Halsband aus quadratischen grünen Steinen und einer Halbbrille sieht sie wie eine Bibliothekarin oder eine fürsorgliche Tante aus. Sie spricht leise, mit einem beruhigenden nordenglischen Akzent, der mich an Karamell erinnert.

Stellen Sie sich vor, dass sich dieses wunderbare Gefühl durch Ihre Schultern ausbreitet. Ihre Arme hinunter in Ihre Hände und Fingerspitzen. Durch Ihren Nacken und Kopf und hinab durch Ihre Gesichtsmuskeln.

Eine Armlänge entfernt, liegt Nicole mit hochgelagerten Füßen auf einem großen Kippsessel. Ihre Augen sind ebenfalls geschlossen, und sie atmet langsam und tief. Die 48-Jährige ist schlank, mit kastanienbraunem Haar, silbernen Ohrsteckern und Lipgloss.

Alles ist bequem und entspannt. Genießen Sie dieses wunderbare Durchströmen.

Vor 14 Jahren arbeitete Nicole als Stewardess und erwartete ihr erstes Kind. Aber ihr Sohn wurde mit einer Lippen-Gaumen-Spalte geboren, dazu kamen Hör- und Sprachprobleme. Dann machte sich der Kindsvater davon, wobei er die gesamten Ersparnisse des Paares mitgehen ließ. Da sie die Miete nicht mehr zahlen konnte, wurde sie obdachlos.

Stellen Sie sich vor, dass Sie völlig entspannt sind, bevor Sie essen. Genießen Sie Ihre Mahlzeit. Essen Sie langsam, kauen Sie gründlich, fühlen Sie sich wohl dabei, wenn Ihre Nahrung hinunter in Ihren Magen gleitet.

Innerhalb weniger Wochen war Nicole plötzlich eine alleinerziehende Mutter ohne Job, ohne Geld, ohne Partner, ohne Obdach und mit einem Kind, das spezielle Anforderungen stellte. Es gelang ihr, für sich und ihren Sohn einen Platz in einer Sozialwohnung zu finden, und sie begleitete ihren Sohn durch mehrere Operationen, während sie auf Zahnarzthelferin umschulte. Sie stand um 5 Uhr morgens auf, um zu lernen, während er schlief, bevor sie ihn zum Kindergarten brachte und zur Arbeit ging.

Ihr Magen schickt kleine Wellen aus, wie Meereswellen an einem wunderschönen, ruhigen Strand. Stellen Sie sich vor, dass Ihr Darm von den Meereswellen lernt.

Aber der Stress wurde schließlich zu viel für sie. Sie fühlte sich krank und hatte ständig Schmerzen, als würden ihre Eingeweide von Rasierklingen zerschnitten. Und ihr Bauch blähte sich stark auf. Natürlicherweise schlank, sah sie aus wie im neunten Monat.

Stellen Sie sich die kleinen Wellen in Ihrem Dünndarm vor, wie sie die Nahrung weiterschieben. Wie Sie die Nahrung in den Körper aufnehmen.

Es dauerte zwölf Jahre, bis Nicole die Diagnose RDS erhielt. Ihr Arzt verschrieb ihr immer mehr Medikamente, und sie wusste nicht, welches Medikament was bewirkte. Aber nichts half gegen die Schmerzen, das Erbrechen oder den ständigen Durchfall. Ein Tiefpunkt war erreicht, als sie mit Atemnot ins Krankenhaus eingeliefert wurde; ihr Blutdruck war so hoch, dass sie als Notfall behandelt werden musste, und ihr Leib so aufgebläht, dass das Notfallteam kaum glauben wollte, dass sie nicht schwanger war.

Alles ist ruhig und angenehm. Sehen Sie, wie das Wasser im Sonnenlicht funkelt.

Nicole kam auf Peter Whorwells Station, und als er meinte, Hypnotherapie könne helfen, war sie mehr als skeptisch. Aber sie war so verzweifelt, dass sie bereit war, alles zu versuchen. Heute ist ihre sechste Sitzung mit Cruickshanks. Die Falten sind aus ihrem Gesicht verschwunden. Sie sieht gelöst aus.

Statt dass Ihr Bauch Sie kontrolliert, kontrollieren Sie Ihren Bauch. Ich bitte Ihr Unbewusstes um Hilfe. Bitte richte es so ein, dass der Darm richtig funktioniert.

Als Cruickshanks zu Ende kommt, holt Nicole tief Luft. Sie kratzt sich, streckt ihre Arme über ihren Kopf und öffnet ihre Augen.

○ ○ ○

Nach der Schlappe vor der königlichen Untersuchungskommission verschwand der Mesmerismus nicht einfach von der Bildfläche. Vielmehr wurde er neu erfunden – und erhielt einen neuen Namen.

Trotz Franklins vernichtendem Bericht praktizierten Mesmeristen bis ins 19. Jahrhundert auch weiterhin in ganz Europa und den USA. Statt in hysterische Krämpfe verfielen ihre Patienten jedoch häufig in schlafähnliche Trancezustände. Das demonstrierten Hypnotiseure in faszinierenden Bühnenshows, wobei sie oft behaupteten, der Trancezustand rufe paranormale Fähigkeiten wach, wie Telepathie oder Hellsehen. Nicht überraschend blieb das medizinische Establishment bei seiner Überzeugung, das Ganze sei ein ausgemachter Schwindel.

Im Jahr 1841 besuchte ein schottischer Arzt namens James Braid eine dieser Shows in der Absicht, sie als Betrug zu entlarven, doch die Untersuchung der mesmerisierten Freiwilligen überzeugte ihn schließlich, dass es hinter der Dramatik etwas gab, das eine genauere Prüfung verdiente. Er kam zu dem Schluss, dass Handbewegungen nicht nötig seien; er konnte Leute einfach dadurch in Trance versetzen, dass er sie aufforderte, ihre Aufmerksamkeit auf ein Objekt wie einen Flaschenverschluss oder eine Kerzenflamme zu richten. Daran war nichts Paranormales, es handelte sich lediglich um ein physisches Phänomen, das sich wissenschaftlich untersuchen ließ. Er bezeichnete das Phänomen als «Neurohypnose», nach Hypnos, dem griechischen Gott des Schlafs.

Hypnose wurde später von Psychotherapeuten wie Sigmund Freud aufgegriffen, der sie in der Frühphase seiner Laufbahn einsetzte, um psychische Probleme aufzudecken und zu lösen, sowie Milton Erickson, der mit dem autoritären Ansatz früherer Hypnotiseure brach. Stattdessen entwickelte er indirekte Methoden der Suggestion, um den Widerstand von Patienten gegen Hypnose zu überwinden, und wiederholte während der Einführung zutreffende Sätze wie «Sie sitzen bequem», um das Vertrauen der Patienten zu gewinnen. Beide Psychotherapeuten vertraten die Ansicht, dass das Unbewusste eine wichtige Rolle für die körperliche Gesundheit spielt.

Der größte Teil der medizinischen Profession blieb jedoch unbeeindruckt. Verbindungen mit hirnrissigen Praktiken wie Reinkarnation, Fälle, in denen Therapeuten ihren Patientinnen unabsichtlich falsche Missbrauchserinnerungen einpflanzten, und die anhaltende Popularität von Bühnenshows – sie alle trugen zum Ruf der Hypnose als zwielichtig und unwissenschaftlich bei.

Ein weiteres Problem ist, dass die Wissenschaft nicht so recht erklären kann, was Hypnose mit dem Gehirn macht. Wie sich herausgestellt hat, ist der Prozess der Hypnose zwar leicht zu beschreiben, aber sehr viel schwerer zu erklären. «Es ist, als betrete man eine Phantasiewelt», meint der Psychiater David Spiegel von der Stanford University und einer der führenden Experten auf dem Gebiet der Hypnotherapie. «Man beurteilt weniger, stellt weniger gegenüber und vergleicht weniger; man befindet sich einfach im Fluss des Erlebens. Was man erlebt, erscheint sehr lebhaft und real.

Man ist nicht hin und her gerissen, ob man etwas tun soll oder nicht, man zählt nicht die Sekunden. Es ist eine mentale Berg-und-Tal-Fahrt, bei der man einfach abwartet und schaut, was passiert.»[3]

Psychologen benutzen im Allgemeinen eine wenig aussagekräftige Definition wie «ein Zustand stark fokussierter Aufmerksamkeit, kombiniert mit einer Aufhebung des peripheren Wachbewusstseins». Unter Hypnose erscheinen Menschen beeinflussbarer als gewöhnlich und empfänglicher gegenüber Verzerrungen der Realität wie falschen Erinnerungen, Gedächtnisverlust (Amnesie) und Halluzinationen. Sie können auch das Gefühl haben, die Kontrolle über ihre bewussten Handlungen zu verlieren. Wenn der Hypnotiseur ihnen beispielsweise suggeriert, ihr Arm werde sich heben, erscheint es ihnen, als bewege sich ihr Arm ohne ihr Zutun.[4]

Häufig werden diese seltsamen Effekte dadurch erklärt, dass sich während der Hypnose verschiedene Teile des Wachbewusstseins voneinander trennen. Das heißt, dass unser unbewusstes Gehirn Suggestionen nachkommen kann, ohne dass unser bewusstes Ich dies weiß. Der Hypnotiseur fordert uns auf, den Arm zu heben, und wir gehorchen, aber es fühlt sich so an, als hebe ihn jemand anders für uns. Wenn wir einen Gedächtnisverlust erleben, registriert unser Unterbewusstsein Ereignisse, die um uns herum geschehen, aber diese Empfindungen dringen nicht bis in unser Wachbewusstsein vor.

Wahrscheinlich bewegen wir uns die ganze Zeit zwischen hypnotischen Zuständen und Wachbewusstsein hin und her. Sind Sie schon einmal von einem Ort zum anderen gefahren und haben bei Ihrer Ankunft festgestellt, dass Sie sich an die Fahrt gar nicht erinnern können? Oder haben Sie sich schon einmal so in ein fesselndes Buch oder einen spannenden Film vertieft, dass Sie nicht gehört haben, als jemand Ihren Namen rief?

Das könnte bedeuten, dass da eigentlich gar nichts Besonderes vor sich geht. Tatsächlich behaupten einige Forscher, so etwas wie Hypnose gebe es gar nicht, und für die Leistungen, die Menschen zeigen, wenn sie angeblich unter Hypnose sehen, gebe es andere Erklärungen, von Gruppendruck und Schauspielerei bis zu einer lebhaften Phantasie. Oder vielleicht ist Hypnose auch nur ein Weg, unsere Erwartungen zu verstärken, dass etwas Bestimmtes passieren wird, wie ein Turbo-Placebo-Effekt. Das würde gut erklären, warum Hypnose so viele Formen annehmen kann, von hysterischen Anfällen über schläfrige Benommenheit bis zu der kochenden Energie der Kalahari-Buschleute. Hypnose ist demnach nichts weiter als eine sich selbst erfüllende Prophezeiung, bei der umgesetzt wird, was auch immer die Leute erwarten.

Aktuelle Brain-Imaging-Studien sprechen jedoch dafür, dass sich unter Hypnose im Gehirn etwas Wichtiges abspielt. *Ein* Beispiel dafür ist das «Glauben ist Sehen»-Experiment, wie Spiegel es nennt.[5] Er zeigte seinen Versuchspersonen eine Reihe von Rastern – einige farbig, andere in Grauabstufungen –, während er ihr Gehirn scannte. Dann (während sie noch immer auf die Raster schauten) erklärte er ihnen, das Farbraster sei schwarz-weiß, das Schwarz-Weiß-Raster hingegen farbig.

Bei Versuchspersonen, die unter Hypnose standen, veränderte sich der Teil des Gehirns, der Farbsignale verarbeitet, als die Probanden Spiegels Ansagen hörten. Die Aktivität des farbverarbeitenden Hirnteils ging zurück, wenn er den Probanden erzählte, ein Farbraster, das sie sahen, sei schwarz-weiß, und sie stieg, wenn er ihnen sagte, ein Schwarz-Weiß-Raster sei farbig. Es war ein entscheidend wichtiges Ergebnis, denn es zeigte, dass die Versuchspersonen nicht nur vorgaben, das Farbraster habe seine Farben verloren (oder umgekehrt), sondern es tatsächlich so sahen. Das passierte nicht bei Menschen, die sich schlecht hypnotisieren ließen, oder bei Versuchspersonen, die angewiesen worden waren, ihre Reaktion vorzutäuschen.

Hypnotisierte Menschen zeigen auch ein anderes Verhalten. Aufgefordert, einen Stuhl nicht zu sehen, der vor ihnen steht, behaupten sie steif und fest, er sei verschwunden. Wenn man sie dann bittet, das Zimmer zu durchqueren, vermeiden sie jedoch, gegen ihn zu stoßen (das passt zu der Vorstellung, dass ihr Unterbewusstsein weiß, dass der Stuhl da ist). Nicht hypnotisierte Versuchspersonen, die aufgefordert werden, den Zustand vorzutäuschen, laufen hingegen in der Regel gegen den Stuhl.

Dank derartiger Studien geben Ärzte inzwischen im Allgemeinen zu, dass Hypnose tief sitzende Denkmuster und Überzeugungen jenseits unseres Bewusstseins erreichen kann. Hypnose wird von den britischen und amerikanischen Ärzteorganisationen BMA bzw. AMA als legitimes medizinisches Verfahren anerkannt, zumindest zur Behandlung psychischer Probleme wie Sucht, Phobien und Essstörungen. Was mich interessiert, ist jedoch, ob hypnotische Suggestion den physischen Körper direkt beeinflussen kann – vor allem in einer Weise, die medizinisch nutzbar ist.

Erinnern Sie sich noch an die Kinderärztin Karen Olness, die Marettes Lupus mit Lebertran und Rosenduft behandelte? Sie ist inzwischen eine renommierte Hypnoseforscherin und war unter anderem für den NIH Council for Complementary and Alternative Medicine tätig. Ihrer Meinung nach hilft uns Hypnose, dieselben unbewussten Teile des Gehirns zu erreichen, wie es konditionierte Reaktionen tun, indem sie das autonome Nervensystem anzapfen, um physische Systeme zu beeinflussen, die gewöhnlich nicht unter bewusster Kontrolle stehen.

Ihre Forschung mit Kindern zeigt, dass sie ihre Durchblutung bewusst steuern können, um die Temperatur ihrer Fingerspitzen zu verändern.[6] Zwar steigt die Temperatur der Fingerspitzen in der Regel, wenn wir entspannt sind, doch «diese Kinder konnten die periphere Temperatur weit über das steigern, was sich allein durch Entspannung erreichen lässt», sagt sie.[7] «Sie schufen verschiedene Bilder in ihrem Kopf. Einer erzählte mir, er stelle sich vor, die Sonne zu berühren.» Olness glaubt, dass mentale Bilder, die so lebhaft sind, wenn wir hypnotisiert werden, entscheidend für die Beeinflussung unseres physischen Körpers sind. Vielleicht aktivieren solche Bilder andere Teile des Gehirns als diejenigen, die mit abstrakten oder rationalen Gedanken verknüpft sind. «Aber wir sind noch weit davon entfernt, darüber Genaueres sagen zu können», gibt sie zu.

Der Befund, dass hypnotische Suggestion Körpertemperatur und Durchblutung beeinflussen kann, ist von anderen Forschern bestätigt worden, darunter Edoardo Casiglia, Kardiologe an der Universität von Padua in Italien. Bei einem Test erklärte er hypnotisierten Probanden, er werde ihnen nun rund einen Viertelliter Blut aus dem Arm abzapfen. Sie reagierten mit einem niedrigeren Blutdruck und kontrahierten Blutgefäßen, genauso, wie es bei einer zweiten Gruppe der Fall war, die tatsächlich Blut spendete.[8] In einem anderen Experiment erklärte er den Versuchsteilnehmern, sie säßen in einem warmen Bad. Daraufhin erweiterten sich die Blutgefäße in ihrem ganzen Körper, als säßen sie wirklich in der Badewanne; als er Freiwilligen erklärte, nur ihr Unterarm bade in warmem Wasser, erweiterten sich auch nur die Blutgefäße im Unterarm.[9]

In einer dritten Studie forderte Casiglia Probanden auf, ihre rechte Hand in einen Eimer mit Eiswasser zu stecken.[10] Das ist eine außerordentlich schmerzhafte Aufgabe, die eine starke Kampf- oder-Flucht-Reaktion auslöst, die einhergeht mit verengten Blutgefäßen, erhöhtem Blutdruck und Herzpochen. Es handelt sich um eine instinktive Reaktion; die konventionelle medizinische Ansicht ist, dass wir sie nicht willentlich unterdrücken können. Die hypnotisierten Versuchspersonen, denen suggeriert wurde, ihr rechter Arm sei schmerzunempfindlich, absolvierten die Aufgabe hingegen ohne irgendwelche physiologischen Symptome.

Casiglia glaubt, solche Effekte könnten, wenn sie besser verstanden würden, eine ganze Reihe potenzieller medizinischer Anwendungen eröffnen. Wir könnten Hypnose einsetzen, um die Durchblutung des Gehirns (zum Schutz vor kognitiven Schäden, wenn wir altern) oder der Extremitäten (gut gegen kalte Hände und Füße) zu steigern oder sogar, um ein Medikament zu einem bestimmten Körperteil zu dirigieren. Momentan ist Letzteres jedoch noch «reine Science-Fiction», gibt Casiglia zu, aber nicht völlig unvorstellbar – er habe kürzlich herausgefunden, dass hypnotisierte Freiwillige die Durchblutung ihres Darms auf Anforderung steigern können.[11]

Laborstudien anderer Teams haben erbracht, dass die hypnotische Aufforderung, sich zu entspannen, eine Reihe von Immunreaktionen beeinflussen kann, die mit Stress einhergehen, und in der Lage ist, Entzündungen zu hemmen, zum Beispiel bei Medizinstudenten, die vor dem Examen stehen.[12] Inzwischen gibt es einige kleinere Studien, die dafür sprechen, dass Hypnotherapie Autoimmunkrankheiten wie Ekzeme (Juckflechte) und Psoriasis (Schuppenflechte) lindern könnte, dass sie die Dauer von Infektionen der oberen Atemwege verkürzen und sogar Warzen eliminieren kann.[13] Die Ergebnisse sind jedoch gemischt. Je nach Studie werden häufig andere Aspekte des Immunsystems gemessen, und bisher ergibt sich noch kein zusammenhängendes Bild. Wie bei der Hypnoseforschung insgesamt kommen Meta-Analysen allgemein zu dem Ergebnis, es gebe zu wenige hochqualifizierte Studien, um belastbare Schlüsse über den Nutzen von Hypnose zu ziehen oder darüber, welche Techniken am besten wirken. Für jemand Außenstehenden wie mich ist es eine frustrierende Erfahrung, sich durch die Daten zu kämpfen; obwohl hier und da ein aufregendes Potenzial zu spüren ist, ist es ein Gebiet, das sich überwiegend schwammig und undurchsichtig anfühlt.

Und dann ist da noch die Hypnotherapie für das Reizdarmsyndrom.

○ ○ ○

Während viele Hypnotherapeuten sich mit der Kindheit ihrer Klienten oder deren psychologischen Blockaden beschäftigen, ging es Whorwell nicht um die persönlichen Probleme seiner Patienten.

Ziel seiner Intervention war, was er als die Wurzel ihres Elends ansah: der Darm.

Gehirn und Darm sind eng miteinander verflochten, erklärt er mir. Ständig kommunizieren sie in beiden Richtungen miteinander, und zwar sowohl über die fest verdrahteten Verbindungen des autonomen Nervensystems als auch über Hormone, die im Blutstrom kreisen. Signale über das, was im Darm passiert, laufen zum Gehirn, das dann in Antwort auf diese Information die Darmfunktion moduliert – gewöhnlich, ohne dass wir uns dessen gewahr werden.

So sagen uns Signale vom Magen beispielsweise, wann wir hungrig sind und essen müssen, wenn wir satt sind und Magensäure sezernieren oder die Darmdurchblutung steigern müssen, oder wenn wir etwas Giftiges gegessen haben und uns übergeben müssen. Am anderen Ende des Prozesses signalisieren uns Dickdarm und Enddarm, dass wir Stuhl absetzen müssen. Wir können diesem Drang dann entweder folgen oder ihn bis zu einem besser passenden Zeitpunkt unterdrücken.

Die meisten von uns haben wohl schon erlebt, wie unser Gemütszustand die Darmfunktion beeinflussen kann. Wenn wir uns mit den sanitären Einrichtungen nicht wohlfühlen, kann es sein, dass wir tagelang nicht aufs Klo gehen, während Nervosität das Gegenteil bewirken kann. «Das ist evolutionär durchaus von Vorteil», meint Whorwell. «Wenn man durch die Savanne streift und jemand versucht, einen zu fressen, ist es gut, seinen Darm rasch zu entleeren, sodass sich die Durchblutung des Darms verringert. Dann kann das ganze Blut den Muskeln zugutekommen, und man kann die Beine in die Hand nehmen.»

Bei RDS-Patienten ist die Kommunikation zwischen Gehirn und Darm jedoch völlig aus den Fugen geraten. Chronischer Stress, beispielsweise, kann zu anhaltender Diarrhö, Übergeben oder schmerzhaften Darmkrämpfen führen. Das kann einen Teufelskreis in Gang setzen, bei dem sich die Betroffenen wegen ihrer Symptome sorgen und damit das Problem verschlimmern. «Erst kommt der Schmerz, und dann kommt die Angst», sagt Emma, die 21-Jährige, die Whorwells Klinik zusammen mit ihrer Mutter aufgesucht hat. «Ich weiß, wie die Sache funktioniert, aber ich kann den Kreis einfach nicht durchbrechen.»

Nach seinem Training in Hypnotherapie glaubte Whorwell, dass diese Technik vielleicht diesen Stress und diese Ängste reduzieren und Patienten helfen könnte, auf Signale vom Darm nicht überzureagieren. Doch er hofft auch, die Darmfunktion direkt zu beeinflussen. Zu diesem Zweck erklärte er Patienten genau, wie der Darm arbeitet, und forderte sie dann unter Hypnose auf, sich einen ruhigeren, problemlosen Verdauungsprozess vorzustellen, den sie kontrollieren können. Eine populäre Methode war, sich den Darm als Fluss vorzustellen. Jemand mit Verstopfung mochte einen tosenden Wasserfall vor seinen inneren Augen heraufbeschwören, jemand mit Durchfall eher Boote, die sich langsam durch einen Kanal bewegen.

Um diesen Streifzug in die Hypnotherapie mit intakter Reputation zu überstehen, würde er, das wusste Whorwell, seine Ergebnisse in robusten wissenschaftlichen Studien dokumentieren müssen. Die erste derartige Studie publizierte er 1984. Es war eine randomisierte Studie mit 30 Patienten, die an zwölf wöchentlichen Sitzungen mit Darm-fokussierter Hypnotherapie oder mit Psychotherapie (in der unter anderem über Stress und emotionale Probleme gesprochen wurde, die möglicherweise zu ihren Symptomen beitrugen) teilnahmen.[14] Bei den Studienteilnehmern handelte es sich um verzweifelte Patienten, die seit Jahren unter schwerem RDS litten und denen konventionelle Therapien nichts gebracht hatten. Whorwell bat sie, ihre Darmfunktion auf einer 21-Punkte-Skala zu bewerten, wobei eine höhere Punktzahl schwerwiegendere Symptome anzeigte. Die Psychotherapie-Gruppe startete mit einer durchschnittlichen Punktzahl von 13, an der sich drei Monate später nichts geändert hatte. Die Hypnotherapie-Gruppe startete die Studie mit 17 und beendete sie mit 1.

An dieser Stelle wurde aus einem vorläufigen Experiment eine lebenslange Berufung. Entschlossen, die Hypnose aus ihrem Nischendasein zu holen, hat Whorwell seitdem eine engagierte Hypnotherapie-Abteilung am Wythenshawe Hospital eingerichtet, in der inzwischen sechs Therapeuten arbeiten, und kann eine eindrucksvolle Menge an Befunden vorlegen, die für seine Methode sprechen.

Darmfokussierte Hypnotherapie hilft nicht jedem. Emma, beispielsweise, hat die Hypno-Sitzungen absolviert und leidet noch immer schrecklich. Aber im Verlauf von zahlreichen Studien und Überprüfungen konnte Whorwell zeigen, dass Hypnotherapie 70 bis 80 Prozent der Patienten hilft, denen keine andere Behandlung helfen konnte.[15] Andere Symptome, wie Kopfschmerzen und Erschöpfung, verschwinden ebenso wie solche, die mit dem Darm in Beziehung stehen, und nach der Hypnotherapie gehen die Patienten seltener zum Arzt – nicht nur wegen ihres RDS, sondern überhaupt. Kleine Studien sprechen dafür, dass dieser Ansatz auch bei anderen gastrointestinalen Störungen hilfreich ist, darunter funktioneller Dyspepsie und nichtkardialen Brustschmerzen,[16] und dies könnte sogar für Patienten mit schwereren Autoimmunstörungen wie Morbus Crohn und Colitis ulcerosa gelten, bei denen das Immunsystem die Darmschleimhaut attackiert.[17]

Zumindest bei RDS ist der Nutzen offenbar langfristig – als Whorwell den Zustand von mehr als 200 RDS-Patienten, die auf Hypnotherapie reagiert hatten, über bis zu fünf Jahre nachverfolgte, ging es 81 Prozent gut, und bei den meisten setzte sich der Erholungsprozess fort.[18] Diese anhaltende Wirkung und die Tatsache, dass sich in Studien der Zustand von Patienten, die Hypnotherapie erhalten, signifikant stärker verbessert als in Kontrollgruppen, spricht dafür, dass die Therapie nicht einfach als Placebo wirkt.

Auch wenn es bei RDS-Patienten dramatische Placebo-Effekte gibt, wie wir in Kapitel 2 gesehen haben, sind diese oft nicht von

Dauer. Wenn sich seine Patienten einer Operation unterziehen, stellt Whorwell beispielsweise fest, geht es ihnen anschließend oft besser, doch dann kommt es zu einem Rückfall. Im Gegensatz dazu glaubt er, dass Hypnotherapie dazu beiträgt, das Denkmuster der Patienten über ihren Darm zu verändern und so die Symptome zu reduzieren. Er gibt den Patienten CDs ihrer Sitzungen, sodass sie zu Hause so lange weiterüben können wie nötig.

Whorwells Studien zeigen zudem, dass die Therapie mehr bewirkt als nur eine Senkung des Stressniveaus. Bei RDS-Patienten reagiert die Darmschleimhaut überempfindlich auf Schmerz; das lässt sich messen, indem man einen Ballon in den Po einer Person schiebt und ihn aufpumpt, bis die Person sagt, nun tue es weh. Gesunde Menschen verspüren bei einem Druck von rund 40 mm Hg Schmerzen, RDS-Patienten ertragen in der Regel nicht einmal die Hälfte dieses Drucks ohne Schmerzen. Hypnotherapie kann diese Überempfindlichkeit offenbar korrigieren. Als Whorwell seine Patienten nach einem Behandlungsgang testete, lagen ihre Werte im Normalbereich.[19]

Und was ganz entscheidend ist: Wenn Patienten unter Hypnose sind, können sie die Geschwindigkeit beeinflussen, mit der ihr Magen seinen Inhalt in den Dünndarm entleert (gemessen mit Hilfe von Echtzeit-Ultraschallaufnahmen),[20] ebenso die Rate, mit der sich ihr Dickdarm (Colon) kontrahiert.[21] Wie bei Olness' und Casiglias Durchblutungsexperimenten sind dies Dinge, die sich willentlich eigentlich nicht beeinflussen lassen sollten.

«Man kann nicht einfach nur dasitzen und dem Patienten sagen ‹Sie müssen Ihre Muskeln entspannen›», meint Whorwell. «In diesem hyperbeeinflussbaren Zustand sind die Leute offenbar in der Lage, mit ihrem Körper Dinge zu tun, die sie in bewusstem Zustand nicht unbedingt anstellen können.»

○ ○ ○

In Cruickshanks' mit Postkarten ausgekleidetem Büro frage ich die frühere Flugbegleiterin Nicole, wie sie sich unter Hypnose gefühlt habe. Als ob sie schwebe, antwortet sie. «Wenn Pam spricht, visualisiere ich warmes, türkisgrünes Wasser. Wohltuendes Sonnenschein-Ferienwasser. Ich fühle mich, als würde ich von innen heraus lächeln.»

Und hilft ihr die Hypnotherapie? Sie hatte zunächst ihre Schwierigkeiten damit, meint sie. Aber seit letzter Woche … sie macht eine Pause, sieht uns beide an, die Augen leuchtend, als sei sie im Begriff, uns ein aufregendes Geheimnis mitzuteilen.

«Ein Wunder ist geschehen», sagt sie. «Die Magenblähung reichte bis zu meinen Brüsten. Ich hatte ständig Schmerzen. Nun habe ich keinen Blähbauch mehr. Ich brauche keine Schmerzmittel.» Sie wendet sich Pam zu, am Rand eines Tränenausbruchs. «Ich würde Sie gern küssen! Ich habe so lange gelitten. Dass ich sagen kann, ich habe eine ganze Woche lang keine Schmerzen gehabt, ist einfach wundervoll!»

Bevor Nicole geht, fragt Cruickshanks sie, wie ihre Woche war. «Ich habe wieder Krebs», meint sie ruhig. Es handelt sich um einen Tumor auf ihrem Rücken, der behandelt wurde und nun zurückgekehrt ist. «Das tut mir sehr leid», sage ich, aber Nicole schüttelt den Kopf. «Er wurde früh entdeckt», meint sie. «Ich komme damit zurecht.» Dann weist sie auf ihren Magen. «Das ist das Schlimmste. Das ist das schmerzhafteste, seelenzerstörendste Ding, das man sich vorstellen kann.»

Als sie aufsteht, um zu gehen, umarmt sie Cruickshanks heftig. Bald wird eine weitere Dankeschön-Karte an der Wand hängen.

○ ○ ○

Nach meinem Besuch in der Hypnotherapie-Abteilung kehre ich in Peter Whorwells Büro zurück, und er betont, dass es bei RDS nicht nur um Stress und Angst geht. Auch andere Faktoren, wie genetische Disposition, Ernährung, Darmbakterien, die Art und Weise, wie das Gehirn Schmerz verarbeitet, und natürlich der Darm selbst sind von Bedeutung.

Jeder Patient verfügt über eine andere Kombination dieser Faktoren, erklärt er. In manchen Fällen, wie bei Emmas Schmerzen oder Nicoles Magenblähung, spielt Psychologie offenbar eine wichtige Rolle. Bei anderen, wie Ginas Verstopfung, sind psychologische Faktoren möglicherweise völlig unwesentlich. Whorwell nimmt an, dass Ginas Probleme vor allem mit den wiederholten chirurgischen Eingriffen im Bauchraum zu tun haben, die die für die Darmfunktion nötigen Nerven schädigen können. Ihr wurden nicht nur Gebärmutter und Gallenblase entfernt, sondern «sie wurde mehrmals am unteren Ende operiert», meint er. «Kein Wunder, dass es nicht richtig funktioniert.»

Darum besteht er darauf, dass Hypnotherapie stets zusammen mit konventionellen Behandlungsansätzen eingesetzt wird. Auch wenn die Hypnotherapie Gina vielleicht helfen kann, den Stress besser zu bewältigen, der mit ihren Symptomen einhergeht, hat Whorwell darüber hinaus starke Muskelrelaxanzien und Abführmittel empfohlen, und wenn das nicht hilft, einen künstlichen Darmausgang (Kolostomie).

Es erstaunt mich, wie viele Patienten, die an Whorwell überwiesen werden, einen bauchchirurgischen Eingriff hinter sich haben – mindestens sieben der zehn Patienten, die ich an diesem Tag gesehen habe. Solche Eingriffe spielen eine große Rolle bei RDS, bestätigt er. Wenn der Darm im Verlauf der Operation bewegt oder gestört wird, kann er sensitiviert werden und beginnen, verstärkte Schmerzsignale ans Gehirn zu senden. Nur allzu oft wird dadurch RDS ausgelöst. In anderen Fällen operieren Gastroenterologen in der Hoffnung, die Symptome der Patienten zu lindern, nur um zu finden, dass sie sich letztlich verschlimmern.

«Chirurgen sind darauf programmiert zu operieren», sagt Whorwell. «Und in vielen Fällen grenzen ihre Erfolge ans Wunderbare. Wenn Sie an Appendizitis [Blinddarmentzündung], Cholecystitis [Gallenblasenentzündung] oder an einer Darmperforation leiden, retten sie Ihr Leben.» Aber wenn jemand über Bauchschmerzen klagt, besteht ihre Standardreaktion darin, etwas zu entfernen. Leider verschärft dies das Problem nicht selten. «Es geschieht in bester Absicht», meint Whorwell. «Aber wenn man den Darm einmal strukturell verändert hat, sodass Narben und Verklebungen blieben, lässt sich das nicht mehr weghypnotisieren.»

Das erinnert mich an das Dilemma, vor dem Patienten mit Chronischem Erschöpfungssyndrom stehen, die sich entscheiden sollen, ob sie CFS als unheilbare biologische Krankheit oder als psychologische Erfindung ansehen wollen. Sind RDS-Patienten ebenfalls gefangen zwischen den beiden Extremen von Körper und Geist, frage ich Whorwell. Einige werden behandelt, als sei RDS ein rein körperliches Problem, und an Chirurgen überwiesen, die ihren Darm Stück für Stück herausschneiden, während andere zu hören bekommen, dass ihr Problem allein in ihrem Kopf liege – wenn doch das, was sie wirklich brauchen, ein Ansatz ist, der Körper und Geist gleichzeitig behandelt?

Whorwell schaut mich einen Moment an. «Ganz genau!», sagt er.

○○○

Bei all dem, was er erreicht hat, könnte man meinen, dass Whorwell mit der Wahl seiner Laufbahn sehr zufrieden ist. Er hat eine höchst effiziente Therapie entwickelt und Tausenden von Patienten geholfen, die von anderen Ärzten schon aufgegeben worden waren. Teams rund um die Welt führen randomisierte, kontrollierte Studien zur darmfokussierten Hypnotherapie durch, ebenfalls mit positiven – wenn auch nicht immer ganz so dramatischen – Ergebnissen,[22] und ein aktueller systematischer Übersichtsartikel kommt zu dem Schluss, dass die Behandlung effizient und der Erfolg von Dauer ist.[23]

Aufgrund der Befundlage empfiehlt das britische National Institute for Health and Care Excellence (NICE), das medizinischen Behandlungen zustimmen muss, bevor sie im Gesundheitssystem (National Health Service, NHS) eingesetzt werden dürfen, nun Hypnotherapie für RDS-Patienten, wenn konventionelle Methoden versagt haben. Damit gehört Hypnotherapie zu den wenigen komplementären Therapien, die von NICE unterstützt werden; zudem ist es die einzige Hypnotherapie-Empfehlung für eine physische Erkrankung.

Aber Whorwell wirkt nicht glücklich, sondern ziemlich enttäuscht. Denn trotz all der Studien und der NICE-Empfehlung weigern sich viele der Verwaltungsbehörden, die für die Finanzierung von Behandlungen in Großbritannien zuständig sind, noch immer, Hypnotherapie zu unterstützen. Und auf der NHS-Webseite erfahren Patienten, dass die Studien über Hypnotherapie und RDS «keine überzeugenden Belege für deren Wirksamkeit liefern».[24]

Whorwell zufolge ist *ein* Problem, dass Hypnotherapie nicht in das strenge Studiendesign passt, das für die Testung von Medikamenten entwickelt wurde. Bevor Anhänger der evidenzbasierten Medizin eine bestimmte Therapie empfehlen, halten sie nach Doppelblindstudien Ausschau, bei der weder Patienten noch Ärzte wissen, wer die echte Behandlung und wer die Placebo-Behandlung erhält. Das ist bei der Testung von Medikamenten durchaus sinnvoll, um auszuschließen, dass sie nicht einfach einen Placebo-Effekt auslösen.

Aber man kann niemanden hypnotisieren – bzw. niemand kann hypnotisiert werden –, ohne es zu wissen. Daher kann es sein, dass die Gutachter oder Geldgeber sich die Daten über Hypnotherapie für RDS anschauen, feststellen, dass es keine Doppelblindstudien gibt, und zu dem Schluss kommen, dass die Befunde nichts taugen.

«Das ist Unsinn», erklärt Whorwell. Und während es sinnvoll ist, Patienten bei Medikamentenstudien zu verblinden, um die chemische Wirkung des Medikaments von psychologischen Effekten zu trennen, geht es beim Testen von Therapien wie Hypnose, bei denen die Überzeugungen und Erwartungen der Patienten ein integraler Bestandteil der Wirkung sind, am Thema vorbei.

Whorwell ist der Meinung, Gutachter sollten bereit sein, Befunde aus einer größeren Bandbreite von Studienentwürfen zu akzeptieren, die geeignet sind, eine Körper-Geist-Therapie zu testen, dem Goldstandard aber dennoch möglichst nahe kommen. Beispielsweise können Forscher eine Einzelblindstudie durchführen, bei der Hypnotherapie gegen eine geeignete Kontrollgruppe getestet wird und die Symptome der Patienten von einem Forscher, der nicht weiß, welche Behandlung der Patient erhalten hat, unabhängig bewertet werden.

Der Epidemiologe und Wissenschaftsphilosoph Jeremy Howick vom Center for Evidence-Based Medicine in Oxford stimmt zu, dass es bei Körper-Geist-Therapien (auch Body-Mind-Theorien genannt) schwierig bis unmöglich sein kann, Doppelblindstudien durchzuführen, weist aber darauf hin, dass dies auch auf einige konventionelle Therapien zutrifft, wie Chirurgie oder Physiotherapie. Er hält es in solchen Fällen für sinnvoll, die Placebo-Gruppe völlig zu vergessen und die Therapie stattdessen mit anderen Behandlungsformen zu vergleichen, die bekanntermaßen wirksam sind. «Wenn Sie ein gesundheitliches Problem haben, wollen Sie wissen: ‹Was ist die beste Behandlungsalternative?›», erklärt er. «Das ist es, was Patienten interessiert.»[25]

Ein tiefer liegendes Problem ist vielleicht, dass Hypnotherapie in den meisten wissenschaftlichen und medizinischen Kreisen höchst unpopulär ist und noch immer im Ruf der Quacksalberei steht. Die Anhänger klagen, es gebe selbst im Vergleich zu anderen Body-Mind-Theorien wie Meditation[26] kaum Gelder für die Erforschung von Hypnose und nur wenig Interesse daran, zu untersuchen, wie sie Patienten helfen könnte. «Die Mehrheit der im Gesundheitswesen Tätigen glaubt einfach nicht, dass sie nötig oder wichtig ist», bedauert Karen Olness.

Im Lauf der Jahre hat Whorwell versucht, erzählt er, mit anderen Abteilungen am Wythenshawe zusammenzuarbeiten, um zu schauen, ob sich sein Hypnotherapiemodell über gastrointestinale Störungen hinaus anwenden lässt. Er sprach das Atmungsteam an, weil er meinte, Hypnotherapie könne Asthmapatienten helfen, und Dermatologen, weil sich viele Hautprobleme, wie Ekzeme und Psoriasis, bei Stress verschlimmern. Beide Abteilungen lehnten ab. Dann rief er den Leiter eines nahegelegenen Krebskrankenhauses an und deutete an, dass Hypnotherapie den Patienten dort helfen könnte, besser mit den Schmerzen und Ängsten umzugehen, die mit ihrer Erkrankung einhergehen. «Er antwortete: ‹Ich glaube nicht, dass das, was Sie tun, irgendeinem unserer Patienten helfen könnte.›»

«Die Vorurteile gegen Hypnose sind enorm», stellt Whorwell fest. «Die Medizin ist schrecklich technisch geworden. Wir sind verheiratet mit Medikamenten, Scans, all diesem Hightech-Zeug. Man kann sich nicht vorstellen, dass etwas so Einfaches und Triviales wie Hypnose etwas Gutes bringt.» Sich auf Hypnomedizin einzulassen, würde erfordern, nicht nur neu über Studienplanung nachzudenken, meint er, sondern auch über unser Verständnis von Medizin. «Das Standardmodell der medizinischen Behandlung ist, die Krankengeschichte aufzunehmen, dem Patienten eine Pille zu geben, ihn fortzuschicken, und wenn die Pille nicht funktioniert, ihm eine andere zu geben, und so weiter. Dies ist ein anderes Modell, bei dem Sie Ihren Rezeptblock, Ihren Schreibtisch, einfach alles wegwerfen, und Sie sind es, der dafür sorgt, dass es ihnen bessergeht oder nicht.»

Whorwell hat gerade ein Audit mit weiteren tausend Patienten veröffentlicht, die mit der darmfokussierten Hypnotherapie behandelt wurden.[27] Er spult die Statistik ab: 76 Prozent mit einer klinisch signifikanten Verringerung der Symptome, 83 Prozent der Responder nach einem bis fünf Jahren noch immer gesund, 59 Prozent brauchen keine Medikamente mehr, 41 Prozent brauchen weniger als zuvor, 79 Prozent gehen seltener oder gar nicht mehr zum Arzt. Er wird jedoch bald in den Ruhestand gehen und plant keine weiteren Studien mehr. «Ich denke, wir haben die Sache wahrscheinlich inzwischen vergeigt», befürchtet er.

«Wir haben eine Menge guter Forschungsergebnisse produziert, unbestreitbare Befunde vorgelegt. Aber wir liegen in ständigem Clinch mit den Leuten, die die Behandlung finanzieren. Sie sagen stets, es gebe nicht genügend Belege. Was wollen sie denn noch an Belegen?»

Vielleicht hat er recht, und die Barrieren für die Akzeptanz der Therapie mit ihrer bunten Geschichte sind einfach zu hoch. Aber jenseits des Atlantiks wird Hypnose wieder einmal neu erfunden.

6

SCHMERZ ÜBERDENKEN
Im Eiscanyon

Ich treibe langsam einen schimmernden Eiscanyon hinunter. Die Wände sind völlig glatt, und darunter verläuft ein blaues Band aus Wasser. Auf den Eisschollen rechts und links von mir hocken Pinguine, die mit ihren Flügeln winken, und Schneemänner mit einem Lächeln aus Kohle. Ich bewerfe sie mit Schneebällen, und wenn ich sie treffe, zerplatzen sie in einem Gestöber aus dreieckigen Bruchstücken, und ihre lächelnden Gesichter bleiben einen Moment in der Luft stehen wie eine Reihe gefrorener Cheshire-Katzen. Im Hintergrund singt Paul Simon «You can call me Al».

Ich schaue nach oben in herabrieselnde Schneeflocken und einen dunklen Himmel, hinunter ins Wasser, dann drehe ich mich um. Aber die meiste Zeit lasse ich mich einfach vorwärtstreiben. Ich halte nach Eisbrücken Ausschau, einige mit schimmernden Iglus. Die Schneemänner beginnen, mich ebenfalls mit Schneebällen zu bewerfen; daher höre ich nach einer Weile auf zu versuchen, die Schneemänner zu treffen, und ziele stattdessen auf ihre Wurfgeschosse, sodass es mitten in der Luft zu höchst zufriedenstellenden Kollisionen kommt.

Als ich um eine Kurve gleite, sehe ich eine Familie von Wollmammuts mit riesigen, gekrümmten Stoßzähnen, die knietief im Wasser unter mir stehen. Ich bewerfe einen der Riesen mit einem Schneeball, und er trompetet. Dann erscheinen einige Fliegende Fische, silberblau, und hinterlassen Schneeflockenspuren, während sie flussabwärts segeln.

Während ich den Canyon hinabgleite, wird mir vage bewusst,

dass etwas mit meinem Fuß geschieht. Da ist ein Prickeln, dann etwas, das, wenn ich darüber nachdächte, ein brennender Schmerz sein könnte. Aber das findet in einer anderen Welt statt, ohne Bedeutung in diesem magischen Canyon, und ich kann mich jetzt nicht damit abgeben, mich drauf zu konzentrieren. Mich interessiert mehr, ob ich diese Mammuts zur Explosion bringen kann.

○○○

Im Jahr 2008 wurde Lieutenant Sam Brown in seinen ersten Einsatz nach Kandahar in Afghanistan geschickt. In der Abenddämmerung seines letzten Einsatztages kam ein Anruf von einem benachbarten Zug, in dem es hieß, die Männer seien in einen Hinterhalt geraten. Brown führte seine Männer durch die Wüste, um seinen Kameraden zur Hilfe zu kommen, aber auf dem Weg dorthin geriet sein Geländewagen auf eine Bombe am Straßenrand.[1]

Als das gepanzerte Fahrzeug in die Luft gehoben wurde, sah er einen grellen Blitz; Sekunden später war der Wagen ein zerfetztes Wrack. Er erinnert sich nicht daran, wie er hinauskam, aber sein Körper brannte. Er glaubte, er werde in dem Bombenkrater verbrennen, doch dank der Hilfe seiner Schützen erstickte er die Flammen mit Sand. Bis es ihnen gelang, das Feuer zu löschen, waren die Ärmel seiner Uniform verbrannt, ebenso die Haut an Körper, Gesicht und Händen. Das Fleisch darunter war wund und rot oder schwarz und verbrannt.

Brown wurde schließlich per Flugzeug in das Brooke Army Medical Center in San Antonio, Texas, gebracht. Er hatte an einem großen Teil seines Körpers Verbrennungen dritten Grades erlitten, das heißt, sämtliche Schichten der Haut waren verbrannt. Die Ärzte mussten ihn wochenlang sedieren, während sie Haut von seinem Rücken und seinen Schultern nahmen, um die schlimmsten Stellen zu bedecken. Anschließend wurde er aufgeweckt. Weitere

Operationen waren nötig, darunter die Amputation seines linken Zeigefingers. Am schlimmsten waren jedoch die täglichen Sitzungen, bei denen Krankenschwestern totes Gewebe von seinen noch unverheilten Wunden schrubbten. Es war, als stünde er wieder am ganzen Körper in Flammen.

Später, als seine Wunden zu heilen begannen, brauchte er täglich Physiotherapie, die sich als noch schmerzhafter erweisen sollte. Bei Wunden, die so ausgedehnt sind wie in Browns Fall, neigt das Narbengewebe dazu, sich zu verdicken und zusammenzuziehen. Um sicherzustellen, dass er sich nach Heilung seiner Verbrennungen frei bewegen konnte, musste sein Physiotherapeut Browns Körper und Extremitäten über ihr Limit hinaus beanspruchen und das sich bildende Narbengewebe ständig dehnen und strecken.

In den Vereinigten Staaten suchen jedes Jahr überschlägig 700 000 Menschen die Notfallambulanz auf, um Verbrennungen behandeln zu lassen, von denen 45 000 ins Krankenhaus müssen.[2] Um ihnen durch die sehr belastende Zeit der Wundversorgung und der Physiotherapiesitzungen hindurchzuhelfen, erhalten sie Opiate, und zwar in den höchsten Dosen, die in der Medizin eingesetzt werden. Die Menge, die Ärzte verschreiben können, wird jedoch durch die Nebenwirkungen begrenzt – von Juckreiz und Harnverhalt bis zu Bewusstlosigkeit und Tod. Bei der höchsten sicheren Dosis leiden viele Patienten noch immer unter schrecklichen Schmerzen. Und die Einnahme von Opiaten über Monate kann zu Sucht führen.

Brown versuchte verzweifelt, die Dosis zu reduzieren, die er nahm. Er fand die Physiotherapie so unerträglich, dass ihm sein vorgesetzter Offizier manchmal befehlen musste, weiterzumachen. Dann wurde er gefragt, ob er an einer zukunftsweisenden Forschungsstudie teilnehmen wolle.

○ ○ ○

Im Gesundheitswesen herrscht kein Mangel an Schmerzmitteln. Wir haben verschreibungsfreie Medikamente wie Aspirin und Ibuprofen, starke Narkotika wie Morphin und Codein, Sedativa wie Ketamin. Antidepressiva, Antikonvulsiva und Corticosteroide können alle zur Schmerzlinderung eingesetzt werden. Ärzte können einen kleinen Teil der Haut oder eine ganze Körperregion betäuben oder einen Patienten unter Vollnarkose setzen. Leider heißt all das nicht, dass wir den Schmerz medizinisch besiegt haben. Nicht einmal annäherungsweise.

Schmerz ist besonders ein Problem für Menschen, die sich medizinischen Eingriffen und Behandlungen unterziehen müssen, bei denen sie wach sein müssen – Beispiele sind die Wundversorgung bei Patient mit Verbrennungen wie Brown oder Schlüssellochoperationen, die zunehmend anstelle offener Operationen eingesetzt werden, sei es bei Biopsien, diagnostischen Tests, dem Einsetzen medizinischer Geräte oder der Zerstörung von Tumoren. Wie Browns Fall zeigt, reichen Schmerzmedikamente allein oft nicht aus, und selbst mit Analgetika vollgestopfte Patienten leiden noch immer unter schrecklichen Schmerzen.

Es gibt Millionen Menschen mit chronischen Schmerzen; Ursache können Krankheiten von Arthritis bis Fibromyalgie sein. In den letzten Jahrzehnten hat es einen starken Anstieg der Menge an opioiden Medikamenten wie Oxycontin gegeben – künstliche Äquivalente der Endorphine, die eine wichtige Rolle für den Placebo-Effekt spielen –, die bei solchen Leiden verschrieben wurden. Diese Medikamente wurden früher buchstäblich als letztes Mittel eingesetzt und nur in schweren Fällen verordnet, wie bei Krebs im Endstadium. Inzwischen werden sie jedoch routinemäßig Patienten mit leichten bis mäßigen Schmerzen verschrieben, die sie schließlich vielleicht monate- oder gar jahrelang nehmen.

Das Problem ist, dass diese künstlichen Versionen anders als natürliche Endorphine im Gehirn die hirneigenen Opioidrezeptoren überschwemmen. Als Reaktion darauf reagieren die Rezeptoren immer weniger empfindlich auf das Medikament. Wir entwickeln eine Toleranz und brauchen, um dieselbe Wirkung zu erzielen, immer höhere Dosen. Das bedeutet auch, dass diese Medikamente sehr stark abhängig machen. Ihr Absetzen führt zu schrecklichen Entzugserscheinungen, darunter Angstgefühle und eine Überempfindlichkeit gegenüber Schmerzen, denn ihre desensibilisierten Rezeptoren reagieren nicht mehr so auf natürliche Endorphine, wie sie sollten.

Die Zunahme an Opioid-Verschreibungen hat zu einer Welle von Abhängigkeiten und tödlichen Überdosierungen geführt, die als «eine der großen, sich entfaltenden Tragödien unserer Zeit» bezeichnet worden ist.[3] Das ist vor allem ein Problem in den Vereinigten Staaten, wo 3 Prozent der Weltbevölkerung leben, aber 80 Prozent der weltweit verschriebenen opioiden Schmerzmittel konsumiert werden.[4] Seit 2012 sterben jedes Jahr 15 000 Amerikaner an einer Überdosis verschreibungspflichtiger Medikamente, mehr als an Heroin und Kokain zusammen.[5] Im Jahr 2013 bezeichneten die US Centers for Disease Control and Prevention (CDC) Schmerzmittelabhängigkeit als die schlimmste Drogenepidemie in der amerikanischen Geschichte.[6]

Das wirft die Frage auf, ob wir den Schmerz vielleicht ganz falsch angehen. Statt immer höhere Dosen abhängig machender Schmerzmittel zu verschreiben, behaupten einige Forscher, es gebe einen anderen Weg. Sie nutzen die Macht der Vorstellungskraft, um den Medikamentenverbrauch zu reduzieren und Schmerzen zu lindern.

○ ○ ○

Als ich ins experimentelle Schmerzlabor des University of Washington Medical Center in Seattle komme, werde ich von Forschungsassistentin Christine Hoffer begrüßt. Sie bittet mich, meinen rechten Schuh und den rechten Strumpf abzulegen, und schnallt dann eine kleine schwarze Box fest an meinen Fuß. Diese Box dient dazu, Schmerzen auszulösen, erklärt sie mir, indem sie sich rasch erhitzt. Gewöhnlich versetzt Hoffer ihren Freiwilligen auch wiederholt Elektroschocks – aber zu meiner Erleichterung funktioniert das Gerät heute nicht.

Sie aktiviert die Box 30 Sekunden lang und bittet mich, auf einer Skala von 1 bis 10 anzugeben, wie schmerzhaft das ist. Dann erhöht sie die Hitze in Schritten von einem halben Grad und hält Ausschau nach einer Reaktion ungefähr in der Mitte der Skala. Schließlich erreiche ich 6 Punkte von 10, was Schmerzintensität und das Unangenehme des Schmerzes angeht. Es ist ein stechendes, brennendes Gefühl, nicht genug, um eine Blase zu hinterlassen, aber intensiv und unmöglich zu ignorieren. Das ist die Temperatur, die Hoffer für das Experiment benutzen wird.

Sie stattet mich mit einer Virtual-Reality-Brille aus, die 3D-Bilder mit hoher Auflösung projiziert, und einem geräuschunterdrückenden Kopfhörer mit Surround-Ton. Plötzlich treibe ich im Schnee und bewundere die glitzernden Wände eines Canyons aus Eis. Hoffer zeigt mir, wie ich mich mittels einer Computermaus bewegen und Schneebälle werfen kann. Die Graphik ist hübsch, aber nicht superrealistisch, vor allem am Standard vieler heutiger Videospiele gemessen. Dennoch zieht sie mich in dieses Szenario hinein, wie ich es noch nie zuvor erlebt habe. Alle optischen und akustischen Signale aus der Außenwelt sind blockiert, und als ich mich umschaue, dehnt sich die virtuelle Welt über, unter und hinter mir aus. So cartoonartig, wie die Landschaft ist, so habe ich doch das Gefühl, mich mittendrin zu befinden. Ich verbringe zehn Minuten mit den Schneemännern und den Pinguinen, währenddessen Hoffer die Hitzebox drei Mal anstellt. Anschließend bittet sie mich, die Erfahrung erneut mit Punkten zu bewerten. Mein Punktwert für die Schmerzintensität ist ein bisschen gesunken, von 6 auf 5 (doch es fühlte sich jedes Mal wie eine kurze Spitze an, nicht wie das lange Plateau, das ich zuvor ertragen hatte). Inzwischen fällt das

Unangenehme des Schmerzes dramatisch von 6 auf 2. Meinem Vergnügen an der ganzen Sache gebe ich 8 von 10 Punkten, es macht wirklich Spaß und ich hätte nichts gegen eine weitere Runde.

Es geht um Aufmerksamkeit, sagt der Anästhesiologe Sam Sharar, der das Labor leitet. Das Gehirn verfügt über eine festgelegte Kapazität, was bewusste Aufmerksamkeit angeht. Dieses Fixum können wir weder steigern noch senken, erklärt er mir, aber wir können wählen, welchem Vorgang wir unsere Aufmerksamkeit schenken. Wenn wir uns auf eine schmerzhafte Empfindung konzentrieren, so verstärkt das unser Erleben dieses Schmerzes. Aber wenn wir an etwas anderes denken – etwas Sicheres, Angenehmes, weit Entferntes –, dann ist der Schmerz, den wir fühlen, abgeschwächt.

Das Erzeugen von visuellen Bildern (*visual imagery*) ist eine besonders wirkungsvolle Form der Ablenkung. Sharar zeigt mir ein Video des Bergsteigers Aron Ralston – Ralston war gezwungen, seinen eigenen Unterarm mit einem Taschenmesser zu amputieren, nachdem er sich 2003 in einem entlegenen Canyon in Utah die Hand eingeklemmt hatte, und später beschrieb er, wie ihm mentale Bilder halfen, seine Tortur zu überstehen.[7]

In seiner fünften Nacht im Canyon war Ralston völlig unterkühlt und fast ausgetrocknet; zudem bereitete ihm seine Hand, die von einem herabfallenden Felsbrocken zerschmettert worden war, unerträgliche Schmerzen. Er wusste, dass er sterben würde. Dann hatte er seine Vision, die seine traumatische Umgebung ausschaltete. «Da war ein kleiner Junge, etwa drei Jahre alt», erinnert er sich. «Er trug ein rotes Hemd und spielte mit einem Laster, bewegte ihn auf dem Boden umher und machte leise Brrm-brrm-Geräusche.»

«Dann hielt er inne, sah über die Schulter und kam auf mich zugelaufen, und ich konnte mich sehen, wie ich diesen kleinen Jungen hochnahm und wir einander direkt in die Augen sahen. Dann verdunkelte sich das Bild und ich war zurück im Canyon, zitternd vor Unterkühlung.»

Ralston erzählt weiter, dass das bildliche Vorstellen seiner Lieben ihm half, den Schmerz bei der Amputation seines Armes zu ertragen. «Als ich ihn durchtrennte, spürte ich die schlimmsten Schmerzen, die ich jemals im Leben gehabt habe. 30 Sekunden lang war alles, was ich tun konnte, die Augen schließen und atmen. Aber ich sagte niemals ‹aua!›, vergoss keine Träne, schrie nicht. Und das nicht, weil ich ein Übermensch bin, sondern weil alles, an das ich denken konnte, als ich meine Augen öffnete, alles, was ich mir vorstellen konnte, das Wiedersehen mit meiner Familie war.»

Die Welt, die Ralston vor seinen inneren Augen erschuf – Bilder seiner Familie und seines erhofften zukünftigen Sohnes – half ihm, sich von den fürchterlichen Schmerzen der Amputation abzulenken. Der virtuelle Eiscanyon, den ich gerade kennengelernt hatte, ist, so Sharar, ein Versuch, künstlich denselben Effekt zu schaffen.

Die Idee ist das geistige Kind von Hunter Hoffman, einem Kognitionspsychologen an der University of Washington, der auf die Erschaffung virtueller Welten spezialisiert ist. Damals in den 1980er Jahren hatte Hoffman gerade «Kitchen World» geschaffen, eine virtuelle Küche, ausgestattet mit Arbeitsflächen und Schränken wie auch mit Objekten, die man in die Hand nehmen konnte, wie Teekanne, Toaster und Bratpfanne – und eine flinke achtbeinige Spinne in der Spüle. Hoffman hoffte, Menschen mit Spinnenfurcht (Arachnophobie) zu helfen, indem er ihnen einen sicheren Ort verschaffte, um mit Spinnen in Kontakt zu treten.

Dann erzählte ihm ein Freund von der Arbeit des Psychologen David Patterson, der Hypnose einsetzte, um die Schmerzen von Verbrennungsopfern am UW Harborview Medical Center in Seattle zu lindern. Der Freund glaubte, die Technik habe etwas mit Ablenkung zu tun. Ich habe eine Ablenkung für ihn, meinte Hoffman, und die beiden begannen eine Zusammenarbeit. Sie wollten herausfinden, ob Virtual Reality (VR) Patienten dabei helfen konnte, eine der schmerzhaftesten Behandlungen in der Medizin besser zu bewältigen. Zuerst versetzten sie die Patienten nach «Kitchen

World». «Es funktionierte schon beim allerersten Kind», meinte Hoffman. Daher machte er sich daran, eine virtuelle Welt speziell für Patienten mit Verbrennungen zu entwerfen.[8]

Damals war das Schaffen einer virtuellen Welt etwas, das an vorderster Front der Technologie stand. Hoffman verwendete einen Supercomputer der Firma Silicon Graphics, der einschließlich eines schweren Helms 90 000 Dollar kostete, und baute seine neue Landschaft auf Software auf, wie sie in militärischen Flugsimulatoren verwendet wird. Diese Software simulierte ein Jagdflugzeug, das von einem Flugzeugträger abhob, bedurfte aber einiger Anpassungen. «Wir machten uns große Sorgen wegen Simulatorkrankheit», erzählt er mir. «Vielen Verbrennungsopfern ist wegen ihrer Schmerzmedikamente übel. Vom allerersten Patienten an war ich überzeugt, dass VR das Potenzial zur Schmerzablenkung hatte, aber ich befürchtete, dass Übelkeit ein Showstopper sei.» Daher entschied er sich statt einer offenen Landschaft für einen engen Canyon, damit die «Besucher» nicht ihre Richtung änderten oder sich im Kreis drehten. Und er baute seine Welt aus kühlendem Eis und nannte sie Snow World.

Zwanzig Jahre später ist Snow World im Wesentlichen unverändert geblieben. Supercomputer und Helm sind jedoch von einem Laptop und einer hochauflösenden Brille ersetzt worden (Helme sind keine gute Idee bei Leuten mit Brandverletzungen an Kopf und Gesicht). Hoffman hat elektrizitätsfreie Fiberoptik-Brillen entwickelt, die Signale mittels 1,6 Millionen winziger Glasfasern pro Auge übertragen, sodass sie in Wasserbecken benutzt werden können, während die Brandwunden der Patienten gereinigt werden. Zudem verbesserte er die Graphik und wechselte die Hintergrundmusik. Paul Simon probierte Snow World einmal auf einer Ausstellung aus, erklärt Hoffman. Er war von der Animation begeistert, hasste aber die ätherische, einlullende Begleitmusik, daher stiftete er seine eigene.

Das UW-Team hat auch eine Reihe randomisierter kontrollierter Studien mit gesunden Freiwilligen (bei denen Hoffers Hitzebox und Elektroschocks zum Einsatz kamen) und Patienten mit Verbrennungen in Harborview durchgeführt. Die Forscher stellten fest, dass Snow World erstaunlich viel besser als andere Formen der Ablenkung, wie Musik allein oder Videospiele, funktionierte. Entscheidend ist offenbar, wie tief man in diese Welt eintauchen kann (Immersion). Je stärker das Gefühl der Präsenz, desto größer die Schmerzlinderung, die man verspürt.

Im Labor senkt Snow World die Schmerzwerte zuverlässig um 35 Prozent, verglichen mit rund 5 Prozent bei Musik. Und wenn die VR mit Schmerzmitteln kombiniert wird, reduziert sie die Schmerzwerte der Patienten um 15–40 Prozent zusätzlich zu dem, was sie mit Medikamenten allein erzielen.[9] Die Forscher sehen die Wirkung nicht nur bei den subjektiven Schmerzwerten, sondern auch auf Hirnscans, wo die Aktivität der mit Schmerz verknüpften Hirnregionen fast vollständig erloschen ist.[10]

Das Team sucht weiter nach Möglichkeiten, den Effekt zu verstärken – so erhöhen kleine Dosen des Halluzinogens Ketamin beispielsweise offenbar das Gefühl des Eintauchens, das die Leute verspüren. Aber die Snow-World-Technologie wird bereits in 15 Krankenhäusern in den ganzen USA eingesetzt. Eines dieser Häuser ist das Brooke Army Medical Center (BAMC) in Fort Sam Houston, Texas, in dem schon viele hundert Soldaten behandelt worden sind, die sich bei Kämpfen im Irak und in Afghanistan Verbrennungen zugezogen haben. Die meisten Brandverletzungen werden von sogenannten unkonventionellen Spreng- und Brandvorrichtungen (USBVs) hervorgerufen – Bomben am Straßenrand, Autobomben, Selbstmordbomben, oder wie Hoffman es ausdrückt: «Diese teuflisch raffinierten Bomben, die einen Humvee wirklich übel zurichten.»

Hoffman und seine Kollegen haben im BAMC eine Studie mit 12 Soldaten durchgeführt, darunter auch Lieutenant Brown.[11] Als sie während ihrer Physiotherapiesitzungen in Snow World eintauchten, sank ihr höchster Punktwert im Vergleich zu dem Teil der Sitzung ohne VR um fast zwei Zähler. Und die Zeitspanne, in der sie an ihren Schmerz dachten, sank von 76 auf 22 Prozent. Und während sie ihre normale Physiotherapie als «Macht überhaupt keinen Spaß» bewerteten, erhielt die Therapie, während sie Snow World besuchten, die Note «ziemlich lustig».

Snow World funktionierte am besten bei den sechs Patienten mit den schlimmsten Schmerzen, den Soldaten, die es am nötigsten hatten. So sank Browns höchster Schmerzpegel von 10 auf 6, und wenn er sich in Snow World befand, bewertete er seine Therapie – die er zuvor als zermürbend empfunden hatte – als tatsächlich ganz lustig. Später erzählte er einem Reporter des Magazins *GQ*, es erinnere ihn an Skifahren mit seinem Bruder über die Weihnachtsfeiertage in Colorado, damals, als er noch ein Kadett an der Militärakademie von West Point war.

Nach der Sitzung gibt er Hoffman gegenüber sein Urteil ab: «Ich denke, ihr seid da auf etwas gestoßen.»[12]

○○○

Eines Nachts im April 2014 fuhr der 22-jährige Terrell mit ca. 130 Stundenkilometern auf einer Autobahn zwischen Kent und Des Moines südlich von Seattle, als er die Kontrolle über seinen Wagen verlor. Das Auto geriet ins Schleudern, überschlug sich zweimal in der Luft und kam schließlich zum Stehen. Dann fing es Feuer.

Eine Ambulanz brachte Terrell mit einem gebrochenen Arm und schweren Verbrennungen an Beinen und Brust ins Harborview Medical Center. «Als ich aufwachte, hatte ich schreckliche Schmerzen», erzählt er mir. «Da waren Schläuche in meinem Hals, überall waren Schläuche. Ich wollte sie herausziehen, aber sie ließen mich nicht. Mein Gesicht war geschwollen.» Er hatte Brandwunden am ganzen Körper. Nachdem Terrell sich beruhigt hatte, rief er seine Freundin an und erzählte ihr, er habe einen Unfall gehabt. «Sie glaubte mir nicht», erinnert er sich. «Aber als sie hier war, wusste sie Bescheid.»

Einen Monat nach dem Unfall liegt Terrell noch immer in seinem Krankenhausbett, gekleidet in einen grünen Kittel, gestützt von rund fünf hellblauen Kissen. Er ist eher schmächtig gebaut, mit einem Büschel Barthaare am Kinn und unrasierten Koteletten. Zwei münzgroße glänzende Narben heben sich weiß von seiner dunklen Haut ab, direkt neben seinem rechten Auge und auf der Stirn. Sein linkes Bein ist stark bandagiert, und am Fuß sickert gelblich-braunes Serum durch den Verband.

Er ist umgeben von den Resten einer unbeendeten Mahlzeit – Milchkartons, ein angebissener Muffin, Teller, Joghurtbecher und leere Tassen – und einem Bündel Helium-Ballons mit Genesungswünschen: «Du bist etwas ganz Besonderes» und «Werde wieder gesund». Ein paar Schritte weiter auf der anderen Seite des Vorhangs liegt ein großer, finster blickender Mann; sein böse dreinblickendes Gesicht ist rosabräunlich verbrannt, und seine bandagierten Arme stehen gerade nach beiden Seiten ab. Offenbar hat er außerhalb des Hospitals Feinde, sein Name ist zu seinem eigenen Schutz aus dem Krankenhausbericht entfernt worden, wispert mir einer der Assistenzärzte zu, als wir an seinem Bett vorbeigehen.

Im Lauf der letzten Wochen musste sich Terrell vier oder fünf Operationen unterziehen (er kann sich nicht ganz genau erinnern), um Haut von seinem rechten Bein auf die Verbrennungen an seinem linken Bein zu transplantieren. Er bekommt noch immer starke Dosen zweier Opioide, Methadon und Hydromorphon, gegen seine Schmerzen, was ihn ständig schläfrig macht. Als der anonyme Mann zu schreien beginnt: «Meine Schmerzen sind bei zehn, es muss sofort jemand kommen!», kann ich Terrells leise, undeutliche Worte kaum verstehen.

Er erzählt mir, dass er aus Renton kommt, einer Stadt südlich von Seattle, wo er mit seiner Mutter und seiner Freundin lebt. Ich frage, wie Renton denn so ist, und er erwidert, dass es dort «ein paar gefährliche Leute» gibt und er die High School nicht abgeschlossen habe, weil er «Unsinn gemacht» habe. Er ist momentan arbeitslos, aber wenn er aus dem Krankenhaus kommt, hofft er, bei der Fastfood-Kette Popeye einen Job als Tellerwäscher zu bekommen. «Die stellen Schwerverbrecher und solche Leute ein.»

Terrells Arme und Brust sind von Tätowierungen bedeckt. Zwischen den wirbelnden verblassenden Bildern entdecke ich ein Clowngesicht und mehrere Gestalten mit gebleckten Zähnen und vorstehenden Rippen. Er beachtet sie nicht – «nur Kunst», sagt er. Auf seinem rechten Arm steht in kleinen Buchstaben «Son of God», während größere Initialen auf seinem linken Arm «M.O.E.» buchstabieren. Seine Freundin? Nein, lacht er: «Money over everything» [Geld über alles].

Ein Helfer rollt einen klobigen grauen Schrank samt einem Laptop und einem Satz Brillen in den Raum. Terrell lehnt sich mit dem Headset und den Hörern in seine Kissen zurück, während der offene Laptop zeigt, was er sieht.

Es erinnert an die Ausrüstung, die mich nach Snow World gebracht hat, aber die Szenerie ist ganz anders. Terrell treibt einen Bach entlang, zuerst ein Rinnsal zwischen Felsen, das sich allmählich zu einem klaren seichten Fluss mit sandigen Ufern verbreitert. Auf beiden Seiten schließen sich Grasflächen an, die in einen dichten Nadelwald übergehen. Direkt geradeaus sind schneebedeckte Berge vor einem klaren blauen Himmel zu sehen. Das ist kein Spiel, es gibt weder Pinguine noch Schneebälle, mit denen man werfen könnte. Vielmehr handelt es sich um eine Hypnosesitzung. Die Zahlen 1 bis 10 treiben vorbei, dann ist eine beruhigende männliche Stimme zu hören, die davon spricht, dass man sich entspannt und schmerzfrei fühlt.

Terrell hat noch nie etwas von Hypnose gehört. Aber vor zwei Tagen, als er sich beklagte, seine Schmerzen seien trotz der Medikamente «eine Zehn», fragten ihn die Ärzte, ob er eine Entspannungshilfe ausprobieren wolle, und er sagte «Ja». «Als ich das tat, fühlte ich keine Schmerzen mehr», sagt er. «Ich machte mir keine Sorgen mehr über Schmerzen.» Heute ist er sehr daran interessiert, es nochmals zu versuchen. Während das Programm läuft, liegt Terrell ganz ruhig, ganz gefangen von der friedlichen Waldszenerie. Aber dann fallen seine Augen zu, und sein Mund öffnet sich. Er ist eingeschlafen.

○○○

Es ist ein häufiges Problem, meint Hoffmans Psychologie-Kollege David Patterson, als ich ihm die Geschichte später erzähle. Seit 30 Jahren arbeitet Patterson mit Verbrennungs- und Traumapatienten in Harborview und sucht nach nicht pharmakologischen Methoden, um ihre Schmerzen über das Maß hinaus zu lindern, das sich medikamentös erreichen lässt. Zwar funktioniert Snow World bestens, wenn es darum geht, Patienten kurze Zeit von ihren Schmerzen abzulenken, doch die Wirkung verschwindet, sobald sie die Brille absetzen. Daher untersucht Patterson auch, ob positive Suggestion via Hypnose Schmerzen verringern und die Wiederherstellung langfristig unterstützen kann.

Die Idee, Hypnose als Anästhetikum einzusetzen, stammt von James Esdaile, einem schottischen Chirurgen, der Mitte des 19. Jahrhunderts in Indien arbeitete. Er sah Tausende Patienten, die an lymphatischer Filariose litten, einer Parasiteninfektion, die riesige Flüssigkeitsansammlungen hervorruft, doch er hatte Schwierigkeiten, die Betroffenen zu überzeugen, ihn diese Schwellungen beseitigen zu lassen. Damals gab es noch keine schmerzstillenden Medikamente. Ohne sie war die Operation außerordentlich schmerzhaft, und viele Patienten starben am Schock.

Esdaile hatte über die schmerzstillende Wirkung des Mesmerismus gelesen, der in Europa damals wieder einmal populär war. Obwohl er noch nie gesehen hatte, wie jemand mesmerisiert wurde, entschloss er sich, einen Versuch zu wagen, und war überraschend erfolgreich. Der Arzt führte detaillierte Aufzeichnungen über die Patienten, die er operierte, darunter ein 40-jähriger Ladenbesitzer namens Gooroochuan Shah, der einen riesigen, rund 36 Kilogramm schweren Hodensack hatte, den er als Schreibunterlage gebrauchte.

Nachdem Esdaile Shah durch Mesmerisieren «unempfindlich» gemacht hatte, entfernte er die monströse Schwellung und war überzeugt, dass diese Suggestion dem Mann das Leben rettete. «Ich denke, wenn der Kreislauf durch Schmerz und Strampeln beschleunigt worden wäre oder wenn der systemische Schock durch körperliche und psychische Not verstärkt worden wäre, wäre der Mann höchstwahrscheinlich verblutet.»[13] Als sich Esdailes Ruf verbreitete, strömten Menschen mit lymphatischer Filariose von überall herbei, und sein Krankenhaus wurde zu einer Art «mesmerischer Fabrik», in der er Tausende von Operationen mit für die damalige Zeit sehr geringen Todesraten durchführte.

Heute ist Esdailes Technik weitgehend in Vergessenheit geraten. Nun, da wir über wirksame chemische Narkosemittel verfügen, müssen sich die meisten von uns keiner Operation ohne sie unterziehen. (Es gibt jedoch in Entwicklungsländern, in Kriegs- und Katastrophengebieten viele Situationen, wo das nicht der Fall ist. Nach dem schweren Erdbeben 2010 in Haiti wurden beispielsweise 4000 Menschen Glieder amputiert, meist ohne irgendeine Form von Schmerzlinderung.) Ein paar Forscher untersuchen jedoch, ob Hypnose helfen kann, den Medikamentenbedarf bei der Wundversorgung, nach Operationen und bei chronischen Schmerzzuständen zu verringern.

Patterson erzählt mir, dass er nach einer «lebensverändernden» Erfahrung, die er ein paar Monate nach Arbeitsantritt in der Abteilung für Verbrennungen in Harborview machte, sich für Hypnose zu interessieren begann.[14] Ein schwer verbrannter Patient in den Sechzigern weigerte sich, seine Wundbehandlung fortzusetzen.

«Er erhielt schon die Maximaldosis aller Medikamente – Morphin, Beruhigungsmittel. Er sagte: ‹Ich kann da nicht mehr hingehen, lieber sterbe ich.›» Pattersons Mentor, ein Schmerzpsychologe namens Bill Fordyce, schlug ihm vor, es mit Hypnose zu versuchen.

Patterson fand in einem Buch eine Anleitung, wie man eine Hypnose erzeugt, und las sie dem Patienten vor. Sie war so entworfen, dass der Patient in Trance fallen würde, wenn die Krankenschwestern ihn später auf die Schulter tippten. «Als ich später kam, um zu hören, wie es gelaufen war, war die ganze Station in heller Aufregung», erinnert sich Patterson. «Sie fragten mich: ‹Was haben Sie mit ihm gemacht? Wir haben seine Schulter berührt, und er ist eingeschlafen.› Das war wirklich erstaunlich.»

Seitdem haben Brain-Imaging-Studien gezeigt, dass das Suggerieren von Schmerzlinderung unter Hypnose Areale im Gehirn beeinflusst, die an der Schmerzwahrnehmung beteiligt sind. Und mehrere kleine, randomisierte kontrollierte Studien sprechen dafür, dass sich chronische und akute Schmerzen bei einer Reihe von Leiden signifikant reduzieren lassen, wenn zusätzlich zur konventionellen Behandlung eine Hypnosebehandlung durchgeführt wird.

Das Problem ist, dass sich die meisten Leute, die Patterson sieht, nicht so einfach hypnotisieren lassen. Harborview kümmert sich um all die schweren Trauma- und Verbrennungsopfer in der Region, von Menschen mit Schusswunden bis zu Unfallopfern, ganz gleich, ob sie krankenversichert sind oder nicht. Viele der dortigen Patienten haben psychische Probleme oder sind alkohol- oder drogensüchtig. Und wie Terrell leiden sie gewöhnlich unter starken Schmerzen und stehen unter starken Medikamenten, was bedeutet, dass sie sich schläfrig fühlen und es ihnen schwerfällt, sich zu konzentrieren. Und sie wissen häufig auch nicht, was Hypnose überhaupt ist. Oft sind sie nicht in der Lage oder nicht bereit, sich auf eine traditionelle hypnotische Einführung zu fokussieren.

Ein weiterer Nachteil der konventionellen Hypnose ist, dass

sie teuer sein kann, weil man einen Mitarbeiter braucht, um sie durchzuführen. Daher fragte sich Patterson, ob er beide Probleme lösen könnte, indem er Patienten mit Hilfe von virtueller Realität in Trance versetzte. Mit einer vorab aufgezeichneten virtuellen Sitzung müssen Patienten nicht ihre eigenen mentalen Bilder erzeugen, und die Behandlung kann jederzeit und überall auch ohne Hypnotiseur stattfinden.

Der erste Patient, an dem Patterson sein Modell ausprobierte, war ein 37-jähriger freiwilliger Feuerwehrmann namens Grant. Sechs Wochen zuvor hatte Grant Benzin in eine Barbecue-Grube geschüttet, ohne zu ahnen, dass sie noch die Glut eines früheren Feuers enthielt, und in dem Feuerball, der daraufhin entstand, erlitt er schwere Verbrennungen an 55 Prozent seiner Körperoberfläche. Seitdem hatte er sechs quälenden Operationen zur Hautverpflanzung über sich ergehen lassen und litt noch immer unter schrecklichen Schmerzen. Wenn er nicht stark sediert wurde, begann er zu halluzinieren, und vor allem während der täglichen Sitzungen zur Wundreinigung und -pflege kam es zu heftigen Panikattacken. «Er wusste sich keinen Rat mehr», erinnert sich Patterson. «Und alles, was wir hatten, war Snow World.»

Statt eines interaktiven Spiels forderte Patterson Grant auf, eine vorab aufgenommene Sequenz anzuschauen. Schwebende Iglus zeigten die Zahlen 1 bis 10, während er den Canyon hinunter trieb. Unten angekommen, suggerierte Pattersons Stimme dem Patienten, dass er sich während der nächsten Wundbehandlungssitzung entspannt und schmerzfrei fühlen würde.

Am ersten Tag der Studie, vor Beginn der Hypnosebehandlung, bewertete Grant seine Schmerzen mit einem Maximum von 100, obgleich er bis zur Halskrause unter Schmerzmitteln stand – seine Dosis war 15 Mal höher als die typische Dosis für Verbrennungspatienten in Harborview. Am nächsten Morgen schaute er sich eine Virtual-Reality-Hypnosesitzung an. Während der Wundpflege später am Tag sank Grants Schmerzpegel auf 60, und am dritten

Tag, nach einer mit Audio-Hypnose aufgestockten Sitzung, bewertete er seinen Schmerzpegel mit 40. Unterdessen war die Dosis an Schmerzmitteln, die er brauchte, auf ein Drittel gesunken. Am letzten Tag der Studie erhielt Grant keine Hypnose. Sein Schmerzpegel stieg erneut auf 100; tatsächlich hatte er solche Schmerzen, dass er nicht in der Lage war, den Rest von Pattersons Fragebogen auszufüllen.[15]

Seit dieser Fallstudie mit Grant hat Patterson das entspannende Waldszenario für die VR-Hypnose entwickelt und damit positive Ergebnisse bei mehreren anderen Verbrennungspatienten und auch bei Traumapatienten wie Terrell erzielt. In einer Pilotstudie mit 21 Patienten, die aufgrund von Knochenbrüchen und Schusswunden starke Schmerzen litten, verglich Patterson VR-Hypnose mit dem Snow-World-Spiel oder keiner Behandlung.[16] Die Patienten absolvierten morgens eine VR-Sitzung und wurden dann aufgefordert, ihre Schmerzen für den Rest des Tages zu bewerten. Nach Snow World oder keiner Behandlung stiegen die Schmerzen der Patienten im Lauf des Tages, während sie in der Hypnose-Gruppe sanken.

Patterson führt nun eine größere Studie mit 200 Traumapatienten durch, um VR-Hypnose mit Tonband-Hypnose und Standardversorgung zu vergleichen. Aber einstweilen «ist die Sache brandneu», meint er. «Und das letzte Wort ist noch nicht gesprochen.»

○○○

Hier kommt etwas, das Sie zu Hause ausprobieren können. Legen Sie Ihre rechte Hand auf einen Tisch vor Ihnen. Halten Sie Ihre linke Hand außer Sicht unter dem Tisch oder hinter einem Schirm, und platzieren Sie eine falsche Hand (ein ausgestopfter Gummihandschuh tut's) an ihrer Stelle auf den Tisch. Nach ein paar Sekunden sollten Sie etwas Seltsames erleben: Es fühlt sich an, als ob die Gummihand tatsächlich Ihre eigene Hand ist.

Dieses Phänomen ist als «Gummihand-Täuschung» bekannt. Obwohl Sie wissen, dass die falsche Hand nicht Teil Ihres Körpers ist, haben Sie das Gefühl, sie sei es. Sobald sich die Illusion ausgebildet hat, beeinflusst sie Gehirnaktivität und Verhalten. Leute reagieren rascher auf Objekte, die sie auf oder neben der falschen Hand sehen (genau wie bei ihrer echten Hand), und zucken instinktiv zurück, wenn sich ihr jemand mit einer Nadel oder einem Messer nähert.

Aber diese Täuschung hat auch physische Effekte. Der Neurowissenschaftler Lorimer Moseley von der University of South Australia in Adelaide, Australien, hat kürzlich gezeigt, dass sich während der Gummihand-Täuschung Blutgefäße in der ungesehenen Hand verengen und die Durchblutung dieses Körperteils reduzieren, sodass dessen Temperatur sinkt. Zudem werden allergische Reaktionen in der ungesehenen Hand offenbar in einer Weise verstärkt, die einer Immunabstoßung entspricht.[17] Es ist, als werde die verlorene Hand nicht länger als integraler Teil des Körpers betrachtet.

Das stützt die Behauptung von Hypnoseforschern (siehe Kapitel 5), dass sich die Durchblutung und Immunreaktionen mit Hilfe von Suggestion und Vorstellung beeinflussen lassen. Moseley zieht aus seinen Studien den Schluss, dass wir alle eine Mind-Map unserer selbst – eine geistige Repräsentation unseres physischen Körpers – besitzen, die im Gehirn gespeichert ist.[18] Das hält uns auf dem Laufenden über die Ausdehnung unseres Körpers und darüber, wo im Raum wir uns befinden, und es könnte auch eine entscheidende Rolle bei der Kontrolle und Regulierung unserer Physiologie spielen (einschließlich Dingen wie Immunreaktion und Durchblutung). Veränderungen der Mind-Map, in diesem Fall durch einen simplen optischen Trick, wirken sich nicht nur auf das Gehirn, sondern auch auf den Körper aus.

Das kann schwerwiegende Folgen für unsere Gesundheit haben. So vermutet Moseley, dass die unbewusste hirneigene Wahrnehmung verschiedener Körperteile eine Rolle bei manchen Autoimmunkrankheiten spielen könnte. Eine Diskrepanz zwischen Mind-Map und Realität kann auch eine Ursache für chronische Schmerzen sein – wenn beispielsweise sensorische Information von einem bestimmten Körperteil dem widerspricht, was das Gehirn erwartet, wird ein Schmerzsignal ausgelöst, um uns vor einer potenziellen Gefahr zu warnen.

Phantomschmerz, bei dem Amputierte Schmerzen in Gliedmaßen spüren, die nicht länger existieren, ist *ein* offensichtliches Beispiel, aber Probleme mit wahrgenommener Inhaberschaft könnten auch bei anderen chronischen Problemen mitspielen, zum Beispiel beim komplexen regionalen Schmerzsyndrom (Complex Regional Pain Syndrome, CRPS). Patienten mit CRPS leiden nach Verletzungen wie einer Handgelenksfraktur unter intensiven brennenden Schmerzen, nachdem die Knochen schon längst wieder geheilt sind. Wie bei der Gummihand-Täuschung sinkt die Temperatur der betroffenen Hand.

Selbst relativ geringfügige Verletzungen können Veränderungen der Mind-Map bewirken, wenn das Gehirn versucht, die einlaufende sensorische Information zu deuten, meint Candy McCabe, Professorin für Pflege- und Schmerzwissenschaften an der University of the West of England. «Man kann sehr leicht in ein System geraten, wo alles an der Peripherie geheilt ist, das Zentralnervensystem jedoch überempfindlich auf Dinge reagiert, die normalerweise keine Schmerzen verursachen sollten.»[19]

Bei der Osteoarthritis beispielsweise, einer Krankheit, die durch mechanische Schädigung und Entzündung der Gelenke hervorgerufen wird, gibt es keine enge Korrelation zwischen dem Ausmaß der strukturellen Schädigung und den Schmerzen, die die Betroffenen verspüren. Was zu den Schmerzen führt, glaubt McCabe, ist nicht das problematische Gelenk selbst, sondern wie das Gehirn dieses Gelenk *wahrnimmt*. Genauso wie bei der Theorie des zentralen Reglers beim Chronischen Erschöpfungssyndrom finden

Schmerzforscher immer wieder, dass Botschaften des Körpers zwar wichtig für die Schmerzwahrnehmung sind, diese aber stets von unserer (bewussten oder unbewussten) Einschätzung abhängt, wie groß die Gefahr ist, in der wir uns befinden.

Forscher einschließlich McCabe und Moseley untersuchen nun, ob es Phantomschmerzen (oder Schmerzen bei Osteoarthritis, CRPS und Schlaganfall) lindern kann, wenn man das Gehirn durch einen Trick dazu bringt, ein gesundes Glied zu sehen. In einer Abwandlung der Gummihand-Täuschung platzieren die Wissenschaftler die Patienten vor einem Spiegel oder einem Bildschirm, sodass sie statt ihres kranken Gliedes die Reflexion oder das Bild eines gesunden sehen. Während VR-Hypnose und Ablenkung, die in Harborview entwickelt wurden, ganz allgemein die Illusion schaffen, dass wir uns an einem sicheren Ort befinden, kann die Spiegeltherapie vielleicht einen weiterreichenden Trick vollbringen und das Gehirn davon überzeugen, dass ein betroffener Körperteil wohlbehalten ist.[20]

Trotz des Desasters, in das das öffentliche Gesundheitswesen durch verschreibungspflichtige Schmerzmittel gestürzt wurde, gibt es leider nur wenig wissenschaftliches Interesse an nicht pharmakologischen Methoden der Schmerzbekämpfung, und wie wir bei der Hypnoseforschung im letzten Kapitel gesehen haben, sind die Studien bisher zu klein. Ein aktueller Übersichtsartikel kommt zu dem Schluss, dass es nicht genügend qualitativ hochwertige Resultate gibt, um sicher sagen zu können, dass die Spiegeltherapie tatsächlich besser als ein Placebo wirkt.[21]

Der Stanforder Hypnoseforscher David Spiegel vermutet, dass der mangelnde Enthusiasmus zum Teil wirtschaftliche Gründe hat. Schmerzmittel sind ein Milliarden-Dollar-Markt, und Pharmaunternehmen sehen keinen Anlass, Studien zu finanzieren, die die Abhängigkeit ihrer Kunden von ihren Produkten verringern könnten, macht er klar. Und Gleiches gilt für die Krankenversicherungen, denn wenn die medizinischen Kosten sinken, sinken auch ihre

Profite. Das Problem mit Hypnose und anderen psychologischen Therapien ist Spiegel zufolge, dass es «keine intervenierende Industrie gibt, die Interesse daran hat, diese Methoden voranzutreiben».[22]

Das könnte sich jedoch vielleicht bald ändern. Im März 2014 kaufte Facebook ein kaum bekanntes kalifornisches Start-up-Unternehmen namens Oculus für 9 Milliarden Dollar. Das Unternehmen ist auf VR-Spiele spezialisiert und hat gerade ein Headset namens Oculus Rift entwickelt, das in Größe und Form an eine Tauchermaske erinnert. Während die VR-Ausrüstung, die Hoffman und Patterson benutzen, viele zehntausend Dollar kosten, verkauft Oculus seine Headsets für nur 350 Dollar pro Stück. Das lässt die virtuelle Realität für Normalverbraucher erschwinglich werden, die drahtlose Masken von ihren Tablets oder Smartphones betreiben können. Hoffman sagt, er habe bereits versucht, Snow World bei der Physiotherapie eines Verbrennungspatienten auf einem Oculus Rift-Headset laufen zu lassen, und es habe wirklich gut funktioniert.

Entwicklungen wie diese bedeuten, dass Leute bald in der Lage sein werden, VR zu Hause als Schmerzkiller einzusetzen – ob es um Ablenkung durch Spiele, Hypnose oder Spiegeltyp-Täuschungen geht. Sie bedeuten auch, dass virtuelle Welten in Zukunft noch weitaus raffinierter werden, prophezeit Hoffman, da Produzenten von Videospielen viele Ressourcen in die Entwicklung von Software investieren werden, die auf den neuen Headsets läuft. Und das könnte nicht nur zu besseren Spielen, sondern auch zu besseren Schmerztherapien führen, meint Hoffman. Ich frage mich im Stillen, ob Studien zur Schmerztherapie bald nicht etwa von Pharmaunternehmen, sondern von der Spieleindustrie gefördert werden könnten.

Für die Zukunft stellt sich Hoffman ganze Bibliotheken mit gebrauchsfertigen virtuellen Welten vor, aus denen Menschen mit Schmerzen das für sie Passende auswählen können. Und die Möglichkeiten gehen über Schmerzlinderung hinaus – er ist noch immer daran interessiert, virtuelle Welten zum Beispiel zur Behandlung von psychischen Störungen einzusetzen, und hat eine World-Trade-Center-Welt, eine Terroristen-Bus-Bombenanschlag-Welt und eine Irak-Welt entwickelt, um Patienten mit posttraumatischem Stresssyndrom zu ermöglichen, ihren Ängsten entgegenzutreten.

Vielleicht wird die virtuelle Realität eines Tages sogar stark genug, um die Haltung der medizinischen Gemeinschaft zu verändern. «Ablenkung durch VR ist schon jetzt für Patienten wichtig», meint Hoffman. «Doch ich denke, sie hat ein enormes Potenzial, einen Paradigmenwechsel in der Schmerzbehandlung herbeizuführen. Die Ergebnisse sind so überzeugend, dass die medizinische Gemeinschaft nicht umhinkommen wird, damit zu beginnen, neben der Schmerzmedikation den Einsatz nicht pharmakologischer Analgetika zu erforschen. Und wer weiß, wohin uns das alles noch führen wird?»

○○○

Zwei Tage nach unserem ersten Treffen besuche ich Terrell nochmals, und ich bin überrascht, als ich ihn hellwach und lächelnd vorfinde. An seinem bandagierten Fuß trägt er einen Schuh – «ich nenne ihn meinen ‹Damit-kann-man-alles-tun-Schuh›», scherzt er. Er hat zum ersten Mal seit seinem Unfall allein geduscht und war sogar im Fitnessraum. Während die Ärzte zuvor meinten, er müsse noch weitere zwei Wochen im Krankenhaus bleiben, haben sie ihm nun versprochen, dass er schon Montag, also in drei Tagen, nach Hause gehen kann.

Glaubt er, die virtuelle Realität habe ihm geholfen? Seitdem er es mit VR versucht hat, sind seine Schmerzen nicht verschwunden. «Aber ich fühle mich seitdem etwas anders», überlegt er. «Irgendwie gelassener.» Eine der Krankenschwestern bestätigt diesen Eindruck. Sie erzählt mir, Terrell habe nach seiner ersten Hypnosesitzung eine «Persönlichkeitsveränderung» durchgemacht; zuvor sei er ständig übellaunig gewesen, anschließend hingegen höflich und freundlich.

Als ich ihn frage, was er an der VR besonders mag, entscheidet er sich für die Bäume. «Es gibt keinen besseren Ort als einen Wald», erklärt er mir. «Wenn man richtig wütend ist, kann man in den Wald gehen und all diesen Mist loswerden.»

Ich frage ihn, was für einen Mist?

«All den Schmerz», antwortet er.

7

SPRICH MIT MIR
Warum gute Betreuung zählt

Ich erinnere mich an helles Licht und Tom Jones (der Chirurg hatte ihn ausgewählt), an eine hohe blaue Abschirmung über meiner Brust und daran, dass ich mit meinem Partner über die erste Sache gesprochen habe, die mir in den Sinn kam – Eiscreme, wie sich herausstellte –, um mich von den seltsamen Empfindungen des Herumstöberns in meinem Unterleib abzulenken. Dann wurde ein Baby, ein kleines blutverschmiertes Mädchen, hoch über den Schirm gehalten.

Es war im August 2009. Noch Tage zuvor, hochschwanger mit meinem ersten Kind, hatte ich mir um die Geburt nicht allzu viel Sorgen gemacht. Ich war fit und gesund und hatte all meine Geburtsvorbereitungskurse absolviert. Mein örtliches Krankenhaus hatte ein von Hebammen geleitetes Zentrum mit Geburtsbällen und Wasserpools. Ich wartete aufgeregt auf die ersten Wehen und plante, die Geburt mit einigen Entspannungsmassagen und tiefem Atmen hinter mich zu bringen.

Aber es kam anders. Zunächst spürte ich einige Tage lang keine erkennbaren Wehen, nur einen ziehenden Schmerz im Becken, der mir Essen und Schlafen unmöglich machte. Es fühlte sich einfach nicht richtig an, und als ich ins Krankenhaus ging – hoher Blutdruck bedeutete, dass das Geburtszentrum nicht in Frage kam, und so landete ich in der Geburtshilfeabteilung –, war ich erschöpft und verängstigt.

Eine Hebamme leitete sofort den Blasensprung ein, schloss mich an einen fetalen Herzmonitor an und verabreichte mir künstliches Oxytocin, um meine Wehentätigkeit anzuregen. Das war der Zeitpunkt, an dem ich erkannte, dass das Ziehen im Becken nur eine leichte Unannehmlichkeit gewesen war. Nun sprang der Zeiger auf zehn – sicherlich würde mein Becken gleich auseinanderbrechen, irgendetwas musste falsch laufen. Überwältigt von Angst und Schmerzen, geriet ich in Panik.

Die Hebamme schien frustriert. Aus ihrer Sicht stand ich noch ganz am Anfang der Geburt und sollte besser zurechtkommen. Ich habe Berge bestiegen, wollte ich protestieren. Ich bin mit Haien (nun ja, immerhin mit Riffhaien) getaucht. Ich habe einen schwarzen Gürtel in Jiu-Jitsu! Ich bin kein Feigling ohne Willenskraft oder Schmerztoleranz. Aber es fällt schwer zu reden, wenn sich das eigene Bewusstsein in grelles weißes Rauschen auflöst. Alles sei ganz normal, beharrte die Hebamme zwischen den Wehen immer wieder. Ihre Worte führten dazu, dass ich mich alleingelassen fühlte. Entweder hatte sie keine Vorstellung von dem, was ich durchmachte, oder ich war, was Gebären anging, eine völlige Versagerin.

Viel später fand ich heraus, dass meine Tochter schlecht lag und nach vorn statt nach hinten schaute. Das bedeutete, dass ihr Kopf, statt glatt in den Geburtskanal einzutreten, gegen den Beckenausgang stieß. Mit der Zeit drehen sich Babys in dieser Position manchmal. Aber als die Hebamme den Blasensprung auslöste und mir das Wehenmittel injizierte, gab es keine Flüssigkeit mehr, die das Vorankommen des Babys abpolstern konnte, und meine sich kontrahierende Gebärmutter zwang seinen Schädel mit brutaler Gewalt vorwärts, sodass sich Knochen an Knochen rieb.

Ich verlangte eine Epiduralanästhesie, und der Schmerz verschwand wie von Zauberhand. Doch wie es manchmal nach einer solchen Narkose ist, verlangsamten sich meine Wehen. Die nächsten 24 Stunden verbrachte ich flach auf dem Rücken liegend, umgeben von Kabeln, Infusionsschläuchen und Monitoren. Die erste Hebamme war längst verschwunden, und eine Reihe anderer kamen und gingen. Sie prüften Verlaufskurven und setzten Medikamentendosen herauf, untersuchten mich, um die Geburtsfortschritte zu überprüfen, und steckten eine Elektrode in die Kopfhaut meines Kindes, um seinen Zustand zu überwachen. Schließlich teilte mir ein Arzt mit, dass meine Tochter feststecke und ich einen Notkaiserschnitt brauchte.

Ich hielt das Baby zunächst nicht im Arm; nach dem Eingriff war mir schlecht und ich zitterte heftig, und niemand hielt es für eine gute Idee. Ohne diesen anfänglichen Kontakt hatte meine Tochter anschließend Schwierigkeiten, an der Brust zu trinken. Sie begann ihr Leben weinend und hungrig in einem Kinderbett mit Plexiglaswänden (in ihrer ersten Woche verlor sie mehr als 10 Prozent ihres Gewichts), während ich tagein, tagaus von einem weiteren Karussell von Hebammen und Gesundheitsschwestern wegen ihres Zustands gescholten wurde.

Eine von ihnen brachte mich dazu, Stunden damit zu verbringen, Tropfen wertvollen Kolostrums in winzige Spritzen abzufüllen (schwierig in der Dunkelheit, wenn sich die einzige Lampe an der Wand hinter Ihrem Kopf befindet), und dann kam die nächste, die Dienst hatte, und tadelte mich, weil ich mein Baby in seinem Kinderbett gelassen hatte. Eine andere stopfte meine Brust wiederholt in den Mund meiner Tochter, als stopfe sie ein Hühnchen. Ich fragte mich, wie lange es möglich ist, ohne Schlaf auszukommen.

Vier Tage und mehrere Panikattacken später durfte ich nach Hause gehen. Ich war überwältigend dankbar, dass ich ein gesundes Kind hatte, aber ich fragte mich doch, ob es nicht einen anderen Weg gegeben hätte.

○○○

Mit anderen Worten: Es war eine typische Geburt. Dank der modernen Medizin ist die Geburt von Kindern inzwischen eine sehr sichere Angelegenheit. In Großbritannien werden nur 0,7 Prozent der Babys tot geboren oder sterben kurz nach der Geburt.[1]

Der Anteil der Mütter, der bei der Geburt stirbt, ist noch geringer. Und wir haben problemlos Zugang zu Schmerzmitteln. Aber trotz alldem ist eine Geburt oft eine verstörende Erfahrung. Einer Übersichtsstudie zufolge erklärte fast die Hälfte aller Frauen, die zwei Tage nach der Geburt befragt wurden, es seien die schlimmsten Schmerzen, die man sich vorstellen könnte, obgleich 91 Prozent von ihnen Schmerzmedikamente erhalten hatten.[2]

Und viele Frauen empfinden gemischte Gefühle, wenn sie an die Geburt ihrer Kinder denken. Rund ein Drittel der Frauen fühlt sich nach der Geburt traumatisiert, während 2 bis 6 Prozent unter einem voll ausgeprägten posttraumatischen Stresssyndrom leiden (wobei das Risiko bei Frauen, bei denen während der Geburt Instrumente eingesetzt wurden oder die einen Kaiserschnitt hatten, erhöht ist).[3]

Inzwischen werden mehr als die Hälfte aller Geburten in Industriestaaten wie den USA und Großbritannien «unterstützt», das heißt, dass sie entweder eingeleitet werden oder dass Instrumente (wie Saugglocken) oder Chirurgie zum Einsatz kommen.[4] Das kann langfristige gesundheitliche Folgen für Mutter und Kind haben. Nehmen wir beispielsweise den Kaiserschnitt. Besonders dann, wenn es sich um eine Notoperation handelt, reichen die potenziellen Folgen von einer Harnblasenschädigung und Infektionen bis zu lebensbedrohlichen Blutungen und Blutgerinnseln.

Frauen, die per Kaiserschnitt entbinden, riskieren auch Komplikationen bei zukünftigen Schwangerschaften, einschließlich Gebärmutter-Ruptur und Problemen mit der Placenta. Sie haben mehr Probleme zu stillen (was ihre Kinder vor Infektionen schützt) und möglicherweise ein erhöhtes Risiko für Depressionen und posttraumatischen Stress (was ihre Fürsorge für ihr Kind beeinflusst). Bei all den Fortschritten der westlichen Medizin – ist das wirklich das Beste, das wir tun können?

Ellen Hodnett, Professorin für perinatale Krankenpflege an der University of Toronto in Kanada, meint, wir sollten einen anderen

Ansatz wählen. Wie sich herausgestellt hat, gibt es etwas, das zuverlässig Schmerzen, Stress und das Risiko von Komplikationen und Eingriffen während der Geburt reduziert, so Hodnett. Aber es handelt sich nicht um ein Medikament oder ein chirurgisches Verfahren. Und auch nicht um eine besondere Geburtshaltung oder einen besonders modern ausgestatteten Hospitalflügel. Sondern es geht darum, dass dieselbe Pflegekraft die ganze Geburt über bei der Gebärenden bleibt.

Im Jahr 2012 analysierte Hodnett 22 kontrollierte randomisierte Studien mit über 15 000 Frauen in 16 Ländern und stellte fest, dass Frauen, die während der Geburt ständig dieselbe Bezugsperson haben, die sie unterstützt, seltener einen Kaiserschnitt oder eine instrumentengestützte Geburt haben oder Schmerzmittel benutzen.[5] Ihre Geburt geht schneller vonstatten, und ihre Babys werden in einem besseren gesundheitlichen Zustand geboren. «Es ist die einzige Maßnahme, die ich kenne, die die Wahrscheinlichkeit für einen Kaiserschnitt tatsächlich verringert», meint sie.[6]

Bei angemessenem Einsatz sind Kaiserschnitte lebensrettend und alles in allem auch außerordentlich sicher. Aber sie stellen dennoch einen bedeutenden chirurgischen Eingriff dar, etwas, dem man sich nicht ohne guten Grund unterziehen sollte. Die Weltgesundheitsorganisation warnte 2010, dass sehr niedrige Kaiserschnittraten zwar gefährlich sind, dies aber ebenso für sehr hohe gelte.[7] Querschnittsstudien von mehreren Ländern sprechen dafür, dass die ideale Kaiserschnittrate bei 5–10 Prozent liegt; Häufigkeiten unter 1 Prozent und über 15 Prozent bedeuten in der Regel schlechtere Ergebnisse für Mutter und Kind. In England, wo ich lebe, beträgt die Häufigkeit 26 Prozent, in den USA gar 33 Prozent.[8]

Aber warum sollte die Tatsache, dass eine Gebärende von einer einzigen Bezugsperson – statt von verschiedenen Hebammen, die ihren Dienst antreten und anschließend wieder gehen – versorgt wird, beeinflussen, ob sie einen chirurgischen Eingriff braucht? Hodnett vermutet, dass denjenigen Gebärenden, die durchgehend von derselben Person betreut werden, eher in körperliche Stellungen geholfen wird, die die Wehen unterstützen. Emotionelle Unterstützung durch eine einzelne, vertraute Person könnte auch die Belastungen und Ängste der Frauen verringern und ihnen helfen, sich eher als Herrin der Lage zu fühlen. Das kann die Schmerzen verringern, die sie während der Geburt verspüren, sodass sie weniger Schmerzmittel brauchen, was wiederum das Risiko für Komplikationen und damit für weitere Interventionen senkt. Ängste zu lindern, kann das Fortschreiten der Geburt auch direkt positiv beeinflussen. Die Hormone, die ins Blut ausgeschüttet werden, wenn wir unter Stress stehen oder uns ängstigen, wirken besonders in der Frühphase der Geburt Wehen verlangsamend.[9]

Die Vorteile einer kontinuierlichen pflegerischen Begleitung sind in Entwicklungsländern am stärksten ausgeprägt, vor allem in Situationen, wo Frauen Angst haben oder nichts über den Geburtsvorgang wissen und ihr Kind in schlecht ausgestatteten Hospitälern ohne die Unterstützung ihres Partners oder Familienmitglieds zur Welt bringen müssen. In einer Studie mit 7000 Frauen in den USA und in Kanada verringerte eine kontinuierliche Betreuung die Interventionsrate hingegen überhaupt nicht.[10] Vielleicht ist die medizinische Versorgung dort so gut, dass sie keine zusätzliche Unterstützung brauchen?

Nein, sagt Hodnett. Sie argumentiert stattdessen, dass eine aggressive Herangehensweise an Interventionen in diesen Ländern jeden Einfluss einer kontinuierlichen Betreuung übertrumpft. «Alles richtet sich nach der Uhr», meint sie. «Sie müssen Ihr Kind innerhalb einer gewissen Zeitspanne bekommen oder es gibt ein Problem. Das ist nicht evidenzbasiert, aber jedermann schielt auf die Uhr.» Wenn sich die Dinge nicht planmäßig entwickeln – wenn die Wehen nicht pünktlich einsetzen, wenn der Geburtsprozess zu langsam fortschreitet oder eine Frau zu lange braucht, um ihr Baby herauszudrücken – greift das Personal mit Medikamenten, Schere, Zange oder Operation ein.

«Die Frauen befinden sich in einer Umgebung, in der zwei Drittel von ihnen in den Wehen künstliches Oxytocin erhalten und wegen der kontinuierlichen Überwachung des Fötus ans Bett gefesselt sind. Sie hängen am Tropf, erhalten starke Medikamente und mindestens zwei Drittel erhalten während der Wehen kontinuierlich eine Epiduralanästhesie.» Das führt bei Frauen, die unter solchen Umständen versuchen zu gebären, unweigerlich zu einem gesteigerten Medikamentenbedarf und einer erhöhten Rate an chirurgischen Eingriffen, argumentiert Hodnett, ob sie kontinuierlich von derselben Person betreut werden oder nicht.

○○○

Was passiert also, wenn Frauen ihr Kind außerhalb dieser Hightech-Umgebung zur Welt bringen – beispielsweise zu Hause? Dafür entscheiden sich rund 3 Prozent der Frauen in Großbritannien und nur 1 Prozent in den USA. Wenn Frauen zu Hause gebären, werden sie dabei in der Regel während der ganzen Geburt von ein und derselben Hebamme betreut, während die meisten Medikamente und medizinischen Interventionen ohne einen Transfer ins Krankenhaus nicht zur Verfügung stehen.

Randomisierte Studien, die geplante Haus- und Hospitalgeburten vergleichen, sind kaum durchführbar, weil es weder praktikabel noch ethisch vertretbar ist, Frauen zu zwingen, an einem bestimmten Ort ihr Kind zur Welt zu bringen. Es gibt jedoch eine Fülle von großen Beobachtungsstudien, darunter eine Studie aus dem Jahr 2011, die fast 65 000 schwangere Frauen mit geringem Risiko einschloss.[11] Diese Studien vergleichen Frauen, die eine Krankenhausgeburt wählen, mit denjenigen, die eine Hausgeburt anstreben (unabhängig davon, ob sie ihre Kinder tatsächlich zu Hause bekommen oder wegen Schmerzen oder einem nötigen medizinischen Eingriff ins Krankenhaus gebracht werden). Wie sich herausgestellt hat, sinkt allein durch die Entscheidung für eine Hausgeburt die Wahrscheinlichkeit, Medikamente zur Weheneinleitung oder -verstärkung oder zur Schmerzlinderung zu brauchen, einen Dammschnitt zu benötigen oder einen Scheidenriss zu erleiden bzw. einen Kaiserschnitt oder instrumentale Unterstützung bei der Geburt zu benötigen. Ihre Kinder werden in einem besseren Zustand geboren, und die Chancen, dass es mit dem Stillen klappt, sind größer.

Ein ähnliches Bild ergeben britische Studien von unabhängigen Hebammen, die außerhalb des National Health Service arbeiten. Sie vermeiden medizinische Interventionen, es sei denn, es liegt ein klarer Grund vor, und viele der Geburten, die sie betreuen, finden zu Hause statt, und die ganze Schwangerschaft hindurch kümmert sich dieselbe Hebamme um eine Frau, ebenso vor und nach der Geburt. Eine Studie aus dem Jahr 2009 mit fast 9000 Frauen fand, dass 78 Prozent derjenigen in der Gruppe, die von unabhängigen Hebammen betreut wurde, eine nicht assistierte Geburt hatten, im Vergleich zu 54 Prozent, die konventionell betreut wurden.[12] Das Risiko, dass ihre Kinder ein niedriges Geburtsgewicht hatten oder auf die Intensivstation mussten, war nur etwa halb so groß wie bei der konventionellen Gruppe, und die Stillraten waren viel höher.

Einige der Vorteile sind vielleicht nicht überraschend, aber sind die zusätzlichen Maßnahmen, die bei einer konventionellen Krankenhausgeburt ergriffen werden, nicht nötig, um das Leben des Babys zu retten, wenn die Dinge falsch laufen? Wie sich herausgestellt hat, lautet die Antwort in vielen Fällen «Nein». Bei Schwangerschaften mit geringem Risiko ist eine Entbindung zu Hause für Frauen, die schon einmal entbunden haben, genauso sicher; die Rate neonataler Todesfälle und Verletzungen ist exakt identisch. Die Autoren eines aktuellen (2012) Cochrane-Reviews, in dem Haus- mit Krankenhausgeburten verglichen wurden, führten die höheren Komplikationsraten im Krankenhaus auf «Ungeduld und leichten Zugang zu medizinischen Eingriffsmöglichkeiten» zurück.[13] 2014 veröffentlichte der NHS neue Leitlinien, die besagten, dass solche Frauen besser außerhalb der geburtskundlichen Abteilung gebären und ermutigt werden sollten, entweder in einer von Hebammen geleiteten Abteilung oder zu Hause zu gebären.[14]

Wenn man leichten Zugang zur Technik durch Fürsorge für den emotionalen Zustand einer Frau ersetzt, fahren sie und ihr Kind offenbar besser dabei – nicht nur psychisch, sondern auch körperlich.

○ ○ ○

Als ich spät an einem Oktoberabend das zweite Mal Wehen verspürte, riefen mein Partner und ich die (unabhängigen) Hebammen an, und ich begab mich nicht ins Krankenhaus, sondern in ein aufblasbares Schwimmbecken in unserem Wohnzimmer.[15]

Jacqui Tomkins traf als Erste ein – tüchtig, kompetent und die Ruhe selbst. Der Schmerz baute sich rascher auf, als ich erwartet hatte, jede Wehe eine qualvolle, alles verschlingende Umarmung, und jede stärker als die vorangegangene. Und während ich mit naivem Selbstvertrauen in meine erste Entbindung gegangen war, wusste ich diesmal, wie schwierig sich die Dinge entwickeln konnten. «Ich glaube nicht, dass ich das schaffe», erklärte ich Jacqui. «Natürlich schaffen Sie das», kam die sachliche Antwort, wie eine Mutter, die ihr Kind am ersten Schultag beruhigt. Im Lauf meiner Schwangerschaft hatte ich Jacqui kennengelernt und Vertrauen zu ihr gefasst, und während die Versicherungen der ständig wechselnden Hebammen bei meiner ersten Entbindung nur dazu geführt hatten, dass ich mich einsam fühlte, trafen ihre Worte diesmal ins Schwarze. Es war schmerzhaft, aber die Angst war aus dem Schmerz verschwunden – nicht zu vergleichen mit dem überwältigenden, ertränkenden Chaos, das ich beim ersten Mal verspürt hatte. Schließlich fand ich meinen Rhythmus: spüren, dass die Wehe kommt, sich entspannen, die Augen schließen, ausatmen. Wie sich unter eine Welle wegducken, statt sich durch die Brandung zu kämpfen.

Nach etwa sechs Stunden hörte ich ein Geräusch. Es war ein gutturales Röhren, das aus meinem Inneren zu kommen schien. «Was geschieht da?», fragte ich alarmiert. Jacqui lächelte. «Sie pressen Ihr Baby hinaus.» Das, entdeckte ich, war ein anderer Schmerz, als werde man von innen zerrissen. Aber nun war es zu spät, es sich nochmals zu überlegen. Und zum Glück ist diese letzte Phase gewöhnlich kurz; die Entbindung konnte nur noch wenige Minuten bevorstehen. Meine zweite Hebamme traf ein, bereit für den großen Moment. Elke Heckel ist eine warme, hochgewachsene Deutsche, die sich in bunte Farben kleidet und Earl-Grey-Tee liebt. Sie hatte das Geräusch ebenfalls gehört. «Nicht mehr lange», meinte sie gemütlich, und machte es sich auf dem Sofa bequem.

Ihre Ankunft war tröstlich, ein anderer Faden in dem Sicherheitsnetz, das Jacqui um mich herum gewoben hatte. Unglücklicherweise lag auch dieses Kind schlecht, es hatte seinen Ellbogen gegen seinen Kopf gepresst und kam nur sehr langsam durch den Geburtskanal voran. Zwei Stunden später lugten die ersten Sonnenstrahlen durch die Fensterläden, und die Londoner Pendler liefen raschelnd durch das Herbstlaub vorbei. Aber noch kein Baby. Ich war erschöpft und begann erneut, in Panik zu geraten.

Ich hatte länger gepresst, als die Richtlinien für konventionelle Geburtsbetreuung erlauben. An dieser Stelle hätten mich NHS-Hebammen in einen Krankenwagen verfrachtet und ins Hospital transportiert, damit ein Geburtshelfer das Baby mit Schere, Zange oder (wegen meiner Vorgeschichte am wahrscheinlichsten) per Kaiserschnitt holt. Das würde eine fristgerechte Entbindung garantieren. Aber Notfalloperationen bergen ihre eigenen Risiken, darunter potenzielle Schwierigkeiten, mein Neugeborenes zu überzeugen, an der Brust zu trinken. Der Krankenhausaufenthalt und die längere Erholungszeit würden zudem dazu führen, dass ich mich in dieser sensiblen Zeit ihres Lebens weniger gut um meine dreijährige Tochter kümmern könnte.

Stattdessen überwachten Jacqui und Elke das Baby weiterhin

und versicherten mir, dass alles gut aussehe und keine Notwendigkeit zum Eingreifen bestünde. «Sie machen das hervorragend», lobten sie mich. «Er kommt, wenn er so weit ist.» Und das war es. Das war der Moment, in dem sich die Statistik veränderte, der Moment, in dem ein Notkaiserschnitt zu einer komplikationslosen Geburt wird. Auf dem Fußboden meines Wohnzimmers bewahrheitete sich, was Studien bei Zehntausenden von Frauen gezeigt haben: dass die Unterstützung von jemandem, dem wir vertrauen, kein überflüssiger Luxus ist. Das richtige Wort zur richtigen Zeit kann so mächtig sein, dass es eine aggressive medizinische Intervention ersetzt und physische Resultate verändert.

Ein paar Minuten später glitt mein Sohn ins Wasser. Jacqui fischte ihn in dem gedämpften Licht heraus und legte ihn in meine Arme: bleich, mit verquollenen Augen, perfekt. Ich stillte ihn auf dem Sofa mit einem Teebecher in der freien Hand, gerade rechtzeitig für meine Tochter, die die ganze Entbindung verschlafen hatte und nun herunterkam, um «Hallo» zu sagen.

○ ○ ○

Natürlich ist Hausgeburt nicht die Antwort für alle – oder auch nur die meisten – Frauen. Viele Frauen wünschen sich keine Hausgeburt, und die oben erwähnten Studien sprechen dafür, dass Erstgebärende vielleicht besser daran tun, ins Krankenhaus zu gehen; dort kommt es zu etwas weniger Totgeburten oder schweren Verletzungen der Babys. (Dasselbe gilt höchstwahrscheinlich für Risikoschwangerschaften wie Steißgeburten oder Zwillingsgeburten, obwohl es darüber so gut wie keine Studien gibt, weil sich nur sehr wenige der betroffenen Frauen für eine Hausgeburt entscheiden.)[16]

Was die so unterschiedlichen Geburten meiner Kinder mir klarmachten, war jedoch, wie entscheidend emotionelle Unterstützung sein kann, wo auch immer Frauen entbinden. Wir reagieren ganz anders auf Betreuung durch jemanden, den wir kennen und dem wir vertrauen, als durch eine Reihe von Fremden, und das betrifft nicht nur unsere Psyche, sondern auch die Physis. Leider zwingt unser medizinisches System die Frauen generell, zwischen zwei Extremen zu wählen: Sie können sich entweder für eine holistische Betreuung zu Hause entscheiden, aber ohne sofortigen Zugang zu einer lebensrettenden Medizintechnik, oder für eine interventionistische, unpersönliche Betreuung im Krankenhaus.

Hodnett argumentiert, wir sollten stattdessen das Beste zweier Welten zusammenführen: eine unterstützende Umgebung mit Hebammen, die die ganze Zeit hindurch bei der Gebärenden bleiben – mit Zugang zu Analgetika und Medizintechnologie, wenn sie tatsächlich gebraucht werden, aber *nur* dann. Das ist teilweise die Philosophie, die in Großbritannien hinter von Hebammen geleiteten Geburtszentren steht, aber auch sie garantieren keine kontinuierliche Betreuung und sie nehmen nur Frauen mit geringem Schwangerschaftsrisiko auf (rund 45 Prozent der Fälle),[17] die willens sind, auf die wirksamsten Formen der Schmerzlinderung zu verzichten. Aber wie steht es mit allen übrigen? Würden nicht alle Frauen – einschließlich derjenigen in der Geburtshilfestation – von einer stärker unterstützenden, weniger aggressiven Betreuung profitieren?

«Die übliche Antwort in Nordamerika lautet, dass wir uns eine durchgängige Eins-zu-eins-Unterstützung während der Geburt nicht leisten können», rügt Hodnett. Ihrer Meinung nach würde so etwas jedoch nicht unbedingt teurer werden: In einer Studie mit fast 7000 Frauen in 13 nordamerikanischen Krankenhäusern sorgte sie für eine kontinuierliche Betreuung, indem sie einfach den Einsatzplan von Hebammen und Krankenschwestern veränderte, ohne das Personal aufzustocken.[18] Und natürlich würde es im Endeffekt zu einer Kostensenkung führen, wenn sich die Zahl der Interventionen reduzieren ließe, nicht zu einer Kostensteigerung. Die Durchschnittskosten, die US-amerikanische Krankenhäuser für Schwangerschaftsbetreuung (Schwangerschaft, Geburt und

Neugeborenenbetreuung) in Rechnung stellen, liegt bei Frauen, die einen Kaiserschnitt haben, bei rund 50 000 Dollar, während bei einer vaginalen Geburt nur rund 30 000 Dollar anfallen.[19]

Wenn ihre Studien gezeigt hätten, dass Frauen während der Wehen ein teures neues Medikament erhalten sollten, meint Hodnett, «hätte jede Frau es am nächsten Tag erhalten». Die Einführung neuer Medikamente fügt sich gut in das existierende Modell medizinischer Betreuung ein. Wenn man hingegen die Betreuung der Frauen humaner gestaltet, wäre dies nicht unbedingt teurer, würde aber breitere Veränderungen in der Art und Weise erfordern, wie Krankenhausabteilungen geführt werden, und wenn man Hodnett glaubt, besteht wenig Interesse daran, das Problem anzugehen. «Es verlangt von Ärzten, Krankenschwestern, Hebammen und der Krankenhausverwaltung einen Wechsel in Haltung und Verhalten, und dazu ist es einfach noch nicht gekommen.»

In der Zwischenzeit erhalten Frauen, die im Krankenhaus entbinden, sämtliche medizinische Hilfe, die sie brauchen – und manche, die sie nicht brauchen.

○ ○ ○

«Spiderman!», erklärt der achtjährige Daniel aufgeregt und zeigt mir eine Sauerstoffmaske, die er mit Stickern verziert hat. Ein Kreis von winzigen Spidermen tanzt um den Rand des Mundstücks. Er sitzt auf der Bettkante und trägt einen grünen Krankenhauskittel, der mit Sternen und Herzen geschmückt ist.

Daniel ist ein netter hispanischer Junge mit dunklem, stachlig abstehendem Haar und einer Zyste im Gehirn. Die Ärzte verfolgen die Entwicklung der Läsion sorgfältig, um sicherzugehen, dass sie nicht wächst, und er ist hier im Boston Medical Care Center (BMC) in Massachusetts für seinen regelmäßigen MRT-Scan. «Spiderman!», wiederholt er. Er zieht die Nase kraus und zeigt breit grinsend seine Vorderzähne.

Wie Harborview versorgt das BMC eine demographisch schwierige Klientel. Die meisten Patienten, die hierher kommen, sind arm und benachteiligt. Viele von ihnen haben keine Krankenversicherung, und viele sprechen kein Englisch. Als ich an einem kalten grauen Tag morgens um acht Uhr eintreffe, finde ich den Krankenhauskomplex modern und eindrucksvoll, doch die Stimmung ist ein wenig verloren.

In der riesigen Eingangshalle flucht ein schwarz gekleideter Teenager in ein iPhone, während er den stachligen Palmen in riesigen Töpfen ausweicht, die über die ganze Lobby verteilt sind. Eine Tür rechts führt zum radiologischen Wartezimmer, wo gelangweilt aussehende Patienten im Fernsehen eine Diskussion über Kim Kardashians Brautkleid verfolgen. Doch als ich weiter den Korridor entlanggehe, verändert sich die Stimmung. Ich komme in einen kleinen, aber freundlichen, durch einen Vorhang abgetrennten Bereich, dekoriert mit Kinderfotos und Tierbildern. An einer Pinnwand hängen ausgeschnittene Kätzchen. Ein Schrank ist vollgepackt mit Spielzeug. Und da ist MRT-Schwester Pamela Kuzia, lächelnd und mütterlich, mit pinkfarbenen, geblümten Schuhen.

Kuzias Aufgabe ist es, die jüngsten Patienten des Krankenhauses durch ihre MRT-Scans zu begleiten. Dazu müssen die Kinder rund eine Stunde lang bewegungslos in einer engen Röhre liegen, selbst für Erwachsene eine beängstigende Erfahrung. Womöglich versucht sie, dies zu schaffen, ohne den Kindern Beruhigungsmittel zu verabreichen. «Unser Job ist es nicht, jemandem Medikamente zu geben, wenn wir es nicht müssen», erklärt sie. Die jüngeren und die ängstlicheren Kinder betäubt sie. Aber selbst dann kann es eine Herausforderung sein, sie in den Scanner-Raum und auf den Tisch zu lotsen, wo sie sediert werden.

Kinder wie Daniel, beispielsweise. Seine Entwicklung ist verzögert. Seine Mutter spricht kein Englisch und wird nervös, wenn sie ins Krankenhaus kommt, was auf ihren Sohn abfärbt. Und einige seiner vorangegangenen Scans waren traumatisch; so löste sich beispielsweise die Kanüle, mit der das Beruhigungsmittel appliziert wurde, aus seiner Vene und Flüssigkeit begann, in seinen Arm zu tropfen. Es kam so weit, dass Daniel schon zu weinen begann, sobald er Kuzia in der Halle sah.

Aber das hat sich geändert. Als er hereinkommt, ist er ganz ruhig, die Augen sind weit geöffnet. Kuzia gibt ihm ein paar Matchbox-Autos (sie weiß, dass er damit am liebsten spielt) und reicht ihm dann die Sauerstoffmaske. «Deine Pilotenmaske», meint sie fröhlich. «So, Mr. Daniel. Kaugummi oder lieber Erdbeere?» Er lächelt zum ersten Mal.

«Kaugummi!», antwortet er. Kuzia sprüht die Maske ein, und ein penetranter Geruch nach Kaugummi erfüllt den Raum. Daniel hält stolz seine frisch eingesprühte Maske und spielt mit der Tülle. Als er sie schließlich mit Stickern dekoriert hat, hüpft er vor Freude.

Dann ist es Zeit, in den Scanner-Raum zu gehen. Der Eingang könnte kaum einschüchternder sein. Er ist umgeben von Warnschildern an Türen, Wand und Boden. *Halt!* Rote Tafeln. *Gefahr!* Gelbe und schwarze Quadrate. *Vorsicht, Magnet stets eingeschaltet.* Jenseits der Schwelle liegt ein großer Raum voller Geräte, die auf Rollwagen stehen, eine Fülle von Monitoren, Kabeln, Knöpfen und blinkenden Lichtern. Da gibt es Strahler, Scheren, Gaskanister, Infusionsgeräte, Pumpentaschen, Schachteln mit Handschuhen und Tuben mit Creme. Und in der Mitte des Raumes steht laut brummend ein Doughnut-förmiger Tunnel – der Scanner selbst.

Er generiert ein Kräftefeld, das 10 000 Mal stärker ist als das Erdmagnetfeld, was bedeutet, dass jeder magnetische Metallgegenstand, der versehentlich in den Raum gebracht wird – ein Stift, eine Uhr, eine Büroklammer oder ein Ohrring – mit tödlicher Geschwindigkeit Richtung Scanner (und jedem, der darin liegt) beschleunigt wird. Der Scanner ist groß und imposant, und es gibt einen schmalen Gleittisch für den Patienten, der mich an die Tische erinnert, die man benutzt, um Tote in einer Leichenhalle in den Gefrierschrank zu schieben, in dem sie gelagert werden.

Kuzia hat es geschafft, Daniel bis zur Tür zu bringen. Nun muss sie ihn auf diesen Gleittisch bringen.

○ ○ ○

Man muss kein Verbrennungs- oder Traumapatient sein oder in den Wehen liegen, um mit einer belastenden oder schmerzhaften medizinischen Prozedur konfrontiert zu werden. Millionen Menschen legen sich jedes Jahr nicht nur in den Scanner, sondern unterziehen sich invasiven Eingriffen, wie Biopsien oder Schlüssellochchirurgie, während sie hellwach sind. Anders als bei der offenen Chirurgie, bei der ein großer Einschnitt in die Haut erfolgt, arbeitet der Chirurg bei einer Schlüssellochoperation durch eine winzige Öffnung, wobei er durch Bilder von Kameras am Ende eines Schlauches geleitet wird.

Wunden heilen besser als bei offener Chirurgie, und Patienten können oft noch am selben Tag nach Hause gehen. Sie brauchen in der Regel keine Vollnarkose, sondern meist reichen örtliche Betäubung und Beruhigungsmittel. Aber trotz dieser Vorteile kann es eine beängstigende Erfahrung sein, bewusst mitzuerleben, wie man operiert wird. Gefährliche Nebenwirkungen begrenzen die Menge an Sedativa, die Ärzte geben können, und Patienten berichten im Allgemeinen von einem hohen Maß an Angst und Schmerz.

Eine der Ärztinnen, die solche Operationen durchführen, ist die Interventionsradiologin Elvira Lang. «Ich operiere wache Leute», erklärt sie. «Man steht vor der Herausforderung, einen Patienten auf den OP-Tisch zu bringen, ihn dort zu halten und gleichzeitig das zu tun, was getan werden muss, und zwar mit Würde.»[20] Statt einfach Medikamente auszuteilen, fragte sie sich, ob sie nicht die psychischen Ressourcen ihrer Patienten mobilisieren könne. Daher entwickelte sie eine Mischung aus empathischen Kommunikationsfertigkeiten, positiver Suggestion und Vorstellungskraft, von der die Ärztin hoffte, sie würde ihren Patienten helfen, sich zu entspannen, und ihre Schmerzen lindern. Sie nennt es Comfort Talk.

Während sie in Hospitälern der Harvard Medical School in Boston, Massachusetts, arbeitete, testete Lang ihren Ansatz in randomisierten kontrollierten Studien mit mehr als 7000 Patienten, die sich invasiven medizinischen Eingriffen, wie Brustbiopsien oder Entfernung eines Nierentumors, unterziehen mussten.[21] In den Studien verglich sie ihre Intervention plus Standardbetreuung («bewusstes Sedieren», wobei bei Bedarf intravenöse Schmerzmittel zur Verfügung stehen) mit Standardbetreuung allein.

In allen Studien Langs berichteten die Patienten, die Comfort Talk erhielten, über deutlich weniger Angst und Schmerzen als diejenigen, die nur die Standardbetreuung erhielten. In einer Studie mit 241 Teilnehmern, die sich renalen und vaskulären Eingriffen unterziehen mussten, lag der Gipfel der Schmerzwerte in der Interventionsgruppe bei 2,5 von 10, in der Kontrollgruppe hingegen bei 7,5, und statt zu steigen, sank die Angst in der Interventionsgruppe auf null.

Das ist jedoch noch nicht alles. Genau wie bei Studien über Geburten fand Lang, dass es sich auch in harter physischer Währung auszahlt, den psychischen Zustand des Patienten an erste Stelle zu setzen. Diejenigen, die mit Comfort Talk «behandelt» wurden, brauchten sehr viel weniger Sedativa und litten deutlich seltener unter Komplikationen. In der Studie über renale und vaskuläre Eingriffe, beispielsweise, benötigten die Patienten in der Interventionsgruppe nur halb so viele Medikamente. Ihr Eingriff war zudem durchschnittlich 17 Minuten früher abgeschlossen, was dem Krankenhaus 338 Dollar pro Patient sparte.[22]

Aber nach zwei Jahrzehnten Arbeit und der Art von Studienergebnissen, für die Pharmakonzerne ihren rechten Arm geben würden, sind Langs Ideen von anderen Krankenhäusern nicht aufgegriffen worden. Daher entschloss sie sich, ihre Technik selbst unter die Leute zu bringen, und verließ Harvard, um ihr eigenes

Unternehmen zu gründen und medizinische Teams entsprechend ihrem Ansatz auszubilden.[23] Sie führt noch immer klinische Studien durch, konzentriert sich aber nun auf wirtschaftliche statt auf gesundheitliche Aspekte, «weil es, um es direkt zu sagen, das ist, was Krankenhausverwaltungen interessiert».

Ein Gebiet, das sie zu transformieren hofft, sind MRT-Scans wie bei Daniel. Wenn Patienten zu nervös sind, um rund eine Stunde lang still im Scanner zu liegen, muss der Scan abgebrochen werden – und trägt dann zu dem bei, was als «Klaustrophobie-Rate» bezeichnet wird. Die Klaustrophobie-Rate zu senken, ist ein ständiger Kampf, sagt Kelly Bergeron, Managerin der MRT-Anlage am Boston Medical Center. MRT-Scans können für Patienten wie diejenigen am BMC besonders beängstigend sein, erklärt sie, weil sie in der Regel eine geringe Schulbildung haben und nicht viel von Medizin verstehen. «Sie verstehen nicht, was mit ihnen passiert. Sie mit dieser Art Technologie zusammenzubringen, weckt Ängste in ihnen.»

Wenn der Scan beim ersten Mal nicht gelingt, müssen die Patienten nochmals kommen und erhalten dann ein Beruhigungsmittel, sagt Bergeron. Aber wenn sie sehr ängstlich sind, wirkt das Medikament unter Umständen nicht. «Sie kämpfen gegen das Medikament an. Was andere für eine ganze Woche außer Gefecht setzen würde, lässt diese Patienten über Tisch und Bänke tanzen.» Dann müssen sie ein drittes Mal wiederkommen und vielleicht unter Vollnarkose gesetzt werden, mit all den Gesundheitsrisiken, der Erholungszeit und den Kosten, die so etwas mit sich bringt.

Lang schätzt, dass solche verschwendeten Scans allein in den USA jedes Jahr zwischen 425 Millionen und 1,4 Milliarden Dollar kosten.[24] Wenn Comfort Talk Leuten hilft, die sich Biopsien und Schlüssellochoperationen unterziehen müssen, könnte es ihnen dann nicht auch bei einem Scan im MRT helfen?

○ ○ ○

«Gleich wird's beißen!» «Noch ein scharfer Stich in einer Minute.» «Sie werden ein Brennen fühlen.»

Patienten vor Schmerzen oder Unangenehmem zu warnen, das sie gleich spüren werden, gehört zu den Grundpfeilern der konventionellen medizinischen Betreuung. Aber Lang argumentiert, dass wir während medizinischer Diagnoseverfahren bzw. Eingriffen wie Scans oder Operationen besonders empfänglich für den Nocebo-Effekt sind, und die Information, wie sehr dieses oder jenes schmerzen wird, den Schmerz nur vergrößert. «Sobald man seinen Fuß in eine medizinische Einrichtung oder eine Zahnarztpraxis setzt, befindet man sich bereits in einem hypnotischen Zustand», argumentiert Lang. «Man ist höchst beeinflussbar.»

Um dies zu belegen, arbeitete Lang mit dem Placebo-Forscher Ted Kaptchuk in Harvard zusammen und analysierte mit ihm 159 Videos von Patienten, die sich einer Operation unterzogen und ihre Schmerzen alle 15 Minuten bewerteten.[25] In den Videos warnte das Personal häufig anschaulich vor bevorstehenden Schmerzen (einschließlich der oben aufgeführten Sätze). Wenn der Patient diese Warnung vor potenziell schmerzhaften Ereignissen wie Injektionen oder einem Einstich in die Haut erhielt, schnellten ihre Schmerz- und Angstwerte in die Höhe, selbst wenn die negativen Begriffe durch Einschränkungen wie «nicht viel» oder «nur ein wenig» abgemildert wurden.

Daher besteht ein Schlüsselaspekt von Langs Comfort Talk darin, negative oder angstbesetzte Begriffe aus der Unterhaltung zu eliminieren. Statt den Patienten ständig zu erzählen, wie viel Schmerzen sie empfinden werden, schlägt Lang vor, negative Möglichkeiten vorher, im Stadium der Einverständniserklärung (*informed consent*), anzusprechen. «Aber wenn das erledigt ist und der Patient hier ist, muss man ihm nicht sagen, dass es stechen oder brennen wird.»

Lang hat kürzlich Bergerons Team in Comfort Talk geschult. Auch wenn Bergeron denkt, dass ihr Team bereits einfühlsam mit

Patienten umgeht, meint sie, Lang habe ihnen geholfen, die Sprache zu überdenken, die sie während der Scans gebrauchen. Vor dem Training warnten ihre Mitarbeiter die Patienten routinemäßig vor bevorstehenden Unannehmlichkeiten, zum Beispiel, bevor sie ihnen Kontrastmittel injizierten, damit sich bestimmte Gewebe auf dem Scan besser abbilden lassen. «Nun spricht niemand mehr von Nadel oder Bienenstichen», sagt Bergeron. «All dies haben wir herausgenommen. Nun sagen wir ‹Ich gebe Ihnen gleich das Kontrastmittel›.» Statt Patienten im Scanner einzusperren, versucht das Personal zu erreichen, dass sie sich wohlfühlen. Der Panikknopf ist zur Serviceklingel geworden.

Eine weitere Komponente von Langs Ansatz besteht darin, Patienten zu ermutigen, sich positive Bilder vorzustellen. Eine der angsterregendsten Prozeduren des MRT-Scans ist die Immobilisierung in der «Kopfspule», einer Plastikmaske, die über dem Gesicht arretiert wird. Bergeron und ihre Kollegen suggerieren den Kindern nun, sie flögen in einer Rakete oder die Kopfspule sei eine Football-Maske. Erwachsenen raten sie vielleicht sich vorzustellen, auf einem Massagetisch zu liegen, oder sie bieten ihnen sogar eine Auswahl von Orange-Lavendel-Aromatherapietabletten an, um die Illusion eines Spabesuchs heraufzubeschwören.

Und wenn ein Patient sehr nervös ist, kann das Personal aus einem Skript vorlesen.[26] Das Prozedere wird als Entspannungsübung präsentiert, ähnelt aber einer hypnotischen Suggestion, bei der die Patienten ermuntert werden, ihre Augen nach oben zu rollen, tief durchzuatmen und sich auf ein Gefühl des Schwebens zu konzentrieren, bevor sie sich ein angenehmes Szenario ihrer Wahl vorstellen. Ihr Team habe sich anfangs komisch dabei gefühlt, erinnert sich Bergeron, habe aber bald die Vorteile erkannt. «Man kann das von diesem Blatt Papier ablesen, und es funktioniert immer noch», sagt sie. «Wenn sie zuhören, beruhigt es sie. Es klingt verrückt, aber es funktioniert tatsächlich.»

In einer Studie, in der rund 14 000 MRT-Termine analysiert

wurden, zeigte Lang, dass ein Training des Personals in Comfort Talk die Klaustrophobie-Rate um fast 40 Prozent senkt (und dem Krankenhaus je nach Versicherungsträger und Anlage 750 bis 5000 Dollar pro geretteten Scan erspart).[27] Ähnliche Ergebnisse erbrachte eine bisher unveröffentlichte Studie mit 90 000 Terminen, an dem das BCM-Team teilnahm.

Trotz Langs positiven Ergebnissen sagt Bergeron voraus, dass es schwer werden wird, das medizinische Establishment davon zu überzeugen, Comfort Talk einzusetzen. «Schließlich handelt es sich nicht um Medizin, es geht lediglich um eine geistige Haltung», meint sie. «Es ist sehr schwierig, diese Art von Werkzeug oder Mentalität in ein westliches Gesundheitssystem einzubringen, das auf Tests und Ergebnisse setzt.» Sie hat jedoch festgestellt, dass mehr Patienten als zuvor ihre Untersuchungen absolvieren, Scans rascher und mit weniger Unterbrechungen ablaufen und weniger Patienten mit Medikamenten ruhiggestellt werden müssen, seit ihr Team begann, Langs Ansatz zu benutzen.

Und was noch besser ist: «Ich weiß nicht, wie lange ich da kein brüllendes Kind mehr habe hineingehen sehen», sagt Bergeron. «Das ist der größte Erfolg der ganzen Sache.»

○ ○ ○

Kuzia führt Daniel über die Gefahrenschwelle in den Scanner-Raum. Sie geht mit ihm um den beigefarbenen Tunnel herum, beobachtet vom weiß gekleideten medizinischen Personal, das durch ein Fenster vom Kontrollraum nebenan zuschaut. «Das ist der große Raum. Drinnen ist die große, große Kamera.»

Sie ermutigt Daniel, spielerisch gegen die Tunnelwand zu schlagen, und zeigt dann auf den Tisch. «Komm und setz dich drauf.» Er hüpft herauf, und sie redet weiter: «Hier ist deine Pilotenmaske. Alle Raumfahrer brauchen eine Pilotenmaske. Möchtest du ein paar Aufkleber auf deinem Bauch? Eins, zwei, drei, vier.» Er sitzt ruhig da, als sie die EKG-Elektroden auf seine Brust klebt, um seinen Herzschlag zu registrieren, und legt ihm eine Blutdruck-manschette an.

Der Anästhesist befestigt an Daniels Maske einen Plastik-schlauch. «Piloten brauchen Sauerstoff, wenn sie hoch oben am Himmel fliegen», erklärt er. «Du musst den Sauerstoff einatmen.» Daniel hält die Maske vors Gesicht und atmet ein. Dann schreit er auf, und Kuzia drückt ihn an sich. «Denk an ein Spiderman-Abenteuer», flüstert sie. Und zwei Sekunden später: «Er ist einge-schlafen.» Daniel hat sich perfekt benommen.

Nächstes Mal, meint Kuzia, kann er seinen Scan ohne Beruhi-gungsmittel versuchen. Kleine Veränderungen, wie das Vermeiden von Angst einflößenden Begriffen, ihn einen Geruch wählen zu las-sen, seine Maske mit Aufklebern zu dekorieren und ihn zu ermun-tern, sich einen Raumflug vorzustellen, haben einen schreienden, sich wehrenden Jungen, der unter traumatischen Umständen se-diert werden musste, in einen kooperativen Patienten verwandelt, der von nun an hoffentlich gar keine Medikamente mehr braucht.

Kuzia legt Daniel nieder und deckt ihn mit einem Laken zu, bevor sie ihn in den Scanner schiebt. Er ist von Piep- und Pfeif-Tönen umgeben, und seine Herzfrequenz pulsiert grün über einen nebenstehenden Monitor. Nebenan, im Kontrollraum, erscheinen Schwarz-Weiß-Schnitte seines Gehirns auf dem Computerschirm.

○ ○ ○

Am anderen Ende der Stadt, im Massachusetts General Hospital, kümmert sich Vicki Jackson um Menschen mit tödlichen Krank-heiten. Als Spezialistin für Palliativmedizin besteht ihre Aufgabe nicht darin, Medikamente oder Therapien zu verschreiben, son-dern darin, zu reden. Sie muss sich mit Fragen auseinandersetzen, die Menschen, die dem Tod nahe sind, oft nicht gestellt werden: Wie viel wollen sie über ihre Prognose wissen, würden sie lieber ihre Symptome lindern oder länger leben, wo und wie würden sie gern sterben? Jacksons Hauptziel ist es, die Lebensqualität der Patienten in der Zeit, die ihnen noch bleibt, zu verbessern. In einer bahnbrechenden Studie 2010 fand sie jedoch heraus, dass diese Diskussionen viel mehr als nur dies bewirken können.

Die Studie, die von der Onkologin Jennifer Temel geleitet wurde, begleitete 150 Patienten, die gerade die Diagnose «Lungenkrebs im Endstadium» erhalten hatten.[28] Nach der Diagnosestellung bleibt den Patienten in der Regel noch ein Jahr. Die Hälfte der Patienten in Temels Studie erhielten die Standard-Krebstherapie. Die Ärzte konzentrierten sich, wie zu erwarten, auf den medizinischen Zustand des Patienten: Sie planten deren Behandlung, überwachten die Entwicklung des Tumors und therapierten etwaige Komplikationen. Die andere Hälfte der Patienten wurde genauso behandelt, doch ihnen wurden monatliche Sitzungen mit palliativer Betreuung angeboten.

Bei diesen Sitzungen konzentrierten sich Jackson und ihre Kollegen nicht auf die medizinischen Details der Krebserkrankung ihrer Patienten, sondern auf deren Privatleben; dabei ging es unter anderem darum, wie sie und ihre Familien mit der Diagnose oder Nebenwirkungen der Behandlung fertig werden. Beispielsweise erzählt mir Jackson von einem Patienten mit Bauchspeicheldrüsenkrebs – nennen wir ihn Peter –, den sie am Tag vor unserem Interview sah, nachdem sein letzter Scan schlechte Nachrichten ergeben hatte.

«Sein Onkologe verbrachte 40 Minuten damit, die Scan-Ergebnisse durchzusprechen, und dann verbrachte ich eine weitere Stunde damit, sie mit ihm durchzusprechen», erinnert sie sich.[29] Die Botschaft des Onkologen war, dass eine weitere Chemotherapie Peter wahrscheinlich nichts bringt; Jacksons Aufgabe war es, mit Peter zu diskutieren, was das für die Weise bedeutet, wie er sein Leben leben sollte. «Sein Sohn heiratet in sechs Monaten. Ich denke nicht, dass er es bis zur Hochzeit schafft», meint sie. «Wie soll er mit seinen Kindern sprechen, die im ganzen Land verstreut leben, vor allem mit seinem Sohn?»

Jackson sagt, sie könne ihren Job nicht tun, ohne ihre Patienten intim zu kennen – ihre Interessen, ihre Werte, ihre Familie. Bei einer guten palliativen Betreuung geht es nicht so sehr darum, Menschen beim Sterben zu helfen, sondern ihnen zu helfen zu leben, erklärt sie mir. Um das herauszufinden, muss man sie als Person verstehen lernen und ergründen, was Leben für sie bedeutet, ob es sich nun um Golfspielen, Anschauen von Seifenopern oder darum handelt, gesundheitlich in der Lage zu sein, an einer Hochzeit teilzunehmen. «Das ist bei jedem Menschen anders.»

Durchschnittlich nahmen die Lungenkrebspatienten in Temels und Jacksons Studie an vier Sitzungen mit palliativer Betreuung teil. Die Ergebnisse waren verblüffend. Im Vergleich zu einer Kontrollgruppe hatten diese Patienten eine deutlich bessere Lebensqualität (ein Maß, das die Bewertung körperlicher Symptome einschließt) und fühlten sich signifikant weniger depressiv. Zudem erhielten sie am Ende ihres Lebens eine weitaus weniger aggressive Behandlung, weniger Chemotherapie-Runden und längere Hospizaufenthalte. Aber die Forscher waren verblüfft, etwas Weiteres festzustellen: Die Gruppe mit palliativer Betreuung überlebte im Mittel 11,6 Monate, die Kontrollgruppe hingegen nur 8,6 Monate.[30]

Es bedarf weiterer und größerer Studien, um dieses Ergebnis abzusichern und zu klären, warum Gespräche mit einem Palliativmediziner eine so dramatische Wirkung haben. Die geringere Depressionsrate könnte *ein* Faktor sein – im Allgemeinen leben Krebspatienten, die depressiv sind, nicht so lange. Wahrscheinlich spielen auch aggressive Therapien am Lebensende, wenn es den Patienten schon sehr schlecht geht, eine Rolle und beschleunigen den Tod, statt ihn hinauszuzögern.

Als die Patienten Gelegenheit hatten, mit jemandem nicht über ihren Tumor zu reden, sondern darüber, was sie mit der Zeit, die ihnen noch bleibt, anfangen wollten, trafen sie unterschiedliche

Entscheidungen. Anfangs wählten sie noch aggressive Therapien, doch in ihren letzten Monaten konzentrierten sie sich vornehmlich auf eine Maximierung der Lebensqualität. Sie erhielten weniger Behandlungen, die einen allerletzten verzweifelten Versuch darstellten, und das hat sich neben all den anderen Vorteilen offenbar lebensverlängernd ausgewirkt.

Im Standardmodell der Betreuung, argumentiert Jackson, sind aggressive Therapien hingegen das Einzige, was im Angebot ist. Menschen mit Krebs im Endstadium akzeptieren eine Chemotherapie nach der anderen, denn in Ermangelung irgendeiner Alternative heißt nichts tun so viel wie aufgeben.

«Intervention wird zu einem Synonym für Hoffnung», meint Jackson. «Aber das ist sie nicht.»

○ ○ ○

Wenn wir medizinisch behandelt werden, wird unser psychischer Zustand nur allzu oft als zweitrangig angesehen, und unsere Rolle als Patient geht häufig nicht über das Unterschreiben einer Einwilligungserklärung und die Forderung nach Schmerzmitteln hinaus. Als ich mein erstes Kind zur Welt brachte, wurde ich medizinisch nach dem Stand der Technik betreut, aber ich fühlte mich (und das gilt wohl für viele Frauen) als Objekt auf einem Fließband, eine passive Empfängerin einer verwirrenden Reihe medizinischer Eingriffe, die mit dem Sprengen der Fruchtblase begannen und mit einem Kaiserschnitt endeten. Wir konzentrieren uns oft auf die Bedeutung der Schmerzlinderung während der Geburt, aber ich fand diesen Verlust an Kontrolle letztlich schlimmer als die körperlichen Schmerzen, die ich hatte, als ich beim zweiten Mal ohne starke Schmerzmittel entband.

Die drei in diesem Kapitel beschriebenen Projekte – Hebammen, die Frauen bei der Geburt unterstützen, Radiologen, die ihre Kommunikation mit Patienten verändern, und Ärzte, die schwierige Fragen mit Kranken im Endstadium besprechen – weisen den Patienten hingegen eine aktive Rolle zu. Diese Interventionen mögen selbstverständlich erscheinen, doch sie alle verkörpern einen grundlegenden (und für unser medizinisches System revolutionären) Wandel im Hinblick darauf, was es bedeutet, jemanden medizinisch zu betreuen. Das Ideal ist nicht der allmächtige Arzt, der einen passiven Empfänger therapiert, sondern eine Partnerschaft zwischen gleichberechtigten menschlichen Wesen.

Dieses Prinzip steht auch im Zentrum vieler der anderen Fälle, die wir bisher betrachtet haben, darunter die RDS-Patienten, die in Peter Whorwells Hypnotherapie-Klinik behandelt wurden, Manfred Schedlowskis Nierentransplantationsempfänger und die Verbrennungspatienten, die in Hunter Hoffmans Snow World eintauchten. Statt mit immer höheren Medikamentendosen und immer mehr Eingriffen einen Weg aus medizinischen Problemen zu suchen, haben diese Mediziner die psychischen Ressourcen ihrer Patienten als entscheidende Komponente ihrer medizinischen Fürsorge genutzt. Dies gelingt ihnen bei Erwachsenen wie bei Kindern, bei chronischen Leiden wie bei Notfällen, von der Geburt bis zum Tod.

Dieser Ansatz erhöht die Lebensqualität von Patienten. Er kostet weniger. Und er verbessert die *physischen Resultate.* Patienten haben weniger unter Komplikationen zu leiden, erholen sich schneller und leben länger. Die Studienergebnisse zeigen, dass individuelle Fälle wie Daniels und mein Fall keine glücklichen Zufallsereignisse sind, sondern ein breiteres Bild widerspiegeln, wie viele hunderttausend Patienten belegen. Schließlich sind wir Menschen, keine Maschinen. Wenn wir medizinisch betreut werden, spielt auch unsere Psyche eine Rolle. Menschen, die sich allein und verängstigt fühlen, fahren nicht so gut wie andere, die sich unterstützt und sicher fühlen und die Kontrolle ausüben.

Aber was ist mit dem Rest unserer Zeit? Wir verbringen den Großteil unseres Lebens nicht als Patienten, sondern als Menschen, die Alltagskrisen meistern müssen – die mit schwierigen Beziehungen, belastenden Jobs und verstopften Straßen, mit engen Terminen, Enttäuschungen und Schulden fertig werden müssen. In der zweiten Hälfte des Buches wollen wir über medizinische Therapien und Behandlungen hinausschauen und die Bedeutung unserer Psyche im Alltag erforschen. Wie beeinflussen unsere Gedanken, Überzeugungen und Gefühle im Lauf unseres Lebens unsere psychische Gesundheit?

8

KAMPF ODER FLUCHT
Wie Gedanken töten

Am 17. Januar 1994 um 4:30 Uhr morgens wurde Los Angeles von einem verheerenden Erdbeben erschüttert. Mit einer Stärke von 6,7 auf der Richterskala war es das stärkste Erdbeben, das eine amerikanische Großstadt jemals getroffen hatte. Schockwellen, die 11 Meilen unter der Erdoberfläche ihren Ursprung nahmen, schüttelten die Stadt zehn schreckliche Sekunden lang durch. Wohnhäuser stürzten ein, Brücken und Stromleitungen kollabierten, Krankenhäuser brachen zusammen, und ein Güterzug mit 64 Anhängern sprang aus den Schienen. Dutzende von Menschen wurden getötet und Tausende verletzt, als die Lichter in der Stadt erloschen und Feuer außer Kontrolle gerieten.

Robert Kloner, ein Kardiologe, der im Good Samaritan Hospital in der Innenstadt von L. A. arbeitete, lag zu Hause im Bett und schlief, als er die Erschütterungen spürte. «Die Lichter gingen aus, und das Haus wackelte wie ein Zug», erinnert er sich. «Alles, was aus Glas war, zerbrach, unser Fenster zerbarst, und die Wand des Schlafzimmers kam teilweise herunter.» Als ihn Panik durchflutete, begann sein Herz zu rasen, und sein Blutdruck schoss empor. «Es war eine der wenigen Gelegenheiten in meinem Leben, an denen ich das Gefühl hatte, es könnte aus sein mit mir.»[1]

Nur wenige Demonstrationen, wie sich die Psyche auf den Körper auswirkt, sind so dramatisch wie schiere Angst. Kloner hatte Glück und überlebte das Erdbeben unverletzt. Aber er entdeckte später, dass der einfache Gedanke daran, gleich sterben zu müssen, bei Dutzenden in dieser Region ausgereicht hatte, um sie zu töten.

Offiziell starben bei dem Erdbeben in L. A. 57 Menschen, darunter einige, die von einstürzenden Häusern begraben wurden, sowie ein Polizist auf seinem Motorrad, der mehr als 10 Meter tief in den Tod stürzte, als eine Autobahn kollabierte. Aber als Kloner Berichte über tödliche Herzanfälle im Landkreis in dieser Zeitspanne untersuchte, stieß er auf eine Gruppe verborgener Opfer.[2]

In den zwei Wochen vor dem Erdbeben starben durchschnittlich 73 Menschen pro Tag an Herzanfällen. An diesem schrecklichen Tag schnellte die Zahl jedoch auf 125 hoch, was weit außerhalb jeder üblichen Variationsbreite liegt. Das spricht dafür, dass das Herz bei rund 50 Leuten als direkte Folge der Katastrophe versagte. Spitzenwerte bei Todesfällen durch Herzversagen treten auch bei anderen Krisen auf,[3] zum Beispiel bei dem irakischen Raketenangriff auf Israel 1991 sowie dem verheerenden Erdbeben in Athen, Griechenland, 1981 und in Kobe, Japan, 2005. Statt von herabfallenden Trümmern erschlagen zu werden, fürchteten sich diese zusätzlichen Opfer buchstäblich zu Tode.

○ ○ ○

Wenn Sie jemals vor ein Auto gelaufen sind oder mitten in der Nacht von einem unheimlichen Geräusch aufgeweckt wurden, dann wissen Sie, wie heftig Ihr Körper auf Furcht reagiert. Innerhalb von Sekundenbruchteilen nach Wahrnehmung einer Gefahr spüren Sie einen Adrenalinschub, Ihr Herz schlägt schneller, Sie atmen heftiger, und Ihre Pupillen erweitern sich. Die Durchblutung der momentan nicht lebenswichtigen Organe, wie Darmtrakt und Sexualorgane, wird gedrosselt, und vermehrt Blut in Gehirn und Muskulatur geleitet. Die Verdauung verlangsamt sich, während Fett und Glucose ins Blut ausgeschüttet werden, um Energie für Ihre nächste Bewegung zu liefern.

Dieses Notfallprogramm wird als Kampf-oder-Flucht-Reaktion (*fight or flight reaction*) bezeichnet. Sie wird von Stresshormonen gesteuert, die in den Blutstrom entlassen werden, darunter Adrenalin und Cortisol, wie auch vom sympathischen Nervensystem, das das Gehirn mit den wichtigsten Organsystemen des Körpers verknüpft (und hinter den konditionierten Reaktionen steht, die wir in Kapitel 4 diskutiert haben). Die Kampf-oder-Flucht-Reaktion hat sich ursprünglich in Antwort auf physische Traumata oder Stress entwickelt: Verletzung, Erschöpfung oder Hunger. Aber sie kann auch von psychischen Faktoren ausgelöst werden. Unser Körper wird in Alarmbereitschaft versetzt, sobald wir eine Bedrohung sehen, hören, riechen – oder uns auch nur vorstellen.

Das Emporschnellen des Blutdrucks und der rasende Puls, die von der Wahrnehmung einer Gefahr ausgelöst werden, sind manchmal so heftig, dass sie uns töten können, wie Kloner feststellte. Natürlich ist Sich-zu-Tode-Fürchten ein relativ seltenes Phänomen, das nur eine kleine Gruppe von Menschen betrifft. Kloner erklärt mir, dass es am ehesten Menschen trifft, die bereits ein schwaches Herz haben, und eine Situation verlangt, in der man sich «persönlich körperlich stark bedroht fühlt».[4] Im Allgemeinen ist die Kampf-oder-Flucht-Reaktion hilfreich: eine instinktive Reaktion, die unseren Vorfahren ermöglicht hat, in einer sich rasch verändernden Umgebung über Millionen Jahre der Evolution zu überleben. Sie wird in Sekundenbruchteilen eingeschaltet, und wenn die Gefahr vorbei ist, entspannt sich unser Körper wieder.

Zumindest funktioniert die Sache so bei den meisten Arten. Wie Robert Sapolsky, ein führender Stressforscher der Stanford University, 1994 in seinem Buch *Why Zebras Don't Get Ulcers* (deutsch: *Warum Zebras keine Migräne kriegen*) beschreibt, profitiert ein Zebra, das von einem Löwen gejagt wird, von der vollen Kraft seiner Kampf-oder-Flucht-Reaktion. Sobald die Jagd vorbei ist, erholt sich das Zebra (sofern es überlebt hat), und seine physiologischen Funktionen normalisieren sich – es wirkt ruhig und gelassen. Das Tier spielt die Hetzjagd nicht nochmals im Kopf durch und brütet auch nicht darüber, ob es nächstes Mal ebenso viel Glück haben wird.

Aber Menschen unterscheiden sich von Zebras. Unser komplexeres Gehirn ermöglicht uns, aus Fehlern zu lernen und für die Zukunft zu planen – aber uns auch die ganze Zeit über unsere Probleme Sorgen zu machen. Von Terrorangriffen über Arbeitslosigkeit und Beziehungskrisen zu Verkehrsstaus und Streit mit einem Freund – wir spielen Vergangenes erneut durch und sorgen uns wegen der Zukunft. Das nennen wir Stress, und es löst im Körper dieselben Notfallreaktionen aus wie ein Erdbeben, wenn auch in geringerem Maße. Es kann passieren, dass wir umgeben von Freunden zu Hause am Kamin sitzen und eine herzhafte Mahlzeit zu uns nehmen, unser Kopf und unser Körper sich aber im Alarmmodus befinden.

Zum Glück werfen uns alltägliche Sorgen nicht sofort aus der Bahn. Aber im Lauf der Zeit können sie sich dennoch tödlich auswirken.

○ ○ ○

Lisas Leben wird von Gesetzen bestimmt, die sie weder vorhersagen noch verstehen kann. «Ich lebe in ständiger Furcht, eine von Brandons Regeln zu verletzen», sagt sie. Es könnte eine geringfügige Veränderung der täglichen Routine sein, ein unangemessener Schritt, eine Bewegung oder etwas, das sie überhaupt nicht kontrollieren kann. «Manchmal weiß ich nicht einmal, was ihn in Rage bringt, und dann fängt er an zu weinen und zu schreien. Wenn er sich aufregt, kann er zum Tier werden.»

Lisa ist eine 42-jährige Volkswirtin aus San Francisco, und Brandon ist ihr Sohn. Vor vier Jahren wurde bei ihm hochfunktionaler Autismus festgestellt. Sich um ihn zu kümmern, ist jede Minute am Tag eine Herausforderung, und ich habe Lisa angerufen, um herauszufinden, wie man mit chronischem, niemals nachlassendem Stress lebt.

Zunächst habe sie geglaubt, ihr Kleinkind habe eine seltsame, ruhige Persönlichkeit, erzählt mir Lisa. Aber als Brandon älter wurde, wurde deutlich, dass irgendetwas nicht stimmte. Über vielleicht 20 Minuten wiederholte er Wörter oder schloss und öffnete Türen. Nach der Diagnose Autismus veränderte sich das Familienleben. Lisa gab ihren Vollzeitjob auf, um sich um Brandon und seinen älteren Bruder Nathan zu kümmern. Aber es wurde immer schwieriger mit Brandon. Er lebte in seiner eigenen Vorstellungswelt und hatte immer wieder schreckliche Wutanfälle.

Brandon ist inzwischen acht Jahre alt. Ich bitte Lisa um ein Foto, und sie schickt mir eines per E-Mail, das früher an diesem Tag zu Hause aufgenommen wurde. Mutter und Sohn sitzen, an ein Sofa gelehnt, gemeinsam auf dem Boden, entspannt und lächelnd. Brandon trägt ein blaues Hemd, hat hellbraunes Haar und lächelt seine Mutter verschmitzt an – er sieht bezaubernd aus.

Die Aufnahme sieht aus, als sei alles in bester Ordnung, doch als ich Lisas Geschichte höre, wird mir klar, dass es sie Jahre harter Arbeit und Herzblut gekostet hat, ihn so weit zu bringen. Etwa ein Jahr lang benahm sich Brandon so schlecht, dass Lisa das Haus nicht verlassen konnte. «Ich dachte, ich müsste ihn in ein Heim geben», erinnert sie sich. Nach einer Verhaltenstherapie wurde das Leben etwas leichter. Lisa spielt nun jeden Tag mit ihrem Sohn Therapie, ermutigt ihn, mit ihr zu interagieren und Augenkontakt aufzunehmen. Er ist besessen von Karten, sagt sie, und kennt das gesamte öffentliche Transportsystem von San Francisco wie seine Westentasche. «Wenn ich mitspiele und auf seine Phantasiewelt eingehe, ist er wirklich ganz reizend.»

«Aber ich muss ständig dabeibleiben», erklärt sie. «Ich kann mich niemals entspannen.» Brandon geht in eine normale Schule, fällt dort aber in seinen Leistungen zurück und hat keine Freunde. In der Pause, wenn die anderen Kinder miteinander spielen, geht er in der Ecke des Pausenhofs herum und gibt vor, ein Busfahrer zu sein. Lisa ist überzeugt, dass er gern mit anderen Kontakt aufnehmen würde, aber nicht weiß, wie.

«Es ist herzzerreißend», klagt sie. «Wenn er jemanden auf dem Spielplatz sieht, der sich verletzt hat, geht er zu ihm und will ihm helfen. Aber er weiß nicht, was er sagen soll.» Brandon braucht einen persönlichen Helfer in der Schule, was er hasst und was zu einer weiteren Barriere zwischen ihm und seinen Mitschülern führt, darum sucht sie nach einer Schule, wo er mehr Freiheit hat. «Ich bin die ganze Zeit damit beschäftigt, die richtige Umgebung für ihn zu finden.»

Zu Hause lebt Lisa ihr Leben im 15-Minuten-Takt. «Ich muss ihm entweder ständig etwas zu tun geben oder mich direkt mit ihm beschäftigen, sonst bekommt er Probleme», erklärt sie. «Von dem Augenblick an, in dem ich aufwache, muss ich den Tag planen, wie er ablaufen soll. Und dann auf das Beste hoffen.» Am schlimmsten ist es, wenn Brandon aufgebracht ist, und das passiert häufig. Dann schreit und tobt er manchmal stundenlang. «Eines Tages kam Brandon von einer Kirchengruppe, und es war nicht gut gelaufen», erinnert sich Lisa. «Er boxte mich in den Magen. Ich dachte mir, wow, ich kann ihn nicht zurückgeben. Um ihn zu lieben, muss man schon Mutter Teresa sein.

Welche Situationen sind es, die Brandon aufbringen, frage ich. Er leidet unter Reizüberflutung, antwortet sie, so stört ihn beispielsweise der Klang von Gelächter, wenn sie Gäste haben. «Dann beginnt er zu schreien, weil es so laut ist.» Auch kleine Dinge, die nicht so laufen, wie er sich das vorstellt, können ihn aus der Bahn werfen. Dazu gehört jede Veränderung der täglichen Routine, zum Beispiel, als sie Brandon aus der Schule abholte und Nathan nicht wie üblich im Auto saß, weil er zum Arzt musste. Wenn sein Bruder auf eine seiner Karten tritt. Oder als sie ein Stück Papier abriss, um sich etwas darauf zu notieren.

«Oh, mein Gott», sagt sie, «er mochte es nicht, dass ich dieses Stück Papier abriss, er bekam einen Tobsuchtsanfall.»

Es gibt eine Pause, und mir wird klar, dass Lisa weint. Ich versuche mir vorzustellen, wie so etwas sein muss. Die Erschöpfung, die Angst vor der Zukunft. Die Unvorhersehbarkeit und der Kampf, eine Beziehung aufzubauen. Die Verzweiflung, ein Kind zu haben, das allein und frustriert in einer Welt gefangen ist, aus der man es nicht retten kann, eine Welt, in die man nur hin und wieder einen Blick werfen kann.

«Es tut mir leid» sage ich, und ich meine damit nicht nur, dass ich sie zum Weinen gebracht habe.

○ ○ ○

Die Belastung, die die Betreuung von Brandon mit sich bringt, hat Lisa oft bis an den Rand ihrer Kräfte getrieben. «Wenn er ausflippt, dann würde ich manchmal auch gern ausflippen, obwohl ich das nicht gerne zugebe», gesteht sie. Und ihre Familie ist daran zerbrochen. Sie und ihr Mann sind dabei, sich zu trennen. Sie bleiben weiterhin gute Freunde und planen, zwei liebevolle Zuhause für ihre Kinder einzurichten, doch ihre Beziehung ist unter der Belastung, die der Zustand ihres Sohnes mit sich bringt, zerbrochen. «Ich kann mich nicht um meinen Mann und die Kinder kümmern», erklärt Lisa. «Ich muss mich entscheiden.» Die katastrophalen psychischen, vor allem emotionalen Auswirkungen ihrer Situation sind klar. Aber was ist mit den physischen Folgen?

Im Lauf der letzten Jahrzehnte haben Wissenschaftler erkannt, dass sich chronischer Stress verheerend auf unseren Körper auswirken kann. Nicht überraschend reagiert das Herz-Kreislauf-System besonders empfindlich. Befindet sich der Körper langfristig im Kampf-oder-Flucht-Modus, kann der erhöhte Blutdruck die Wände der Blutgefäße schädigen und schließlich zu Problemen wie verstopften Arterien oder einem Herzinfarkt führen. Folgestudien mit Zehntausenden von britischen Regierungsangestellten – nach der Straße in London, in der die Regierungsgebäude liegen, als die «Whitehall-Studien» bekannt – haben gefunden, dass diejenigen, die einen stärker stressbelasteten Arbeitsplatz haben, früher sterben, vor allem an Herzkrankheiten.[5] In Osteuropa gingen nach dem Sturz des Kommunismus die Todesraten durch Herzversagen steil in die Höhe.[6]

Chronischer Stress wirkt jedoch über das Herz hinaus. Im Verlauf der Kampf-oder-Flucht-Reaktion verbrennt der Körper Treibstoff, um den Blutzuckerspiegel zu erhöhen. Das verleiht uns einen entscheidenden Energieschub, aber im Lauf der Zeit steigt das Risiko für Diabetes und Fettsucht. Und es wirkt sich verheerend auf unser Immunsystem aus.

Bis vor einigen Jahrzehnten glaubten Wissenschaftler nicht, dass psychischer Stress die Reaktionen des Körpers auf Infektionen beeinflussen kann, doch inzwischen ist diese Beziehung durch eine Fülle von Befunden belegt. Die Wirkungen sind komplex, doch in der Regel regen akute Stresssituationen (die Minuten bis Stunden anhalten) das Immunsystem offenbar an, weil es sich auf Verletzungen vorbereitet, ein Effekt, der durch Stresshormone, einschließlich Cortisol, vermittelt wird.[7]

Sobald das belastende Ereignis vorüber ist, kehrt der Spiegel dieser Hormone rasch wieder auf das Normalniveau zurück; so fungiert Cortisol zum Beispiel als sein eigener Aus-Schalter. Es ist ein cleveres System, das sicherstellt, dass die aktivierten Immunzellen – die Energie kosten und körpereigenes Gewebe angreifen könnten, wenn sie zu lange aktiviert werden – nur so lange im Blut kreisen, wie sie gebraucht werden.

Wenn wir unter chronischem Stress stehen, wird jedoch die ganze Zeit hindurch Cortisol ausgeschüttet. Das fungiert als ein permanenter Ausschalter, der das Immunsystem unterdrückt. Chronischer Stress beeinträchtigt unsere Reaktion auf Impfstoffe und macht uns anfälliger für Infektionen von Schnupfen bis HIV.[8]

Und wenn wir zu lange unter zu viel Stress stehen, kann der Ausschalter sich abnutzen, und unser Körper reagiert nicht länger so auf Cortisol, wie er sollte.[9] Das erlaubt dem Immunsystem, über die Stränge zu schlagen, was uns anfälliger für Allergien macht und, was noch schlimmer ist, für chronische Entzündungen. Entzündungsreaktionen, wie sie sich in der Rötung und Schwellung rund um einen Kratzer zeigen, bilden die erste Verteidigungslinie des Körpers gegen Infektionen und Verletzungen. Winzige Blutgefäße erweitern sich und beginnen zu lecken, sodass Blut- und Immunzellen in das umgebende Gewebe einsickern können. Das kann einen Bereich rasch und effizient von Reizstoffen, Invasoren und geschädigten Zellen säubern, und ein rascher Entzündungsschub ist ein wichtiger Teil der Wundheilung.

Aber wenn sie zu lange anhält, stört eine Entzündungsreaktion den Heilungsprozess, und die Wunde schließt sich langsamer – Wissenschaftler haben dies bei Frauen beobachtet, die sich um einen Verwandten mit Alzheimer kümmern, bei Studenten der Zahnheilkunde vor einer Prüfung und bei verheirateten Paaren, wenn sie im Streit liegen.[10] Ein hoher Entzündungspegel verschlimmert Autoimmunerkrankungen von Ekzemen bis zu Multipler Sklerose. Und mit der Zeit greifen Entzündungen auf gesundes Gewebe über, wie Knochen, Gelenke, Muskeln und Blutgefäße; ein Stressforscher, mit dem ich sprach, nennt sie den «Saft des Todes». In Europa und den USA hat rund ein Drittel der Bürger Entzündungswerte, die gefährlich hoch sind,[11] und Wissenschaftler erkennen allmählich, dass dies zu Krankheiten wie Diabetes, Herzinfarkt, Arthritis, Osteoporose und Demenz beiträgt oder sie sogar hervorruft – all die chronischen Krankheiten, die uns plagen, wenn wir älter werden.[12]

Die physiologischen Veränderungen, die von Stress hervorgerufen werden, spielen offenbar auch bei einigen Krebsformen eine Rolle. Viele epidemiologische Studien, bei denen Millionen von Menschen über einen gewissen Zeitraum beobachtet wurden, haben ergeben, dass – selbst unter Berücksichtigung verhaltensbedingter Risikofaktoren wie Rauchen und Trinken – belastende Lebensereignisse das Risiko für bestimmte Krebsformen erhöhen. (Andere finden jedoch keinen Effekt, möglicherweise deshalb, weil jede Korrelation wahrscheinlich von dem jeweiligen Stresstyp, dem betroffenen Körpergewebe und dem Entwicklungsstadium des Tumors abhängig ist.)[13] Inzwischen sprechen Laborexperimente dafür, dass Stress den DNA-Reparaturmechanismus blockiert, zumindest bei Tieren, und dass er Teile der Immunreaktion unterdrückt, beispielsweise natürliche Killerzellen, die normalerweise Tumorgewebe bekämpfen.[14]

Und durch die Verstärkung von Entzündungsprozessen, die schadhafte Zellen wegräumen und das Wachstum neuer Blutgefäße anregen, versorgt die Kampf-oder-Flucht-Reaktion einen sich entwickelnden Tumor genau mit dem, was er braucht: einer lokalen Blutversorgung und Raum zum Wachsen. Wenn Mäuse mit verschiedenen Krebsformen unter Stress gesetzt werden oder ihnen das Stresshormon Adrenalin gespritzt wird, wachsen ihre Tumoren rascher und breiten sich auch rascher aus.[15] (Verabreicht man ihnen ein Medikament, das die Adrenalinbindung an Zellen verhindert, so blockiert dies den Effekt, und mehrere Forschungsgruppen untersuchen momentan, ob ähnliche Medikamente beim Menschen – sogenannte Beta-Blocker, die bereits heute allgemein zur Bekämpfung von Bluthochdruck eingesetzt werden – ebenfalls eine schützende Wirkung entfalten.)[16]

Als ob all dies noch nicht genug wäre, gibt es ein weiteres Problem, das von Stress hervorgerufen werden kann, und es ist wohl das schlimmste von allen. Im Jahr 2004 maßen Elissa Epel und Elizabeth Blackburn an der University of California, San Francisco, die Auswirkungen von Stress auf sich wiederholende DNA-Elemente am Ende von Chromosomen, die sogenannten Telomere, die eine entscheidende Rolle beim Alterungsprozess spielen.[17] Diese Kappen schützen die Enden unserer Chromosomen jedes Mal, wenn unsere DNA kopiert wird und sich unsere Zellen teilen. Aber dabei nutzen sie sich ab. Wenn die Telomere zu kurz werden, verlieren die Zellen ihre Teilungsfähigkeit, sodass sich unsere Gewebe nicht mehr erneuern können.

Epel und Blackburn untersuchten die Telomere bei zwei Gruppen von Müttern: Die Mütter in der einen Gruppe besaßen gesunde Kinder, die Kinder der Mütter in der anderen Gruppe litten unter chronischen Krankheiten wie Autismus. Wie sich herausstellte, waren die Telomere der Frauen umso kürzer, je gestresster sie sich fühlten.[18] Die am stärksten belasteten Frauen hatten Telomere, die zehn Jahre älter als diejenigen der Frauen aussahen, die am wenigsten unter Stress litten, und ihr Level an Telomerase, ein Enzym, das die Telomere wieder aufbaut, betrug nur die Hälfte. Anders gesagt macht uns Stress nicht nur krank, so die Wissenschaftlerinnen, sondern auch alt.

Der Stressforscher Robert Sapolsky nannte die Studie «einen Sprung über einen großen interdisziplinären Graben»,[19] weil es den Forscherinnen gelungen war, das komplexe Leben und die komplexen Erfahrungen der Frauen mit den Molekülen in ihren Zellen zu verknüpfen. Viele Telomerexperten waren zunächst skeptisch, aber Epels und Blackburns Artikel löste eine Welle von Studien aus, und Stress ist inzwischen in vielen verschiedenen Gruppen mit kürzeren Telomeren korreliert worden, darunter ältere Frauen, Alzheimer-Pflegende, Opfer von häuslicher Gewalt, Missbrauch und frühkindlichen Traumata sowie Menschen mit psychiatrischen Störungen wie Depressionen und PTBS.[20]

«Zehn Jahre später bin ich völlig davon überzeugt, dass sich die Umwelt in irgendeiner Weise auf die Telomerlänge auswirkt», erklärt Mary Armanios, die sich an der Johns Hopkins School of Medicine in Baltimore, Maryland, mit Telomerstörungen befasst.[21]

Menschen mit kürzeren Telomeren leiden eher unter mit Stress verknüpften Krankheiten wie Diabetes, Herzinfarkt, Alzheimer und Schlaganfall, und sie sterben jünger.[22] Die große Frage für die Forscher ist nun, ob kurze Telomere direkt zu Krankheit und Tod beitragen oder nur ein harmloser Nebeneffekt des Alterungsprozesses sind. Stark beschädigte Telomere beeinträchtigen auf jeden Fall die Gesundheit: Menschen mit genetischen Störungen, die Armanios untersucht und die viel kürzere Telomere haben als normal, leiden unter beschleunigtem Altern und Organversagen.[23] Aber sie bezweifelt, dass sich die kleineren Veränderungen, die von Stress hervorgerufen werden, als signifikant herausstellen werden, vor allem darum, weil die Telomerlänge sowieso sehr variabel ist.

Auf der anderen Seite kommt Blackburn nach eigenen Angaben immer mehr zu der Überzeugung, dass psychische Faktoren eine wichtige Rolle spielen. Genetische Mutationen, die Telomere weniger stark verkürzen als bei den Extremfällen, die Armanios untersucht, erhöhen noch immer das Risiko für eine Reihe chronischer Krankheiten, betont sie.[24] Und Variationen in der Telomerlänge äquivalent denjenigen, die von Stress verursacht werden, können offenbar die zukünftige gesundheitliche Entwicklung vorhersagen, selbst wenn man traditionelle Risikofaktoren wie Body-Mass-Index und Blutzuckerspiegel berücksichtigt.[25]

Die Verbindung zum Altern überrascht Lisa nicht. Ich frage sie, ob der Stress bei ihr körperliche Spuren hinterlassen hat, seit bei ihrem Sohn vor vier Jahren Autismus festgestellt wurde. Ja, antwortet sie. Sie ist 42, und ihr Haar ist natürlicherweise hellbraun, wie das ihres Sohnes. «Aber im Lauf der letzten drei Jahre ist mein Haar plötzlich grau geworden.»

○ ○ ○

Von Atlanta, Georgia, fahre ich nach Osten und dann nach Süden, bis die Stadt längst hinter mir verschwunden ist und die Sonne durch den Kiefernwald scheint und Zebrastreifen auf die Fahrbahn wirft. Im Radio läuft Tom Petty, und Greifvögel kreisen in der Luft, immer auf Ausschau nach totgefahrenen Tieren.

Nach ein paar Stunden erreiche ich die Randbezirke einer Stadt namens Milledgeville. Die Straßen verengen sich zu schmalen Fahrstreifen, und die ganze Umgebung wirkt vernachlässigt. Hinter Drahtzäunen stehen schäbige Holzhäuser und einige Wohnwagen mit Plastikstühlen davor. Einmal führt mich mein Navigationssystem in die Irre und ich lande in einer Sackgasse; die Fahrspur endet in einem Kiesweg, der sich zwischen den Bäumen verliert.

Milledgeville liegt in einem halbmondförmigen Landstreifen im Südosten der USA, der auch als «Schwarzer Gürtel» bezeichnet wird. Dieser Name kam im 19. Jahrhundert auf und ging auf die ungewöhnlich fruchtbare schwarze Erde zurück; dort wurde Baumwolle angepflanzt und von Sklaven geerntet. Später wurde der Name auf den hohen Anteil von Afroamerikanern bezogen, die hier leben, in der Regel über 50 Prozent der Bevölkerung.

Viele Menschen hier leiden heute unter lähmender Armut. Der Schwarze Gürtel ist rund 300 Meilen lang und 25 Meilen breit, doch in dieser Region lebt rund ein Drittel der Armen des Landes. Hier liegt die Qualität von Häusern, Schulen und Transportmitteln unter dem nationalen Standard; dazu kommt eine hohe Kriminalität und Arbeitslosenquote, alles Probleme, unter denen afroamerikanische Einwohner unverhältnismäßig stark zu leiden haben.[26]

Und wenn man dem Psychologen Gene Brody von der University of Georgia Glauben schenkt, der die Gesundheit von Familien aus dem Schwarzen Gürtel untersucht, weisen diese Familien einige der höchsten Raten von chronischen Erkrankungen im ganzen Land auf, darunter Herzerkrankungen, Diabetes, Schlaganfälle und Krebs. Wie sich herausgestellt hat, wirkt Stress nicht nur auf einzelne Menschen. In Orten wie Milledgeville zerstört er die Gesundheit ganzer Bevölkerungsgruppen.[27]

Ich möchte wissen, wie das Leben hier abläuft, daher hat mich Brody in Kontakt mit verschiedenen Ortsansässigen gebracht, darunter auch Susan. Als ich schließlich die Adresse finde, stehe ich vor einem robusten Ziegelbungalow – das hübscheste Haus in der Straße – mit einer Ziegeltreppe, die zum Eingang führt, und einer Ziegelterrasse hinter dem Haus. Hüttensänger und Rotkardinäle fliegen vorbei. Ein großer Hof, Heimstatt eines verbeulten Pickups und weiterer Ziegelhaufen, erstreckt sich bis an den Waldrand.

Kojoten sind regelmäßige Besucher, erzählt mir Susan später, und es kommen auch Füchse, Kaninchen und wilde Truthähne.

Sie öffnet die Tür, auf dem Arm einen aufgeregten weißen Hund. «Wir sind gerade beim Ausräumen», entschuldigt sie sich, als sie mich durch einen vollgestellten Flur in ein peinlich sauberes Wohnzimmer führt. An einer Wand hängt ein verzierter Spiegel, an einer anderen zwei goldene Miniaturgeigen. Auf dem Boden liegt ein weicher türkisfarbener Teppich und Kissen mit langen Fransen, während die Regale mit Familienfotos und geschliffenen Gläsern gefüllt sind.

Susan hat kurze, graue Haare und trägt kein Make-up; sie ist bequem in eine leuchtend pinkfarbene Jogginghose und ein weites Georgia-College-Bobcats-T-Shirt gekleidet. Sie begrüßt mich, und ihre Stimme ist kräftig und klangvoll.

Sie ist in Milledgeville aufgewachsen, erzählt sie mir, in einem «Shotgun-Haus» – so genannt, weil man vom einen zum anderen Ende direkt hindurchsehen kann – mit einer Außentoilette und zwei Wasserzapfstellen, die sich neun Familien teilten. «Wir hatten einen riesigen schwarzen Topf, um das Wasser zu wärmen», erinnert sie sich. Sie machten ihre eigene Seife und aus Schweinekopfteilen eine Art Sülze. Sie lebte bei ihren Großeltern. («Ich wusste, wer meine Eltern waren, aber sie waren nur zwei Leute, die ich kannte.») Ihr Großvater verzog sie, aber ihre Großmutter hielt sie mit einer Rute auf Kurs. Viele ihrer Freunde und Freundinnen schwänzten die Schule, um Baumwolle zu pflücken – Susan wollte mit, aber ihre Großmutter verbot es ihr. «Sie sagte, das frisst dir die Haut um die Fingernägel weg und ruiniert dir die Hände.»

Susan ist nun eine Zentralfigur ihrer Gemeinde, sie ist in der Kirche aktiv und arbeitet als Freiwillige im lokalen Kinderzentrum. Seit 50 Jahren ist sie mit ihrem Mann George verheiratet. Es ist klar, dass sie hart für das gearbeitet haben, was sie besitzen. George hat das Haus selbst gebaut, sagt sie, mit Ziegeln aus anderen Häusern, die abgerissen wurden. Sie weist auf den großen Kamin, erbaut aus

Ziegeln des Hauses, in dem sie aufgewachsen ist. Als ich sie frage, wie es sich heute in Milledgeville lebt, entgegnet sie, Arbeitslosigkeit sei ein großes Problem. Die Jobs auf den Farmen sind längst verschwunden, ebenso die großen Arbeitgeber der Region. Die jungen Leute hier, so Susan, haben weitgehend aufgegeben. «Sie sind nicht darauf eingerichtet, aufs College zu gehen», meint sie. «Alles, was sie wollen, ist leichtes Geld.» Stattdessen sei die Region «von Drogen verdorben».

Wie schwer das Leben hier ist, lässt sich an offiziellen Statistiken ablesen. Mehr als die Hälfte der afroamerikanischen Kinder im ländlichen Süden leben in Armut, und die meisten von ihnen wachsen nur mit einem Elternteil auf. Das Leben mit einem geringen Einkommen kann hier noch härter sein als in Innenstadtvierteln, sagt Brody: Man kann sich ohne Auto kaum bewegen, es gibt keine Jobs und nichts, was junge Menschen tun können. Der Alkoholkonsum unter Jugendlichen (und seine Konsequenzen, wie Schulversagen, schlechtes Benehmen und riskanter Sex) steigt in ländlichen Gegenden rascher als in den Städten, und inzwischen trinken schwarze Teenager auf dem Land genauso viel oder mehr als ihre Altersgenossen in der Stadt.[28]

Susan hat vier Kinder, die inzwischen alle erwachsen sind. Sie hat versucht, ihnen christliche Werte nahezubringen, sagt sie, und zudem Respekt vor Älteren. Aber das reichte nicht, um ihre Tochter Jennifer vor den Verlockungen von Drogen und Verbrechen zu retten. Susan erinnert sich, wie sie mit einer Nachbarin am Telefon schwatzte, als der Operator unterbrach und ihr sagte, sie solle sofort zum Polizeirevier kommen. Jennifers 16 Monate alte Tochter war gerade aus einem Haus gerettet worden, wo sie und ein etwa gleichaltriges anderes Kind den ganzen Tag allein gelassen worden waren – vollständig ignoriert von drei Männern, die offenbar draußen auf der Veranda saßen.

Jennifer, so stellte sich heraus, war in einem anderen Landkreis, und zwar im Gefängnis. Nach mehr als 20 Jahren erinnert sich

Susan noch immer, wie sie in das Zimmer kam und ihre Enkelin und das andere Kind auf dem Boden sitzen sah, zwischen ihren Beinen Styroporteller mit etwas Essen. Sie und ihr Mann nahmen Jessica an diesem Tag bei sich auf. Sie kümmerten sich bereits um ihren älteren Bruder Kevin und schließlich auch noch um Jennifers drittes Kind.

Jennifer hat ihr im Lauf der Jahre viel Kummer bereitet, sagt Susan, zum Beispiel, wenn sie plötzlich auftauchte und die Kinder verlangte. Einmal verschwand sie mehrere Tage lang mit Kevin; Susan und ihr Mann machten sich schreckliche Sorgen, bis sie die beiden schließlich in einem Motel fanden. Nun haben die Enkel das Haus jedoch verlassen, und sie sieht ihre Tochter nur noch selten. «Wofür brauchen wir sie jetzt noch? Die Kinder sind erwachsen.»

Aber Kevin bereitet ihr immer noch Kummer. Nach einem kurzen Aufenthalt beim Militär verließ er die Army, kam zurück nach Milledgeville und geriet an schlechte Freunde. Ein paar Wochen vor meinem Besuch kam er aus dem Gefängnis frei und tauchte zu Hause auf, erzählt mir Susan, um wieder hier einzuziehen. Sie sagte ihm, er solle verschwinden. «Ich kann nicht mit Menschen leben, die mich früher oder später bestehlen werden.»

○ ○ ○

Nach der Auseinandersetzung mit ihrem Enkel fühlte sich Susan so schlecht, dass sie zum Arzt ging, der ihr Medikamente gegen ihren hohen Blutdruck verschrieb. Tatsächlich kann ein Leben in einer solchen Art von Nachbarschaft – geprägt von einer hohen Kriminalitätsrate, Drogenmissbrauch, alleinerziehenden Müttern, Arbeitslosigkeit – auf Dauer schlimme Folgen haben. Kinder aus Familien mit geringem Einkommen haben ein erhöhtes Risiko, klein und früh geboren zu werden und kurz nach der Geburt zu sterben. Als Heranwachsende haben sie mehr gesundheitliche Probleme, darunter Fettleibigkeit, Insulinresistenz und Asthma. Später im Leben sind sie in der Regel häufiger krank und sterben vermehrt an Schlaganfall, Herz-Kreislauf-Erkrankungen, chronischen Lungenerkrankungen und einigen Krebsformen.[29]

Der gesundheitliche Unterschied zwischen Arm und Reich ist je nach Land verschieden stark und lässt sich grob mit dem Maß an wirtschaftlicher Ungleichheit in einem Land korrelieren.[30] Dem Psychologen Greg Miller von der Northwestern University in Evanston, Illinois, zufolge, der die Auswirkungen von Armut auf die Gesundheit untersucht, ist dieser Unterschied in den USA viel stärker ausgeprägt als beispielsweise in Kanada oder Schweden, wobei Großbritannien eine Mittelstellung einnimmt. «Aber Ungleichheiten beim Gesundheitszustand findet man in allen Ländern, ob Industrie- oder Entwicklungsländer», meint Miller. «Man findet sie innerhalb eines Landes und zwischen Ländern, man findet sie bei Frauen und Männern, innerhalb unterschiedlicher ethnischer Gruppen und in jedem Lebensabschnitt, von der Schwangerschaft bis zu Demenz und Schlaganfall.»[31]

Was verursacht diesen Unterschied? Der Effekt lässt sich nicht durch Zugang zu gesundheitlicher Versorgung oder materiellen Ressourcen erklären; wenn das die ganze Geschichte wäre, sollte jeder oberhalb einer gewissen Schwelle der Grundversorgung einen ähnlichen Gesundheitszustand aufweisen. Stattdessen gibt es einen linearen Gesundheitsgradienten, der sich durch das gesamte sozioökonomische Spektrum bis hinauf zu den am stärksten privilegierten Gruppen zieht. Und auch wenn arme Menschen in der Regel einen ungesünderen Lebensstil pflegen (zum Beispiel mehr rauchen und trinken und weniger Sport treiben), bleibt die Diskrepanz auch dann erhalten, wenn Forscher dies einbeziehen. Neben verhaltensbedingten Faktoren rufen nach Millers Überzeugung Stress und Entfremdung durch Armut chronische Entzündungen hervor, die im Lauf des Lebens die Gesundheit der Betroffenen schädigen.

Vor allem die Umgebung, der wir als Kinder ausgesetzt sind, beeinflusst offenbar unsere Empfindlichkeit für Stress im späteren

Leben. Beispielsweise arbeiten einige Kinder aus armen Familien hart, gehen aufs College und nehmen woanders eine gute Stellung an, wo sie einen Lebensstil wie ihre privilegierteren Altersgenossen pflegen. Drogenmissbrauch und Verhaltensprobleme sind bei ihnen selten, und sie wirken völlig gesund, sagt Brody. «Aber wenn man hinter die Fassade schaut und sich ihre Biologie anguckt, sieht die Sache anders aus.» Ihr Blutdruck und ihre Entzündungswerte sind höher, und in ihrem Blut kreisen mehr Stresshormone.[32]

Unabhängig von ihren gegenwärtigen Lebensumständen weisen diejenigen, die arm aufwuchsen, eine erhöhte Rate an Krebs, Herz- und anderen Krankheiten sowie an Todesfällen insgesamt auf. Eine Studie begleitete mehr als 12 000 dänische Adoptivkinder und fand, dass ihre Mortalität in ihren Vierzigern von der sozialen Klasse ihres biologischen Vaters, jedoch nicht der ihres Adoptivvaters abhing.[33] Eine andere Studie begleitete Medizinstudenten, die an der Johns Hopkins University studiert hatte, über 40 Jahre.[34] Unter diesen gebildeten, wohlhabenden Ärzten hatten diejenigen, die in armen Familien aufgewachsen waren, das doppelte Risiko, mit 50 an einer Herzkrankheit zu leiden.

Stress aufgrund von Not und Ungleichheit scheint auch einer der Hauptgründe für die Erodierung der Telomere zu sein. Leute, die die High School nicht beendet haben oder in einer gewalttätigen Beziehung leben, haben beispielsweise kürzere Telomere; zudem haben Studien Korrelationen zwischen kurzen Telomeren und geringem sozioökonomischem Status, Schichtarbeit, gefährlicher Nachbarschaft und Umweltverschmutzung festgestellt.[35] Bei Afroamerikanern sind Erfahrungen von Rassendiskriminierung mit verschiedenen biologischen Stressmarkern in Verbindung gebracht worden, einschließlich kürzerer Telomere.[36]

Wiederum sind Kinder besonders gefährdet. Frühe Misshandlungen oder Not – das kann schon in der Gebärmutter beginnen, wo sie den Stresshormonen der Mutter ausgesetzt sind – führten zu verkürzten Telomeren für den Rest des Lebens.

Solche Ergebnisse veranlassen einige Wissenschaftler zu der Forderung, die Regierungen sollten, um die wachsende Welle chronischer Erkrankungen zu stoppen, die soziale Ungleichheit verringern und vor allem Frauen im gebärfähigen Alter unterstützen. 2012 riefen Elizabeth Blackburn und Elissa Epel in einem Kommentar in der renommierten Wissenschaftszeitung *Nature* Politiker dazu auf, der «gesellschaftliche Stressreduktion» Priorität einzuräumen.[37] Der Stress, den Frauen in der Schwangerschaft und beim Aufziehen ihrer Kinder erleben, führe in der nächsten Generation über Jahrzehnte zu Gesundheitsproblemen und hohen ökonomischen Kosten, erklärten sie, selbst wenn solche Kinder später unter besseren Bedingungen leben.

Inzwischen gibt es überzeugende Belege dafür, dass früh im Leben festgelegt wird, wie wir später altern, erklärt mir Epel. «Wenn wir das ignorieren und lediglich versuchen, später ein paar Pflaster aufzulegen, können wir uns den Vorsorgegedanken abschminken und werden bei der Heilung versagen.»[38]

○○○

Soziale Ungleichheit anzupacken, ist kaum eine neue Idee. Doch das schiere Ausmaß der Gesundheitsprobleme, die durch Stress und Armut verursacht werden – und die Erkenntnis, dass die Umstände, unter denen wir aufwachsen, unser Erkrankungsrisiko lebenslang bestimmen – liefert zweifellos stärkere Argumente für ein Handeln von Regierungen denn je. Aber vielleicht sind Politiker noch nicht bereit, über den interdisziplinären Graben zu springen, den Blackburn und Epel vor zehn Jahren überbrückt haben. Epel zufolge rief der *Nature*-Kommentar nur wenige Reaktionen hervor. «Es ist eine starke Aussage, daher hätte ich gedacht, dass die Leute sie kritisieren oder unterstützen», sagt sie. «Entweder so oder so.»[39]

Es gibt jedoch einige Bemühungen, ihre Vision in die Praxis umzusetzen, und in Kapitel 10 schauen wir, was passiert, wenn

Forscher versuchen, die Auswirkungen von Stress in einigen der Gemeinden, die es am nötigsten haben, abzupuffern, darunter auch Milledgeville. Aber gibt es in der Zwischenzeit irgendetwas, das wir als Einzelne tun, um uns vor den schädlichen Einflüssen von Stress zu schützen?

Nur wenige von uns können sämtlichen Stress aus ihrem Leben verbannen, genauso wenig, wie Susan ihre Nachbarschaft verändern oder Lisa ihren Sohn zurückgeben kann. Aber es gibt gute Neuigkeiten. Äußere Probleme – wie Schulden, turbulente Beziehungen, ein Kind mit Autismus – schaden unserem Körper in der Regel nicht direkt. Was uns schadet, ist unsere psychische Reaktion auf diese Umstände, nicht der Zustand unseres Umfelds, sondern derjenige unserer Psyche. Und das ist etwas, das wir beherrschen können.

Die Psychologin Wendy Mendes von der University of California, San Francisco, benutzt das Beispiel einer Skifahrerin, die unerwartet auf eine steile, eisige Piste stößt; es ist der einzige Weg den Berg hinunter. Ihr Herzschlag steigt ein wenig, während sich ihr Körper auf die Abfahrt vorbereitet. Aber je nachdem, wie erfahren sie ist und ob sie glaubt, dass sie mit der Situation fertig wird, kann ihr vorherrschendes Gefühl Angst oder freudige Erregung sein.[40]

Diese so gegensätzlichen Gefühle sind beide Versionen der Kampf-oder-Flucht-Reaktion, doch sie wirken sich ganz unterschiedlich auf den Körper aus, sagt Mendes.[41] Beide Szenarien aktivieren das sympathische Nervensystem (SNS), aber freudige Erregung oder Hochgefühl in einem stärkeren Maß. Aus evolutionärer Sicht ist dies der mentale Zustand eines Jägers kurz vorm Erlegen der Beute, eines Läufers, der verfolgt wird, aber sicher ist zu entkommen, eines Kämpfers, der weiß, dass er die Oberhand hat. Unsere peripheren Blutgefäße erweitern sich, unser Herz arbeitet effizienter und pumpt sauerstoffreiches Blut in Gehirn und Extremitäten. Menschen, die diese Art von Reaktion erleben, sind nicht nur körperlich, sondern auch mental leistungsfähiger.

Angst führt hingegen dazu, dass der Körper in den Schadens-kontroll-Modus verfällt, während er sich auf die Niederlage ein-stellt. Wir werden gejagt, und es gibt keinen Ausweg. Wir kämpfen gegen einen stärkeren Gegner. Das SNS ist aktiviert, doch in geringerem Maß. Unsere peripheren Blutgefäße verengen sich, und unser Herz arbeitet weniger effizient, sodass weniger Blut durch den Körper gepumpt wird. Das vermindert den Blutverlust, wenn wir gefangen und verletzt werden. Aber es beeinträchtigt unsere Leistungsfähigkeit und belastet das kardiovaskuläre System, weil das Herz härter arbeiten muss, um das Blut durch den Körper zu pumpen. Zudem werden große Mengen des Stresshormons Cortisol ausgeschüttet, während sich das Immunsystem auf Verletzung und Infektion einstellt.

Psychologen nennen diese gegensätzlichen Reaktionen «Herausforderung» und «Bedrohung». Wenn wir uns im modernen Leben belastenden Situationen gegenübersehen – eine öffentliche Rede halten, eine Konfrontation mit jemandem, dem wir lieber aus dem Weg gegangen wären, oder eine körperliche Herausforderung wie auf einer Skipiste –, kommen dieselben alten Überlegungen ins Spiel. Wir wägen unterbewusst unsere Chancen ab: Glauben wir tief im Inneren, dass wir gewinnen oder dass wir verlieren werden? Die Antwort setzt sich meist aus einem Gemisch von Faktoren zusammen, meint Mendes. Haben Sie für den Test gelernt? Sind Sie ein optimistischer Mensch? Haben Sie letzte Nacht gut geschlafen? «All diese Faktoren beeinflussen, wie wir unsere Chancen für die Bewältigung der anstehenden Aufgabe einschätzen.»

Wenn es um die langfristige Gesundheit geht, wirken sich Reaktionen auf Herausforderungen offenbar weitgehend positiv aus, während Bedrohungszustände schädlicher sind. Wie Mendes herausgefunden hat, kehren Menschen, die eine Herausforderung bewältigt haben, recht rasch zum Normalzustand zurück, und eine ganze Reihe von Studien spricht dafür, dass leichte bis mäßige «positive» Stressoren (Eustress) mit dazwischen liegenden Erholungspausen ein nützliches Training für das Herz-Kreislauf-System und das Immunsystem darstellen. «In vieler Hinsicht läuft das, was wir in diesen psychisch stressigen Situationen tun, wunderbar parallel mit dem, was wir beim Trainingsstress sehen», sagt Mendes. Genau wie beim körperlichen Training gilt: Wenn wir unseren Körper einer zu bewältigenden Menge Stress aussetzen, dann heimgehen und uns ausruhen, macht uns dies stärker und widerstandsfähiger. Im Grunde ist es das, was wir jedes Mal tun, wenn wir in eine Achterbahn steigen oder uns einen unheimlichen Film anschauen.

Im Gegensatz dazu brauchen Menschen in einem Bedrohungszustand nach dessen Beendigung länger, um wieder zum Normalzustand zurückzukehren, und zwar körperlich wie geistig. Sie grübeln in der Regel mehr über ihr Verhalten nach und halten vermehrt nach zukünftigen Bedrohungen Ausschau. Auch ihr Blutdruck bleibt hoch. Mit der Zeit kann diese zusätzliche Herzbelastung zu Bluthochdruck führen. Und wie wir gesehen haben, kann eine wiederholte Aktivierung von Cortisol das Immunsystem schädigen.

Interessanterweise hat Mendes herausgefunden, dass ein einfaches Verändern dessen, was wir über unsere körperliche Reaktion auf Stress denken, dramatische Auswirkungen haben kann. Sie unterzog Freiwillige einem strapaziösen Test, der als Trier-Sozial-Stress-Test (TSST) bezeichnet wird. Zu diesem Test gehören 15 Minuten öffentlicher Rede und Kopfrechnen vor einem Gremium strenger Richter, und in Laboruntersuchungen induziert dieser Test zuverlässig einen Kampf-oder-Flucht-Zustand.

Mendes erzählte einigen der Teilnehmer, es sei ein gutes Zeichen, wenn sie während des Tests physische Anzeichen von Angst, wie Herzklopfen, erlebten. Das heiße, dass ihr Gehirn und ihre Muskeln mit sauerstoffreichem Blut versorgt würden, erklärte sie ihnen, und würde ihnen helfen, besser abzuschneiden. Bemerkenswerterweise führte allein dieses Wissen dazu, dass die Teilnehmer den Test eher als Herausforderung denn als Bedrohung ansahen –

mit einer stärkeren Gefäßerweiterung und einer höheren Herzleistung –, wenn sie mit einer Placebo-Gruppe (die stattdessen angewiesen wurde, die Quelle ihres Stresses zu ignorieren) oder einer
Gruppe verglichen wurden, die überhaupt keine Instruktionen
erhielt.[42]

In einer weiteren Studie zeigte Mendes, dass eine Neuausrichtung der körperlichen Reaktionen in dieser Weise nicht nur
die Physiologie der Freiwilligen beeinflusst, sondern auch ihre
Leistung verbessert. Sie bat Studenten, die sich auf das Graduate
Record Exam (GRE) – einen anspruchsvollen standardisierten
Test zur Aufnahme in US-amerikanische Graduate Schools – vorbereiteten, einen vorgetäuschten Test in ihrem Labor zu schreiben.
Im Vergleich zu einer Kontrollgruppe zeigten diejenigen, denen
empfohlen worden war, ihren Stress als positiv anzusehen, dieselben positiven physiologischen Reaktionen wie in der vorherigen
Studie. Aber sie schnitten auch besser ab – nicht nur in dem vorgetäuschten Test, sondern auch beim echten GRE, den sie drei Monate später absolvierten.[43] «Von all meinen 60 oder 70 publizierten
Artikeln hat mich dieses Ergebnis am meisten überrascht», erklärt
Mendes. «Es war so eine kleine Veränderung der Einstellung.»

Mendes' Arbeit zeigt, dass wir uns vom Stress nicht beherrschen lassen müssen. Selbst mit einer geringfügigen Veränderung
unserer Denkweise können wir beginnen, den gesundheitlichen
Einfluss belastender Ereignisse zu verringern und unter Druck
bessere Leistungen zu erzielen. Leider ist es nicht immer leicht,
sich einfach dafür zu entscheiden, weniger gestresst zu sein oder
über unsere Probleme positiver zu denken. Menschen, die unter
chronischem Stress leiden, können mit der Zeit in negativen Denkmustern gefangen sein.

Denn im Lauf der Zeit verdrahtet physischer Stress unser Gehirn neu.

○ ○ ○

Eines Abends zur Teezeit sprang meine Tochter mit einem Schrei auf. Sie wies auf eine große Spinne an der Wand neben ihrem Stuhl und weigerte sich, an den Tisch zurückzukehren, bis das Tier entfernt worden sei.

Das stellte mich vor ein Problem, denn ich habe Angst vor Spinnen. Aber als zu diesem Zeitpunkt einzige Erwachsene im Haus war es an mir, etwas zu tun. Und ich versuchte, meine irrationale Angst nicht an meine Tochter weiterzugeben (bisher allerdings ohne viel Erfolg). Also näherte ich mich dem Stein des Anstoßes, bewaffnet mit einem Untersetzer und einer Plastiktasse.

Ich konnte einen Kampf in meinem Kopf spüren. Auf der einen Seite war da ein rot leuchtendes Alarmsignal. Es war stumm, nur eine tief verwurzelte Angst und Abneigung. Auf der anderen Seite beharrte eine vernünftige beruhigende Stimme darauf, dass alles in Ordnung sei. Beide Seiten kämpften auch um die Kontrolle über meinen Körper. Die eine Seite drängte meine Muskeln dazu, keine Bewegung zu machen, die andere Seite befahl ihnen, sich zu entspannen und weiterzumachen. Ich schaffte es, die Spinne aus der Küche zu schaffen, doch es war, als ginge ich durch Sirup.

Die meiste Zeit halten wir die Illusion aufrecht, eine zusammenhängende, ganze Persönlichkeit zu sein. Aber es gibt selbst im Alltag gewisse Gelegenheiten wie die Konfrontation mit einer Spinne, wenn die widerstreitenden Mechanismen des Gehirns offenkundig werden. Wenn wir eine potenzielle Gefahr spüren, kommunizieren mehrere wichtige Hirnregionen miteinander, um zu entscheiden, wie wir uns verhalten sollten. Eine davon ist die Amygdala (Mandelkern), ein System, das rasch auf Bedrohungen in der Umgebung reagiert. Sie speichert emotionale Erinnerungen, vor allem negative, und wenn ähnliche Szenarien erneut auftauchen, löst sie Angst und die Kampf-oder-Flucht-Reaktion aus. Die Amygdala ist die Quelle von Phobien und Vorurteilen; sie reagiert blitzschnell und ohne bewusstes Nachdenken.

Gegen diese primitiven Triebe arbeitet der Hippocampus, der

Erinnerungen mit objektiven Fakten versieht, und der präfrontale Cortex, der höhere kognitive Funktionen kontrolliert, wie Planen und rationales Denken. Diese beiden Systeme arbeiten langsamer, analysieren Situationen aber logischer, um unseren Alarmzustand zu entschärfen und unsere Furcht- oder Stressreaktion abzuschalten. Welche Seite schließlich gewinnt, entscheidet darüber, ob wir zuschlagen oder freundlich reden, ob wir davonlaufen oder uns unseren Ängsten stellen. Und wie sich herausgestellt hat, sind die Wahrscheinlichkeiten im Gehirn eines jeden von uns in einer Weise verteilt, die von unserer Lebenserfahrung und vor allem von unseren früheren Erfahrungen mit Stress abhängig ist.

In einem Schlüsselexperiment zeigten Psychologen Teenagern einer High School in St. Louis, Missouri, kurze Videosequenzen. Diese zeigten neutrale Szenen, beispielsweise einen Verkäufer, der einen Kunden beobachtet, und die jungen Leute wurden aufgefordert, sich jedes Mal in die geschilderte Situation zu versetzen. Die meisten sahen nichts Negatives in der geschilderten Szene, doch diejenigen, die aus schwierigen Verhältnissen stammten, deuteten die Szene weitaus häufiger als bedrohlich; sie dachten beispielsweise, sie würden gleich des Ladendiebstahls verdächtigt, und reagierten darauf mit erhöhtem Puls und Blutdruck.[44]

Dieser Effekt hält offenbar lebenslang an – Greg Miller von der Northwestern University erhielt dieselben Ergebnisse, als er die Videos Erwachsenen zeigte, die entweder in armen oder wohlhabenden Verhältnissen aufgewachsen waren.[45] Ähnliche Effekte sind bei Betreuern wie Lisa und Menschen gefunden worden, die in der Kindheit Traumata und Gewalt erlitten haben. Menschen, die ständig unter Stress stehen, finden kleine Scherereien viel belastender als normal. Und sie erleben weitaus eher eine Bedrohungs- als eine Herausforderungsreaktion.

Im Lauf der letzten Jahre haben Neurowissenschaftler wie Bruce McEwen von der Rockefeller University in New York herausgefunden, warum das so ist. In Tierexperimenten wie auch bei chronisch gestressten Menschen führt eine wiederholte Aktivierung der Amygdala dazu, dass sie im Lauf der Zeit an Größe zunimmt und mehr Verbindungen zu anderen Hirnregionen ausbildet, während Hippocampus und präfrontaler Cortex schrumpfen.[46] So hat eine Studie, die drei Jahre nach der Terrorattacke vom 11. September in New York durchgeführt wurde, bei ansonsten gesunden Erwachsenen, die in der Nähe der zerstörten Twin Towers lebten, in diesen Hirnregionen einen Rückgang der grauen Substanz gefunden.[47] Diese Neuformierung des Gehirns ist mit psychiatrischen Störungen wie Demenz und Depression in Verbindung gebracht worden. Hier finden wir also *eine* Erklärung dafür, wie es sein kann, dass die Effekte früher Not ein ganzes Leben lang anhalten (eine weitere werden wir in Kapitel 10 diskutieren). Stress beeinflusst, wie das Gehirn verdrahtet wird, und lässt uns besonders empfindlich auf zukünftige Probleme reagieren, indem er genau die Gehirnbahnen zerstört, die uns helfen können, ruhig und beherrscht zu reagieren.

○○○

Nach meinem Treffen mit Susan fahre ich quer durch die Stadt bis in eine kleine, ruhige Straße, an der ein Schild steht: «Milledgeville Housing Authority». Die Häuser hier sind Bungalows, jedes in zwei kleine Apartments unterteilt. Ich bin verblüfft, wie unpersönlich sie alle im Vergleich zu Susans Heim aussehen. Es gibt keine Hecken, Blumen oder Gartenmöbel – nur Reihen identischer Ziegelbauten, die sich gleichmäßig auf der Grasfläche verteilen.

Ich klopfe an die Tür der Adresse, die ich erhalten habe, um Monica zu treffen. Es dauert eine Weile, bis sie an der Tür ist, aber sie begrüßt mich herzlich. «Ich hab ganz vergessen, dass Sie kommen!», entschuldigt sie sich. Die 39-Jährige trägt ein grüngelbes, trägerloses Sommerkleid, das ihre üppigen Arme und Schultern sehen lässt. Ihr glänzendes schwarzes Haar ist zu Locken frisiert, und wenn sie lächelt, blitzt ein Goldzahn.

Die Eingangstür führt direkt in ihr Wohnzimmer, einen kleinen quadratischen Raum mit nackten Wänden und einem Vinylboden. Der Raum ist nur schwach beleuchtet – trotz des prächtigen Sonnenscheins draußen sind die Jalousien geschlossen – und die einzigen Möbelstücke sind ein verblichenes blaues Sofa und ein Stuhl, ein niedriger Tisch und ein Fernseher. Trotz des Aschenbechers auf dem Tisch liegen ein paar Kippen auf dem Boden. Monica weist mich auf das Sofa und zappt geistesabwesend durch die TV-Kanäle, als wir uns setzen, um uns zu unterhalten.

Sie erzählt mir, dass sie keinen High-School-Abschluss hat und nun in einer Schulcafeteria arbeitet. Sie verzieht das Gesicht. «Ich verdiene 700 Dollar im Monat», meint sie. «Im Monat!» Außerdem ist sie alleinerziehende Mutter einer Tochter namens Takisha, die gerade aus der Schule gekommen ist, gekleidet in ein rotes T-Shirt und schwarze Leggings sowie mit einer roten Schleife in ihrem langen, geflochtenen Haar. Der Teenager ist hochgewachsen, aber etwas übergewichtig und ein wenig linkisch. Wie von ihrer Mutter befohlen, setzt sie sich uns gegenüber; während wir reden, spielt sie mit ihrem Handy.

Eine von Monicas größten Sorgen ist die Sicherheit ihrer Tochter, erklärt sie mir. «Ich lasse sie nirgendwo hingehen.» Takisha ist gerade 13 geworden, doch andre Kinder ihrer Klasse rauchen und trinken bereits und haben Sex.

Monica erinnert sich an ihre eigene Teenagerzeit, vor allem an einen Abend, als eine enge Freundin sie einlud mitzukommen. Sie traute dem anderen Mädchen jedoch nicht, das ebenfalls mitkommen sollte, und lehnte ab. «Am nächsten Tag hörte ich, dass sie wegen Raub festgenommen worden waren. Sie übergossen diesen älteren Mann mit heißem Fett und raubten ihn dann aus», erzählt sie. «Wenn *ich* in dem Auto gesessen hätte! Eine falsche Entscheidung kann dein ganzes Leben verändern.» Bisher ist Takisha jedoch noch nie in Schwierigkeiten geraten und hat gute Noten in der Schule (irgendwann in unserer Unterhaltung zitiert sie ganz nebenbei eine lateinische Sentenz), und sie erzählt mir, dass sie gern Kinderärztin werden würde.

Die beiden haben eindeutig eine enge Beziehung; sie necken sich freundlich, und Takisha wirft ihrer Mutter einen scheuen Blick zu, um ihr Einverständnis einzuholen, bevor sie spricht, zum Beispiel, als ich sie frage, wie sie ihre Freizeit verbringt. Wie es scheint, gibt es in Milledgeville nicht viel, was man tun könnte. «Ich telefoniere gerne», sagt sie. «Und ich esse gerne.» Monicas Antwort ist ähnlich. Das, was ihr im Leben Vergnügen bereitet, sind der Fernseher – sie schaut vor allem Talkshows und Dokumentarfilme, in denen es um wahre Begebenheiten geht, beispielsweise einen Film über ein Mädchen im Teenageralter, das sich aufhängte, nachdem es im Internet gemobbt wurde – und Essen. Takisha würde gern leichtere Kost, wie Haferflocken, Joghurt oder Salat essen, erzählt Monica. «Aber so was esse ich nicht, darum kaufe ich es auch nicht.»

Stattdessen findet sie Trost bei Chicken Wings und anderen frittierten Lebensmitteln. «Wir leben in Armut», meint sie. «Ich tröste mich mit Essen. Das ist mein Ein und Alles. Ich hasse es, aber um meine Probleme und meinen Stress zu ersticken, esse ich.»

○○○

Monica und Takisha sind keine Einzelfälle. In vielen Ländern haben Wissenschaftler festgestellt, dass Menschen, die in Armut aufgewachsen sind, eher rauchen und zu viel essen und weniger Sport treiben. Sie ernähren sich ungesund, und die Frauen sind mit höherer Wahrscheinlichkeit fettleibig.[48] Diese Verhaltensweisen schaden der Gesundheit nicht nur direkt, sondern verschlimmern auch Entzündungen: So gehen Rauchen und eine fettreiche Ernährung beispielsweise mit höheren Entzündungswerten einher, während regelmäßige körperliche Bewegung sie senken kann.

Warum verhalten sich Menschen in armen Gemeinden anders? Dafür gibt es viele praktische Gründe: Frisches Gemüse und die

Mitgliedschaft in einem Fitnessclub sind nicht billig. Außerdem sorgt nicht selten ein starker Gruppendruck für falsche Lebensentscheidungen: Monica hat guten Grund, Takisha zu Hause zu halten, auch wenn sich das auf die Gesundheit ihrer Tochter auswirkt. Und für Menschen, die keine realistische Hoffnung haben, der Armut zu entkommen und sich Befriedigungen wie ein hübsches Haus, eine erfüllende Arbeit oder eine schöne Urlaubsreise leisten zu können, oder für diejenigen, die regelmäßig die Erfahrung machen, dass sie Menschen oder Dinge verlieren, die ihnen am Herzen liegen, ist es vielleicht eine völlig rationale Reaktion, sich auf billige, unmittelbare Befriedigungen wie Zigaretten oder Frittiertes zu konzentrieren.

Aber Psychologen wie Greg Miller denken, dass noch ein weiterer Faktor hinzukommt. Studien sprechen dafür, dass Stress in frühen Jahren Menschen nicht nur wachsamer auf Bedrohungen reagieren lässt, sondern auch Schaltkreise im Belohnungssystem des Gehirns beeinflusst, die unseren Appetit für alles von Essen über Drogen bis zu Sex und Geld kontrollieren.

Zusätzlich zur Amygdala hilft der präfrontale Cortex bei der Regulation anderer Hirnregionen, einschließlich des Nucleus accumbens, der zu einem Areal gehört, das als ventrales Striatum bezeichnet wird. Der Nucleus accumbens veranlasst uns, uns Dinge zu wünschen, und er spielt eine wichtige Rolle bei Suchtverhalten. Botschaften vom präfrontalen Cortex zum Nucleus accumbens dämpfen unser Verlangen, erinnern uns an die Konsequenzen unseres Handelns und helfen uns, auf eine sofortige Triebbefriedigung zugunsten größerer zukünftiger Belohnungen zu verzichten.

Vorläufige Untersuchungsergebnisse sprechen dafür, dass früher Stress auch die Verdrahtung dieser Schaltkreise beeinflusst, während das Gehirn heranreift, und diese Top-down-Kontrolle [d. h. Von-oben-nach-unten-Kontrolle] lebenslang schwächt. Menschen mit einem niedrigen sozioökonomischen Hintergrund neigen stärker dazu, unmittelbare kleinere Belohnungen späteren größeren Belohnungen vorzuziehen, ganz unabhängig von ihren gegenwärtigen Lebensumständen.[49] Im Rahmen einer Brain-Imaging-Studie 2011 wurden 76 Erwachsene aufgefordert, ein Spiel zu spielen, bei dem man Geld gewinnen oder verlieren konnte.[50] Als sie von ihren Gewinnen erfuhren, zeigten diejenigen, die aus ärmeren Verhältnissen stammten, eine reduzierte Aktivität im präfrontalen Cortex und schwächere Verbindungen zwischen präfrontalem Cortex und ventralem Striatum.

Jemandem, dessen Gehirn so verschaltet ist, ist eine sofortige Triebbefriedigung wahrscheinlich wichtiger als die späteren Konsequenzen. Solche Menschen sind häufig impulsiv und neigen eher zu gesundheitlich riskantem Verhalten wie fettreicher Ernährung, Sucht und ungeschütztem Sex. Wie die Überempfindlichkeit gegenüber Bedrohung erscheint dies aus evolutionärer Perspektive sinnvoll – wenn man sich in einer Umwelt befindet, wo die Ressourcen knapp sind und überall Gefahren lauern, ist es zum Beispiel eine gute Strategie, so viel kalorienreiche Nahrung wie möglich zu verschlingen, wenn man Gelegenheit dazu hat, oder bereits in jungen Jahren Nachwuchs zu haben. In unserer modernen Industriegesellschaft erschweren solche Verhaltensweisen den Betroffenen jedoch, der Armut zu entkommen, und sie ruinieren gleichzeitig ihre Gesundheit.

Daher kann Stress das Gehirn auf mehrere unterschiedliche Weisen neu verdrahten und damit Menschen, die mit einem ungünstigen Umfeld kämpfen, noch stärker benachteiligen und sie für ein Leben mit chronischen Krankheiten prädestinieren. Dieses grausame Erbe unserer Evolution hilft zu erklären, warum Menschen wie Monica, die großem Stress ausgesetzt sind, die Entscheidungen treffen, die sie treffen, und dass sie selbst dann, wenn sich ihre Lebensumstände bessern, weiterhin unter Gesundheitsproblemen leiden. Aber es wirft auch eine Frage auf: Kann man diesen Veränderungen im Gehirn vorbeugen, oder lassen sie sich gar rückgängig machen?

9

DEN AUGENBLICK GENIESSEN
Wie man sein Gehirn verändert

Es ist 7 Uhr morgens, und ich schlendere in Santa Monica, Kalifornien, am Strand entlang. Die tief stehende Sonne glitzert auf den Wellen, und die Wolken sind vom Sonnenaufgang noch immer golden gefärbt. Brachvögel und Strandläufer trippeln über den feuchten Sand, während in der Ferne weiße Villen reicher Einwohner von Los Angeles die Hügel von Hollywood sprenkeln.[1]

Eine halbe Meile weit ist der Strand praktisch verlassen. Dann, gleich nördlich der Rettungsschwimmerstation 27, finde ich, wonach ich suche. Ein paar Meter vom Rande des Wassers entfernt sitzt ein halbes Dutzend Leute in einer ordentlichen Reihe im Schneidersitz auf Strandtüchern. Sie sind Mitglieder einer lokalen buddhistischen Gruppe, die sich zu einer einstündigen stillen Meditationssitzung bereit machen. Ich nehme meinen Platz am Ende der Reihe ein, den Blick zum Meer gewandt.

Seit Jahrhunderten suchen Anhänger religiöser östlicher Traditionen in der Meditation spirituelle Erleuchtung. Die Praxis kam in den 1960er Jahren im Rahmen der Hippie-Gegenkultur in den Westen, populär gemacht von Berühmtheiten und Bands wie The Beatles und The Doors. Seitdem hat Meditation enorm an Popularität gewonnen, denn die Menschen suchen inmitten all der materiellen Bezüge des modernen Lebens nach Frieden und Sinn, und heute wirken Meditierende an einem kalifornischen Strand nicht bemerkenswerter als in einem tibetischen Kloster.

Ich bin jedoch nicht auf spiritueller Sinnsuche hier. Mich interessieren wissenschaftliche Belege für die Behauptung, dass Me-

235

ditieren die physische und psychische Gesundheit stärken kann, indem es Stress reduziert. Von allen Gebieten der Körper-Geist-Therapie hatte Meditation mit ihrer engen Verbindung zu Religion und Spiritualität – ganz zu schweigen von bewusstseinserweiternden Drogen – eine besonders stürmische Beziehung zur Wissenschaft. Verschiedene Studien seit den 1970er Jahren sprechen dafür, dass meditierende Mönche zu einer Reihe verblüffender physischer Leistungen fähig sind, von der willentlichen Senkung des Blutdrucks bis zum Durchfluten ihres Gehirns mit stark synchronisierten elektrischen Wellen.

Einigen Forschern, die enge Verbindungen zu religiösen Organisationen haben, ist vorgeworfen worden, sie würden das finden, was sie finden wollen. Und obgleich Mönche, die einen großen Teil ihres Lebens an abgelegenen Rückzugsorten verbracht haben, zweifellos zu verblüffenden Leistungen fähig sind, ist nicht klar, wie relevant dies für uns Übrige ist. In den letzten zehn Jahren hat eine neue Generation von Studien mit gehirnabbildenden Verfahren und klinischen Studien Meditation wissenschaftlich «salonfähig» gemacht. Obwohl es müßig erscheinen mag, unsere Gedanken zu beobachten, zeigen diese Studien, dass Meditieren prägnante physische Auswirkungen auf unser Gehirn und unseren Körper haben kann.

Aber zunächst ist es an der Zeit, den Praxistest zu machen. Es gibt Hunderte von Möglichkeiten zu meditieren: Bei der Mitgefühlsmeditation geht es darum, Gefühle wie Liebe und Freundlichkeit auf unsere Mitgeschöpfe auszudehnen (darüber mehr in Kapitel 10), bei der Transzendentalen Meditation konzentriert man sich auf das ständige Wiederholen eines Mantras. Achtsamkeit heißt hingegen, sich seiner eigenen Gedanken und Umgebung bewusst zu werden. Dies ist eine der populärsten – und am besten untersuchten – Praktiken, daher versuche ich an diesem Morgen, eine Achtsamkeitsmeditation durchzuführen, die als offene Vergegenwärtigung (*open monitoring*) bezeichnet wird. Sitze aufrecht und still und beachte alle Gedanken, die in dir aufsteigen. Beurteile sie nicht, reagiere nicht auf sie, lass sie nur vorüberziehen.

Ich setze mich auf mein Handtuch und beginne, die glitzernde Wasseroberfläche zu betrachten. Der Blick erstreckt sich auf den endlosen Pazifik, und es ist atemberaubend schön. Auf diesen riesigen Raum zu schauen, ohne Gedanken und Tagträume, die meine Aufmerksamkeit füllen, ist jedoch ein wenig enervierend. Mein Kopf ist gewöhnlich voller Ideen und Wörter, gesprochene, gehörte, vorgestellte, erinnerte. Ich bin mir nicht sicher, dass sie sich so leicht verbannen lassen werden.

○ ○ ○

Ich bin nicht die Einzige, die ihren Kopf mit abstrakten Gedanken füllt, meint Mark Williams, emeritierter Professor für Klinische Physiologie an der University of Oxford, Großbritannien. Er ist ein Experte für die physiologischen Auswirkungen von Meditation und Mitautor eines 2011 erschienenen Bestsellers *Mindfulness* (deutsch: Das Achtsamkeitstraining), der erklärt, wie ein Training des Gehirns in Richtung größerer Aufmerksamkeit Stress und Ängste im Alltag verringern kann.

«Die meisten von uns sind ständig beschäftigt, und wir sind uns nicht wirklich bewusst, wo wir sind und was wir tun», erklärt er mir. «Gewöhnlich planen wir die Zukunft oder spielen Vergangenes nochmals durch.»[2] Beim Abwasch denkt man vielleicht an die Tasse Tee, die man sich anschließend machen will. Wenn man den Tee trinkt, plant man seinen Einkauf. Wenn man zum Supermarkt fährt, denkt man an das, was man gleich kaufen will.

Statt unsere Umgebung wahrzunehmen, sind wir in unserer geistigen Welt gefangen. Das kann eine positive Erfahrung sein: Tagträume über einen Luxusurlaub oder die perfekte Geburtstagsüberraschung für einen Freund. Aber wir können auch negative, stressige Situationen heraufbeschwören. Wir essen vielleicht ein wunderbares Mahl, baden unsere Kinder oder wandern am Strand entlang, doch in unserem Kopf spielen wir den gestrigen Streit erneut durch oder machen uns über die morgen anliegende Arbeit in einem Maße Sorgen, das weit über das hinausgeht, was wirklich nützlich ist.

Wenn wir uns in solch sorgenvollem Brüten verlieren, so ist das schon für sich allein betrachtet belastend, aber darüber hinaus bedeutet es, dass wir positive Dinge in unserer Umgebung nicht wahrnehmen, die unsere Ängste lindern könnten. Wenn wir uns morgens zur Arbeit fertig machen und uns bereits über die vor uns liegenden Probleme den Kopf zerbrechen, sind wir blind und taub für die behagliche Wärme des Tees, ein tolles Lied im Radio oder das Lächeln unseres Kindes. «Man kann sein Leben leben und ständig wichtige Momente verpassen», meint Williams. Wir leben in einer Blase und schneiden uns ab von den kleinen schönen Erlebnissen und Ereignissen, die das Leben lebenswert machen.

Wenn wir nicht aufpassen, können Körper und Geist einander in eine Abwärtsspirale ziehen, so Williams. Negative Gedanken lösen im Körper Stressreaktionen aus. Aber der Prozess wirkt auch in umgekehrter Richtung: Wenn wir uns im Kampf-oder-Flucht-Modus befinden, reagiert das Gehirn übersensibel auf Bedrohungen. Je gestresster wir uns fühlen, desto höher ist die Wahrscheinlichkeit für negative Gedanken.

Achtsamkeitsmeditation hilft dabei, dies zu verhindern. Wenn wir uns unserer eigenen Gedanken bewusster werden, können wir einen Schritt zurücktreten und realisieren, dass eine negative oder belastende Vorstellung nicht unbedingt der Realität entspricht, erläutert Williams. Wir müssen nicht emotional darauf reagieren. Es handelt sich lediglich um ein spontanes Hintergrundgeplapper, das vom Gehirn erzeugt wird. Und sobald wir das erkannt haben, können wir das Geplapper dämpfen.

Brain-Imaging-Studien unterstützen diese Vorstellung. So hat der Neurowissenschaftler Giuseppe Pagnoni von der Universität

Modena und Reggio Emilia in Italien die Gehirne von Menschen gescannt, die Erfahrung mit Zen-Meditation haben, die sich wie Achtsamkeitsmeditation darauf konzentriert, Gedanken wahrzunehmen und sie dann auszublenden. Unser innerer Monolog spontaner Gedanken wird vermutlich von einer Gruppe Hirnregionen hervorgerufen, die als «Ruhezustandsnetzwerk» (*default mode netwerk*, DMN) bezeichnet wird, ein Netzwerk, das dann besonders aktiv ist, wenn wir uns nicht auf eine äußere Aufgabe konzentrieren. Wie Pagnoni feststellte, konnten die Meditierenden die Aktivität dieses Netzwerks herunterregulieren, und sie konnten nach einer Ablenkung rascher in diesen ruhigen Zustand zurückkehren als Unerfahrene.[3]

Dass wir uns Gedanken über die Welt machen, hat uns einen Schritt Vorsprung vor dem Zebra eingebracht – aber das hat seinen Preis. Wir können uns mit Sorgen über Dinge zermürben, die bereits geschehen sind, noch nicht geschehen sind oder vielleicht auch niemals geschehen werden. Achtsamkeit kann uns möglicherweise noch einen weiteren Schritt voranbringen – wir können Gedanken zulassen, müssen uns aber nicht von ihnen regieren lassen.

◦◦◦

Trotz der wunderbaren Aussicht scheint mein Geist zunächst den verzweifelten Wunsch zu verspüren, irgendwo anders zu sein als an diesem Strand. Er rappelt und zappelt, weigert sich, still zu sein, bombardiert mich in rascher Folge mit Gedanken und Bildern. Eier (ich überlege, wo ich frühstücken soll), Taxi (ich muss einen Flug erreichen), Interviewfragen (ich treffe mich am Nachmittag mit einem Wissenschaftler), jeder Gedanke ringt um meine Aufmerksamkeit, lockt mich, ihn weiterzuverfolgen, mich in diesem Labyrinth zu verirren.

Jedes Mal, wenn ich eine Gedankensequenz zurückweise, folgt ihr die nächste auf den Fuß, als sei mein Geist ein Händler, der mir verzweifelt etwas zu verkaufen versucht. «Das gefällt Ihnen nicht? Dann versuchen Sie's doch damit!» Eine rote Jacke, die ich das letzte Mal gekauft habe, als ich an diesem Strand war. Welche Geschenke für die Kinder zu Hause mitbringen.

Ich versuche, diesen mentalen Wirbelwind zu bannen, und konzentriere mich auf die Details der Szene vor mir, den Blick entschieden nach vorn gerichtet. Zunächst scheint der Strand sehr lebendig. Wellen rollen vor und zurück, und es klingt wie verhaltener Donner. Strandläufer picken im Sand. Jogger und Hundebesitzer laufen durch mein Blickfeld, während Pelikane in Gruppen im Wasser nach Nahrung suchen, dann wegdriften oder davonfliegen. Ein Surfer, der sich schwarz gegen den Himmel abhebt, hüpft an die 20 Minuten herum, bevor auch er verschwindet.

Ich tauche für eine Weile in diese Strandaktivitäten ein, doch mit der Zeit beginne ich, mich davon ziemlich losgelöst zu fühlen. Ich stelle mir vor, dass die Vögel und die Jogger und die Surfer wie meine Gedanken sind; sie bevölkern unterschiedliche Formen und Zeitskalen, aber schließlich verschwinden sie alle. Irgendwie werden sie immer unwichtiger, weniger real, und statt zu beobachten, wie sie kommen und gehen, stelle ich fest, dass ich mich auf den Horizont weiter draußen konzentriere. Seine verlockende Stille und diese Line aus tiefem, lautlosem Blau ziehen mich an.

Am Ende der Stunde schmerzen meine Glieder, und die Morgensonne brennt heiß auf meinem Gesicht. Als ich nach diesem ersten Versuch den Strand hinauf und hinab blicke, fühle ich mich ruhig und seltsam mit meiner Umgebung verbunden, vielleicht mehr ein Teil der Landschaft und weniger beschäftigt mit den persönlichen Einzelheiten meines Lebens. Die Vorstellung, frei von negativen Gedanken zu sein, gefällt mir (wem nicht?), und ich kann mir vorstellen, dass so etwas mit der Zeit eine potente Technik sein kann, um eine andere Lebensperspektive zu erlangen. Aber funktioniert so etwas tatsächlich? Die meisten von uns sind keine Mönche, und wir können nicht die ganze Zeit meditieren.

Können ein paar kurze Sitzungen wirklich vor den Verheerungen schützen, die Stress anrichtet – oder diese sogar heilen? Und kann das wiederum unsere körperliche Gesundheit beeinflussen?

○○○

Gareth Walker kann ein Lied davon singen, wie Vergangenheit und Zukunft uns quälen können. Vor zehn Jahren arbeitete er in Sheffield in Nordengland als Polizist. Der 26-Jährige mochte seine interessante Tätigkeit, und in seiner Freizeit wanderte er gern und durchstreifte die wunderschönen Hügel und Täler von Yorkshire.

Dann, eines Morgens im Jahr 2006, wachte Gareth auf und stellte fest, dass er auf dem linken Auge verschwommen sah. Sein Optiker konnte nichts finden. Sein Arzt verschrieb ihm Antibiotika gegen Bindehautentzündung, aber das half nichts. Schließlich wurde ein MRT-Scan gemacht, und der Neurologe ließ die Bombe platzen: Höchstwahrscheinlich litt Gary an Multipler Sklerose (MS).

MS ist eine chronische Autoimmunerkrankung, bei der das Nervensystem allmählich durch Entzündungsprozesse zerstört wird; sie kann ein breites Spektrum von Symptomen hervorrufen, und die Patienten verlieren allmählich die Kontrolle über ihren Körper. Eins nach dem anderen können Gliedmaßen, Augen, Blase und Darm ihre Funktion einstellen. Die Betroffenen leiden auch unter Schmerzen und Erschöpfung sowie kognitiven und emotionalen Symptomen – vor allem Depressionen. MS beginnt in der Regel schubförmig (relapsierend-remittierende Form). Schließlich wird die Erkrankung jedoch progressiv, das heißt, sie schreitet fort und die Schäden nehmen ständig zu. Es gibt kaum Behandlungsmöglichkeiten und keine Therapie.

Für die Diagnose MS sind zwei solcher Entzündungsschübe nötig, denn gelegentlich kommt es vor, dass Menschen nur eine einzige Attacke haben und es dabei bleibt. Aber wenn dies nicht so sei, warnte Gareth' Neurologe, werde sein Zustand sich unerbittlich ständig verschlechtern. Drei Jahre lang versuchte Gareth, weiterzuleben wie gewohnt. Dann, 2009, begann er die Kontrolle über seine Blase zu verlieren. 2010 erhielt er die formelle Diagnose MS.

Er beschrieb die Zeit nach der Diagnose als «schrecklich belastend». Bald darauf bekam Gareth Schwierigkeiten beim Laufen und musste sich aus Krankheitsgründen arbeitsunfähig schreiben lassen. Und in diesem Juni wurde er Vater.

Er erinnert sich, dass er mit seiner Frau und seinem Sohn im August 2010 in einem Häuschen in dem pittoresken Dorf Tosside eine Woche Urlaub machte. Es war eine Gelegenheit, fern des Alltags als Familie zusammen zu sein und die Geburt des Babys zu feiern. An einem sonnigen Tag machten sie ein Picknick in einem nahe gelegenen Naturreservat und aßen ihre Sandwiches am Ufer eines Bachs. Gareths Frau schlug vor, ans Wasser hinunterzugehen, nur ein paar Schritte auf einem flachen, aber ein wenig unebenen, steinigen Pfad. Als Gareth begann, seinen Weg zwischen den Steinen zu suchen, stellte er fest, dass er sich so unsicher auf den Beinen fühlte, als könne er jeden Moment stürzen.

Plötzlich durchfuhr es ihn: Wenn er jetzt schon zu kämpfen hatte, wie würde sein Zustand dann in einigen Jahren aussehen? Er sah seinen zweimonatigen Sohn an, und der Gedanke überkam ihn, dass er seinen Sohn niemals auf Ausflügen wie diesen begleiten würde. Er würde niemals Steine mit ihm übers Wasser hüpfen lassen oder Fußball mit ihm spielen oder die zahllosen anderen Dinge, die normale Väter mit ihren Kindern tun. Stattdessen würde er in einem Rollstuhl sitzen, verkrüppelt und hilflos. Dieser eine Moment ruinierte den idyllischen Familienausflug und setzte eine Lawine von Ängsten und schlimmen Vorstellungen in Gang, der er sich nicht entziehen konnte.

«Alle Träume, die ich für die Zukunft gehegt hatte, wurden mir plötzlich genommen», erinnert er sich. «Ich wusste nicht, was ich tun sollte. Es war eine sehr, sehr schwere Zeit für mich.»[4]

Fünf Jahre später ist Gareth jedoch offenbar keineswegs verzweifelt, tatsächlich sagt er, er sei glücklicher als je zuvor. Den Grund für diese positive Wendung, die sein Leben genommen hat, sieht er in der Achtsamkeitsmeditation, und er ist inzwischen zu einem ihrer einflussreichsten Befürworter geworden, mit eigener Webseite und mehr als 60 000 Followern auf Twitter. Ich will mich mit ihm treffen, um mehr über diese unglaubliche Wendung herauszufinden.

Er holt mich in seiner Heimatstadt Barnsley, einer früheren Bergarbeiterstadt im Herzen von Yorkshire, vom Bahnhof ab. Es ist um die Mittagszeit an einem kalten Januartag, und er fährt mit mir über schneebedeckte Felder in das ländliche Dorf Silkstone. In Barnsley könne man nirgendwo nett essen, entschuldigt er sich.

Inzwischen 36 Jahre, ist Gareth freundlich, entspannt und bodenständig, mit ruhigen grauen Augen und einem nordenglischen Akzent. Gekleidet in einen roten Pullover und Jeans, ist er schlank, wirkt aber nicht zerbrechlich. Er plaudert – über die Vorzüge von Achtsamkeit könne er den ganzen Tag reden, gesteht er –, bis wir unseren Bestimmungsort erreichen. Er parkt auf einem Behindertenparkplatz und benutzt für die kurze Strecke zwischen Parkplatz und Café eine Krücke.

Als wir Platz genommen habe, frage ich Gareth, wie er Achtsamkeitsmeditation entdeckt habe. Kurz nach diesem denkwürdigen Gang hinab zum Bach, erinnert er sich, habe ihm jemand dazu geraten, als eine Möglichkeit, mit dem Stress fertig zu werden, den eine MS-Diagnose bedeutet. «Ich hatte keine Ahnung, wie man meditiert», erzählt er. «Ich kannte den Begriff, aber ich dachte, das sei nur etwas für Hippies.» Daher besorgte er sich den Bestseller *Where You Go, There You Are* (deutsch: *Im Alltag Ruhe finden*) des US-Autors Jon Kabat-Zinn.

Er begann damit, ziemlich aus dem Stegreif fünf Minuten lang zu meditieren: Dazu schloss er einfach die Augen und zählte seine Atemzüge. Wenn er einen Gedanken hatte, bevor er bei 10 angekommen war, begann er wieder von vorne. Zunächst passierte nicht viel, doch nach ein paar Monaten stellte er eine Veränderung fest.

○ ○ ○

Wenn Elizabeth Blackburn bei ihrer Telomer-Studie den Graben zwischen Psychiatrie und Biochemie überbrückte, dann war der Grabenbruch, den Kabat-Zinn in Angriff nahm, noch breiter. Der Molekularbiologe und Yoga-Lehrer war überzeugt, dass die Meditation, die er im Rahmen seines buddhistischen Glaubens praktizierte, Menschen helfen könne, für die Ärzte kaum etwas tun konnten, zum Beispiel Menschen, die im Sterben lagen oder fürchterliche Schmerzen litten. Aber er wusste, dass Ärzte niemals eine religiöse Praxis verschreiben würden. Dann hatte er eines Tages beim Meditieren eine Vision. Er würde Achtsamkeit neu erfinden und sie von ihren religiösen und spirituellen Aspekten befreien, um sie für die medizinische Profession akzeptabel zu machen.

Im Jahr 1979 entwickelte er einen achtwöchigen Kurs, der Elemente der Achtsamkeitsmeditation wie auch Entspannungstechniken und Hatha-Yoga enthielt. Er nannte sein Programm Mindfulness-Based Stress Regulation (MBSR) und gründete eine Klinik an der University of Massachusetts in Amherst. «Er sagte den Ärzten im Krankenhaus: ‹Gebt mir die Patienten, für die ihr keine Hoffnung mehr habt›», erzählt mir Trudy Goodman, die InsightLA leitet, die Buddhistengruppe, der ich mich auf dem Strand in Santa Monica angeschlossen hatte und die damals mit Kabat-Zinn zusammenarbeitete. «Die Leute schickten ihm diese Patienten; sie wussten nicht, was sie sonst mit ihnen anfangen sollten. Bei manchen Patienten ließen die Schmerzen nach. Manche starben friedlich.»[5]

Säkularisierte Meditation war damals eine riskante Strategie. «Man sagte: Du verwässerst die Lehre, dabei wird nichts Gutes herauskommen», erinnert sich Goodman. «Es war unerhört, Achtsamkeit von dem Buddhismus zu trennen, den wir alle studierten.» Doch es verwandelte die Praxis von einer religiösen Nischenmethode zu einem kulturellen Phänomen.

Seit Kabat-Zinn seine Klinik gründete, haben mehr als 20 000 Menschen an seinen achtwöchigen Kursen teilgenommen. MBSR ist in zahllosen Zeitschriften und Magazinartikeln sowie im Fernsehen vorgestellt worden, darunter auch in der Oprah-Winfrey-Show. Den National Institutes of Health (NIH) zufolge meditiert inzwischen fast 1 von 10 Amerikanern.[6] Es gibt ein monatliches Magazin, *Mindful*, und Hunderte von Apps. Wenn man auf Amazon nach «mindfulness» sucht, erscheinen fast 19 000 Bücher und DVDs, die von einer spirituellen Reise bis zu praktischen Plänen zur Stressreduktion und sogar Übungen für Kinder reichen, und Achtsamkeitssitzungen werden überall, von Silicon Valley bis Capitol Hill, abgehalten.[7]

Das liegt zu einem großen Teil daran, dass die Trennung der Achtsamkeit von ihren religiösen Ursprüngen die Tür für wissenschaftliche Studien über ihren möglichen Nutzen geöffnet hat, was diese Technik weiter legitimiert. Inzwischen gibt es viele hundert randomisierte kontrollierte Studien über Therapien, die auf Achtsamkeit basieren. Systematische Übersichtsartikel und Meta-Analysen kommen regelmäßig zu dem Schluss, dass MBSR chronische Schmerzen und Angstgefühle reduzieren kann, dass sie Stress verringert und die Lebensqualität von jedermann erhöht, ob Krebspatienten oder Freiwilligen.[8]

Einige sorgen sich wegen dieser Popularitätswelle. Manche buddhistische Lehrer klagen, Achtsamkeit sei kommerzialisiert worden, und die Subtilitäten des Konzepts seien auf der Strecke geblieben.[9] Psychologen warnen, dass Achtsamkeitsklassen zunehmend von unqualifizierten Lehrern angeboten werden, die sich als Experten gebärden, während Schlagzeilen tragische Konsequenzen bei emotional verwundbaren Teilnehmern beschreiben, die

Meditationskurse besuchen: Bei einem solchen Kurs in Arizona, beispielsweise, mussten die Teilnehmer lange Zeit ohne Nahrung und Wasser meditieren, bevor sie an einer Zeremonie in einer «Schwitzhütte» teilnahmen – 3 Teilnehmer starben, und 18 weitere mussten wegen Beschwerden, die von Überhitzung bis Nierenversagen reichten, ins Krankenhaus gebracht werden.[10]

Derweil sieht die Soziologin Kristin Barker von der University of New Mexico in Albuquerque darin eine Bewegung, die enorme Schuldgefühle erweckt, und beschreibt Achtsamkeitsmeditation als «Do-it-yourself-Medikalisierung des Augenblicks».[11] Sie verweist auf Kabat-Zinn, der rät zu meditieren, «als hänge dein Leben davon ab, weil dies tatsächlich in einem so profunden Maße der Fall ist». Die Vorstellung, dass unsere Gesundheit davon abhängt, die ganze Zeit achtsam zu sein, mache uns alle zu Patienten, die behandelt werden müssen, um unsere ungesunden Gedanken zu verscheuchen, warnt sie, und stempelt uns zu Versagern, wenn wir diesen glückseligen Zustand nicht erreichen.

Gareth lacht über den letzten Punkt. «Niemand kann die ganze Zeit achtsam sein», betont er.[12] Nachdem er einige Monate lang fünf Minuten pro Tag meditiert hatte, stellte er jedoch fest, dass es ihm leichter fiel, im Augenblick verankert zu bleiben. Infolgedessen entwickelte er mehr Geduld, und körperliche Herausforderungen wie Treppensteigen frustrierten ihn nicht mehr so rasch. «Wenn es mir gelang, mir selbst nicht zu weit voraus zu sein und stattdessen im Augenblick zu verharren, wurden die Dinge deutlich leichter», meint er. Nach dieser Erfahrung begann er, länger zu meditieren, und meint nun, die Vorteile seien «astronomisch».

Was MS vor allem so quälend macht, sind Gedanken an die Vergangenheit und die Zukunft, erklärt er. Nach seiner Diagnose quälten ihn Gedanken an all die Dinge, die ihm in der Vergangenheit Spaß gemacht hatten – sein Beruf, Wandern – und die er nie wieder tun würde, und an die Zukunft, beispielsweise die Furcht, dass er seine Kinder (er hat inzwischen zwei Söhne) nicht aufwachsen sehen könnte, wenn ihm MS das Augenlicht rauben würde, oder dass er schwer würde leiden müssen.

«Ich muss mich jeden Tag unzählige Male von solchen Gedanken losreißen», meint er. Und er glaubt, dass sein regelmäßiges Achtsamkeitstraining ihm dabei hilft. «Ich bin erst 36, wie um alles in der Welt wird es mir in zehn Jahren gehen? So beginnt es immer, doch ich lasse nicht zu, dass es weitergeht.» Wenn er im Hier und Jetzt bleiben und sich auf das konzentrieren kann, was um ihn herum passiert, sagt er, verschwindet das Quälende seiner Situation weitgehend, und das Leben ist gut – sogar großartig.

Inzwischen meditiert Gareth eine halbe Stunde pro Tag. Er stellt sich früh den Wecker und meditiert, aufrecht im Bett sitzend, wobei er sich auf seine Atmung konzentriert, oder mit Kopfhörern, wobei er sich auf die Musik konzentriert. Aber er versucht auch, Achtsamkeit in sein Leben zu integrieren. «Wenn mein Sohn heraufkommt und mich unterbricht, dann wird er zum Objekt der Meditation.» Das heißt: Statt sich beim Spielen ablenken zu lassen, richtet er alle Aufmerksamkeit auf seinen Sohn.

Achtsamkeit helfe ihm nicht nur, das Leben zu schätzen und zu genießen, das er führt, einschließlich der Zeit mit den Kindern, so Gareth, sondern sie habe ihm auch geholfen, toleranter und empathischer zu werden. «Man kann nur mit jemandem mitfühlen, wenn man Dinge – wie das Stirnrunzeln der Partnerin – bemerkt, und bei Achtsamkeit geht es eben darum, Dinge zu bemerken.»

Sie hilft ihm zudem, mit seinen Schmerzen umzugehen. Gareth leidet unter Trigeminusneuralgie: Attacken eines intensiven, stechenden Schmerzes – wie ein Eispickel, sagt er – im Gesicht. Diese werden sich, wenn sich sein Zustand verschlechtert, voraussichtlich verschlimmern. Er erzählt mir eine buddhistische Geschichte, in der es heißt, dass Schmerz zwei Pfeile hat: den körperlichen Schmerz und dann die Geschichte, die wir mit diesem Schmerz verbinden. Diese Metapher erinnert mich an die Verbrennungsopfer, deren Schmerzen durch Angst verstärkt wurden. Aber statt

sich mit einem Spiel wie Snow World von den Schmerzen abzulenken, ist es das Ziel derjenigen, die Achtsamkeitsmeditation
betreiben, den emotionalen Anteil zu eliminieren, indem sie den
Schmerz frontal angehen.

«Du lässt den Schmerz herein», erklärt Gareth. «Du umarmst
den Schmerz, du lädst ihn auf eine Tasse Tee ein und herzt ihn. Es
klingt verrückt, aber es funktioniert tatsächlich. Die Schmerzatta-
cken, die ich habe, wirken sich viel, viel weniger aus.»

Wie sieht es mit Erschöpfung aus?, frage ich ihn. Das ist gewöhnlich ein großes Problem bei MS-Patienten. Gareth meint, er
habe sich erschöpft gefühlt, aber nicht mehr, seit er meditiert. Heute führt er ein in jeder Hinsicht beschäftigtes Leben; nicht nur, dass
er seine Elternschaft und seine Krankheit unter einen Hut bringen
muss, er arbeitet auch wieder in Vollzeit – nun am Schreibtisch,
wo er Klagen gegen die Polizei untersucht. Und er unterhält noch
immer seine Webseite, *Everyday Mindfulness*,[13] samt zugehörigem
Twitter-Account. (Sein am häufigsten getwittertes Buddha-Zitat
ist: Schmerz ist unausweichlich, aber Leiden ist eine Frage der Einstellung.)»

«Die Leute halten Meditation für zeitraubend, aber das genaue
Gegenteil ist richtig», meint er. «Sie bringt Zeitgewinn, wegen all
der Zeit, die wir sparen, wenn wir nutzlose Gedankengänge ausblenden. Ohne Meditation könnte ich das Leben, das ich jetzt führe, nicht führen.»

Ich bin mir nicht sicher, ob ich das Wesen der Meditation
wirklich verstanden habe, bevor ich mit Gareth sprach. Es ist kein
rascher Reparaturmechanismus, sondern erfordert stundenlanges
regelmäßiges Training, und weitere Studien sind nötig, um genau
herauszufinden, wem es hilft und wie. Aber jetzt sitze ich in diesem
Café in einem verschneiten Tal in Yorkshire und höre diesem Vater
und Polizisten zu, der tägliche Schmerzen, Stress und Angst beschreibt, die alles in den Schatten stellen, mit dem ich mich her-
umschlagen muss. Und ich komme nicht umhin zu denken, dass

Achtsamkeit ein recht wirksames Werkzeug sein muss, wenn sie ihm ermöglicht, seinen Dämonen mutig, wenn nicht gar voller Lebensfreude entgegenzutreten.

○ ○ ○

Es ist ein sonniger Februarmorgen, und ich zappele ein wenig verlegen in einem Raum voller fremder Menschen herum. Ich befinde mich im Mood Disorder Centre der University of Exeter, Großbritannien, und die Menschen hier hoffen, dass Achtsamkeit sie durch das Abwenden belastender Gedanken vor der lebensbedrohlichen Verzweiflung einer Major Depression schützen kann.

Der Kurs nennt sich achtsamkeitsbasierte Kognitive Therapie (Mindfulness Based Cognitive Therapy, MBCT). Entwickelt von dem Oxforder Mark Williams und seinen Kollegen, basiert sie weitgehend auf MBSR, aber mit dem Schwerpunkt Depression. Nach konventioneller medizinischer Sicht resultieren Depressionen aus einem chemischen Ungleichgewicht im Gehirn, aus einem Mangel an dem Neurotransmitter Serotonin. Die meisten Antidepressiva erhöhen den Serotoninspiegel. Aber Medikamente allein helfen nur rund einem Drittel der Betroffenen aus ihrer Depression, und wie wir in Kapitel 2 gesehen haben, geht ein Großteil ihrer Besserung auf den Placebo-Effekt zurück. Und wie die meisten Medikamente haben diese Medikamente Nebenwirkungen (von Darmproblemen und sexueller Dysfunktion bis zu Selbstmordgedanken).

Psychotherapien sind eine zunehmend beliebter werdende Alternative. Die am besten untersuchte ist die Kognitive Verhaltenstherapie (Cognitive Behavior Therapy, CBT), bei der Therapeuten mit den Patienten über ihr Leben und ihre Probleme sprechen; Ziel ist dabei, den Patienten zu helfen, belastende, negative Gedankenmuster zu identifizieren und zu verändern. Aber MBCT (Achtsamkeit, mit einigen CBT-Elementen kombiniert) holt rasch auf. Während CBT eine Akutbehandlung für diejenigen ist, die bereits krank sind, zielt MBCT darauf ab, Menschen im Alltag ein Mittel an die Hand zu geben, das ihnen hilft, gesund zu bleiben. Die Sitzung heute ist ein Auffrischungskurs für Leute, die den Kurs unter Leitung der Psychologen Willem Kuyken und Alison Evans bereits absolviert haben.

Im Raum befinden sich rund 30 Menschen unterschiedlichen Alters und Hintergrunds, und sie alle haben in der Vergangenheit unter wiederkehrenden schweren Depressionsschüben gelitten. Evans führt uns durch unterschiedliche Übungen, wobei sie jedes Mal auf eine klingende Metallschale schlägt. Nachdem wir uns auf unsere Atmung konzentriert haben, fordert sie uns auf, auf unseren Körper und unsere körperlichen Empfindungen zu achten. Dann kommt der aktivere Teil, das Herumzappeln. Die Idee ist, dass dieses Auf-den-Körper-Achten hilft, sich auf die Gegenwart zu konzentrieren, statt sich wegen der Vergangenheit oder der Zukunft zu sorgen.

«Man sucht Sicherheit im Augenblick», erklärt Kuyken,[14] der vorn im Seminarraum steht – hochgewachsen, ausdrucksvoll, intensiv. «Und wenn man mit diesem Augenblick zurechtkommt, dann prägt dies den nächsten Moment.» Die Kursteilnehmer werden ermuntert, dieses Prinzip in ihren Alltag zu tragen – beispielsweise spazieren zu gehen und dabei die Bäume oder den Himmel aufmerksam zu betrachten oder einfach nur zu atmen –, um negativen Denkmustern zu entkommen, die sie zu überwältigen drohen. Ein anderer Trick ist, alltägliche Reize – das Rotlicht der Ampel, das Öffnen des Kühlschranks – als Erinnerung daran zu benutzen, achtsam zu sein und seine Umgebung bewusst wahrzunehmen.

Die bisherigen Ergebnisse von MBCT-Studien sind eindrucksvoll. In Studien, die 2000 und 2004 veröffentlicht wurden, fanden Williams und seine Kollegen, dass MBCT die Rückfallrate von Patienten mit Major Depression um die Hälfte senkt.[15] Das führte dazu, dass die Therapie von dem britischen National Institute for Health and Care Excellence (NICE) empfohlen wurde. 2008 führte Kuyken dann eine weitere Studie durch und berichtete, dass Patienten, die MBCT erhielten, weniger Symptome, eine bessere Lebensqualität und eine geringere Rückfallrate hatten als medikamentös behandelte Patienten.[16]

Die Patienten hier in Exeter sind offenbar von den Vorteilen der Achtsamkeit überzeugt. «Ich hasse Antidepressiva», erklärt Vicky, 43, eine kleine, pragmatische Frau, die seit 20 Jahren unter Depressionen leidet. «Ich habe sie immer weggelassen, sobald es ging, und habe dann weitergemacht und versucht, die Zeit zu vergessen. Aber irgendeine Kleinigkeit konnte als Auslöser dienen und mich wieder in tiefe Verzweiflung stürzen.» Und jedes Mal, wenn so etwas passierte, sagt sie, war es schlimmer als zuvor und schwieriger vor ihren Kindern zu verbergen. Wenn sie einen depressiven Schub hatte, wollte sie tagelang ihr Bett nicht verlassen.

Vicky absolvierte den Kurs vor zwei Jahren und sagt, er habe ihr geholfen, Warnsignale zu erkennen – zum Beispiel, dass sie ständig beschäftigt ist, nicht richtig schläft, sich die ganze Zeit ängstigt –, die anzeigen, dass sie am Rand eines Rückfalls steht. Zuvor «konnte ich nicht verstehen, warum ich so plötzlich in eine tiefe Grube gefallen war», sagt sie. «Nun achte ich viel stärker darauf, wie ich mich fühle. Es ist wie eine Sicherheitsleiter, die mir hilft, mich aus der Grube zu befreien.»

Eine weitere Kursteilnehmerin, die 33-jährige Sue, ist eine begeisterte Kletterin und war eine vielversprechende Ozeanographin, als sie durch Mobbing bei der Arbeit in eine schwere Depression getrieben wurde. «Es war, als wäre ein Schalter umgelegt worden», erinnert sie sich. «Ich regte mich so auf, dass mein Herz raste, ich zu schwitzen begann und mir schlecht wurde.» Aufgrund ihrer Erfahrungen mit Antidepressiva, die ihr bei einem Schub vor zehn Jahren verschrieben worden waren, hatte Sue geschworen, solche Medikamente nie mehr zu nehmen. «Es ist wirklich schwierig, wieder von ihnen runterzukommen, und sie haben schreckliche

Nebenwirkungen. Und sie lösen das zugrunde liegende Problem nicht.»

Sie absolvierten einen CBT-Kurs, bevor sie zu Kuyken kam. Bei CBT «hört man auf, schräge Gedanken zu haben», meint sie. «Aber man macht sich leicht selbst Vorwürfe, man denkt, dass man sich die ganze Zeit falsch gefühlt hat.» Bei Achtsamkeit «war ich erleichtert, dass nicht alles durchgesprochen werden musste», meint sie. «Achtsamkeit ist akzeptierender. Es ist nicht dein Fehler.» Sie hat einige Vorbehalte – zum Beispiel, dass das ständige Aufflackern von Ideen in ihrem Kopf möglicherweise für ihre Kreativität als Wissenschaftlerin notwendig war. Aber sie geht Achtsamkeit einfach wie ein weiteres Experiment an. «Wenn ich etwas nicht tun kann, dann atme ich drei Minuten bewusst und versuche es noch einmal. Es ist erstaunlich, was für einen Unterschied das macht.»

Und da ist Ann, eine 57-Jährige mit faltigem Gesicht und weißem Haar, das zu einem Pferdeschwanz gebunden ist; sie leidet schon fast ihr ganzes Leben unter wiederholten Depressionsschüben. An ihrem Tiefpunkt hegte sie Selbstmordgedanken und glaubte, ihre Kinder seien ohne sie besser dran. Auch sie hasste Antidepressiva. «Sie machten mich zu einem Zombie», klagt sie. «Sie nahmen mir nicht nur die negativen Gefühle, sie nahmen mir alle Gefühle.» Nun meditiert sie jeden Tag und ist zuversichtlich, dass dies ihr helfen wird, ohne Medikamente klarzukommen. «Ich habe erkannt, dass Gedanken mir nichts zuleide tun können.»

Als ich sie frage, wie MBCT ihr Leben verändert hat, antwortet sie einfach: «Ich lebe noch.»

Nach der Sitzung sitzen Kuyken und ich in seinem sonnendurchfluteten Büro und er erzählt mir, er hoffe, MBCT so anzupassen, dass die Therapie auch Menschen mit anderen psychischen Problemen, wie chronische Angstzustände, Phobien oder Essstörungen, helfen kann. Letztlich glaubt er jedoch, dass Achtsamkeit uns allen helfen kann, die Anforderungen der modernen Gesellschaft zu bewältigen.

«Wir leben unser Leben zunehmend auf Autopilot», meint er. «Immer jüngere Kinder bekommen psychische Probleme.» Vor allem ist er der Meinung, dass ständig verfügbare Technologien wie E-Mail, Handys und Facebook schädlich sein können, wenn wir nicht lernen, ihre Auswirkungen auf uns zu kontrollieren. «Wir müssen uns ständig mit einlaufenden Daten beschäftigen.» Es ist sehr schwierig, dies bewusst zu tun, meint er, und bedachtsam auf das zu reagieren, was rund um uns herum geschieht, statt blind zu reagieren.

Zunächst hofft er jedoch, noch stärkere Belege für die positive Wirkung von MBCT bei Patienten mit wiederkehrenden Depressionen zu finden. Gerade haben er und seine Kollegen eine Studie publiziert, die mehr als 400 Patienten zwei Jahre lang begleitet: MBCT schützte sie genauso gut vor Rückfällen wie Antidepressiva.[17] (Wenn die Daten mit denjenigen vorangegangener Studien gepoolt wurden, war die Rückfallwahrscheinlichkeit von Patienten, die einen MBCT-Kurs absolvierten, um 24 Prozent geringer als die der Medikamentengruppe.)

«Weltweit leiden Millionen Menschen an Depressionen», sagt Kuyken (der seit meinem Besuch in Exeter gewechselt hat und nun Direktor des Oxford Mindfulness Centre ist). «Wenn wir ihnen eine Alternative zu Antidepressiva bieten könnten, wäre das riesig.»

Es war ein langer Weg von seinem Start 2000, als er nach langem privaten Interesse an Meditation sich wissenschaftlich mit MBCT zu beschäftigen begann. Auch Williams gesteht, er habe befürchtet, dass allein schon Studien über Meditation seine akademische Reputation beschädigen könnten. «Als wir die erste Studie durchführten, dachten wir, dass wir auf eine enorme Skepsis stoßen würden. Ein Teil von mir sorgte sich, dass meine Karriere leiden könnte. Aber viele Wissenschaftler waren wirklich interessiert.»

Diese positive Haltung geht zum großen Teil auf eine Fülle von aktuellen Befunden zurück, die Wissenschaftler inzwischen zwingen, Meditation als ein Phänomen mit eindrucksvollen körperlichen Wirkungen ernst zu nehmen. Daher reiste ich nach Boston, um die Frau zu treffen, die vielleicht mehr als irgendjemand anders getan hat, um zu zeigen, was Meditation mit dem Gehirn bewirkt.

○ ○ ○

«Ich habe immer gedacht, die ganze Körper-Geist-Sache sei Unsinn. Aber nach einem Monat in einer Yoga-Klasse war ich fasziniert.» Die Harvarder Neurowissenschaftlerin Sara Lazar hat nackte Füße und sitzt im Schneidersitz auf ihrem Stuhl. Ihr widerspenstiges Haar ist grau, doch sie strömt die Energie und den Enthusiasmus eines Teenagers aus. Sie lacht viel und redet so schnell, dass sie manche Wörter ganz überspringt. «Es erschütterte mich. Ich erkannte, dass viel mehr dahinter steckte als nur Dehnen und körperliche Bewegung.»[18]

Wir trafen uns in Lazars Büro im Bostoner Navy Yard; es wirkte völlig normal, abgesehen von einem Regal über ihrem Tisch, auf dem eine schlanke grüne Vase mit rosafarbenen Blumen, eine bronzene Buddhafigur und eine sitzende silberne Tänzerin in Yogahaltung – nach vorn gebeugt, ein Bein ausgestreckt, das andere abgeknickt – stehen. «Diese Figur mag ich», sagt sie. «Ich übte gerade diese Yogahaltung, als ich dieses große Aha-Erlebnis hatte.» Statt sich zu mühen, sich wie üblich in diese Position zu bringen, entspannte sie sich. «Das brachte mir drei Zoll zusätzlich», lacht sie. «Entspannung bringt einen weiter als anspannen und sich plagen.»

Auf der Hochschule beschäftigte sich Lazar mit Bakteriengenetik. Dann verletzte sie sich beim Marathontraining am Knie. Da sie zeitweilig nicht laufen durfte, begann sie Yoga, um fit zu bleiben, und staunte über die Wirkung, die es auf sie hatte. Wie Gareth hatte sie das Gefühl, ihr Gehirn arbeite anders. «Es veränderte, wie ich über Dinge dachte», erinnert sie sich. Sie fühlte sich ruhiger und empathischer und besser in der Lage, verschiedene Standpunkte zu sehen. «Ich lebe in Boston, wo es viele verrückte Autofahrer gibt», sagt sie. «Ich habe erkannt, dass ich mich nicht über sie aufregen muss. Sie haben's wahrscheinlich eilig und sind wohl auch gestresst.»

Fasziniert von dem, was da anscheinend mit ihrem Gehirn geschah, wechselte Lazar von Bakteriengenetik zur Neurowissenschaft. Sie lernte den Umgang mit bildgebenden Verfahren wie der Magnetresonanztomographie (MRT) – dieselbe Technik, die Ärzte am anderen Ende der Stadt, im Boston Medical Center, einsetzten, um die Zyste in Daniels Gehirn abzubilden. In der Enge eines Scanners fehlt der nötige Platz für Yoga, daher untersuchte sie stattdessen die verwandte Praxis der Meditation.

Sie beschreibt ihre Entscheidung, die Welt der Körper-Geist-Medizin zu betreten, als «mutig bis verrückt». «Alle sahen mich komisch an», meint sie. Damals, gegen Ende der 1990er Jahre, sah man Meditation als etwas an, das bekiffte Hippies machten, kein geeignetes Thema für wissenschaftliche Forschung. Aber etwa um diese Zeit schufen die NIH ein nationales Zentrum für alternative und komplementäre Medizin (dasselbe Zentrum, an dem der Placebo-Forscher Ted Kaptchuk in Harvard anheuerte). «Das gab mir das nötige Selbstvertrauen, dass ich das durchziehen konnte und meine Forschung finanziert werden würde.»[19]

Es gab bereits Forscher, die untersuchten, wie Meditation die Gehirnaktivität beeinflusst, allen voran Richard Davidson an der University of Wisconsin-Madison. Der Dalai Lama schickte Davidson acht seiner erfahrensten Mönche, die alle viele zehntausend Stunden meditiert hatten.[20] Im Vergleich zu einer Kontrollgruppe aus Studenten sah Davidson bei den meditierenden Mönchen einen dramatischen Anstieg einer hochfrequenten Gehirnaktivität, der sogenannten Gammawellen – höher als jemals zuvor beobachtet (zumindest in gesunden Gehirnen –, sehr hochfrequente Gammawellen treten auch bei epileptischen Anfällen auf).

Diese Fülle von Gammawellen sprach dafür, dass das Gehirn

der Mönche beim Meditieren sehr stark geordnet und koordiniert ist, während große Zahlen von Neuronen gemeinsam feuern. Zudem ist eine hohe Aktivität im linken präfrontalen Cortex festzustellen, einer Region, die mit positiven Gedanken und Gefühlen in Verbindung gebracht wird. Die Ergebnisse waren spannend. Diese erfahrenen Meditierenden waren eindeutig in der Lage, Bewusstseinszustände herbeizuführen, die außerhalb des normalen Erfahrungsbereichs lagen.

Lazar tat jedoch etwas anderes. Sie war überzeugt, dass ihre Yoga-Praxis nicht nur einen vorübergehenden Bewusstseinszustand bewirkt hatte, sondern die Funktionsweise ihres Gehirns permanent verändert hatte. «Ich wusste, dass sich mein Gehirn verändert hatte», sagt sie. Statt sich daher die Aktivität des Gehirns anzusehen, interessierte sie sich für dessen physische Struktur. Da sie keine Mönche zur Verfügung hatte, untersuchte sie ein paar «durchschnittliche Jungs» aus Boston – einen Therapeuten, einen Koch, einen Rechtsanwalt und einen IT-Spezialisten –, die erfahrene Meditierende waren und täglich praktizierten.

Um mir zu zeigen, was sie fand, ruft Lazar eine Reihe von Scans auf ihren Bildschirm. Sie muss im Lauf ihrer Karriere Zehntausende dieser Scans gesehen haben, aber sie ist noch immer fasziniert von diesem Fenster ins Innere unseres Schädels. «Es verblüfft mich, dass man diese detaillierten Bilder eines Gehirns erzeugen kann», sagt sie. «Einige schauen kristallklar aus, es ist wirklich erstaunlich.»

Lazar staunt über das, was wir auf diesen Bildern sehen können, aber noch mehr erstaunt mich, was wir nicht sehen können. Das ist ein menschliches Wesen, doch in diesen komplexen, detaillierten Strukturen gibt es nichts, was uns sagt, wen diese Person liebt, was ihre ersten Erinnerungen waren, welche Musik sie schätzt oder welchen Wein sie mag. Wir stehen mit dem, was wir über das Gehirn wissen, noch ganz am Anfang. Bisher sind diese schwarz-weißen Aufnahmen jedoch der beste Zugang, den wir haben, um seine

Geheimnisse zu lüften. Welche Veränderungen würde Meditation bewirken?

Lazar veröffentlichte ihre Ergebnisse 2005. Im Vergleich zu einer Kontrollgruppe hatte die Dicke des cerebralen Cortex der Meditierenden, einschließlich des präfrontalen Cortex, um rund ein zehntel Millimeter zugenommen.[21] «Das ist eine wirklich winzige Veränderung», meint Lazar. «Aber sie ist signifikant.» Sie reichte, um zu zeigen, dass Meditation nicht nur einen vorübergehenden Zustand erzeugte, sondern die physische Struktur des Gehirns verändern kann.

«Das rüttelte wirklich alles auf», meint Lazar. Wissenschaftler hatten gerade erst herausgefunden, dass sich selbst ein erwachsenes Gehirn in Antwort auf seine Umwelt verändern konnte. Lange hatte man angenommen, dass es mit unserem Gehirn, sobald wir erwachsen sind, nur noch bergab geht: Neurone können absterben, aber es werden keine neuen geboren. 1998 zeigten jedoch Autopsien der Gehirne von älteren Krebspatienten, dass selbst am Lebensende noch neue Zellen geboren werden.[22]

Anschließend zeigte eine Studie nach der anderen, dass jedermann, vom Geigenspieler bis zum Taxifahrer, relevante Hirnareale mit neuen Zellen und Verbindungen aufbaut, genauso, wie wir durch körperliches Training Muskeln aufbauen. Lazars Studie wies nach, dass auch Meditation dies bewirken kann. Erstmals konnte man erklären, wie diese Praxis Psyche und Physiologie permanent verändern kann.

Andere Studien folgten und berichteten Ähnliches für verschiedene Meditationsformen. Es gab jedoch noch immer ein Problem. In diesen Studien konnte man die Möglichkeit nicht ausschließen, dass Menschen, die meditieren, «seltsam» sind, wie Lazar es ausdrückt. Vielleicht bevorzugen Menschen, die meditieren, bestimmte Lebensstile (viele von ihnen sind beispielsweise Vegetarier), die ihr Gehirn beeinflussen könnten, oder Menschen mit einem bestimmten Gehirntyp neigen von vornherein eher zum Meditieren.

Um zu belegen, dass Meditation die Veränderung bewirkt, würde es nötig sein, Freiwillige zu finden, die nie zuvor meditiert hatten, und zu sehen, wie diese Praxis ihr Gehirn veränderte.

Genau das tat Lazar und führte zwei Studien durch, deren Ergebnisse sie 2010 und 2011 veröffentlichte. Im Vergleich zu einer Kontrollgruppe wiesen diejenigen, die einen achtwöchigen MBSR-Kurs absolviert hatten, vermehrt graue Substanz in Regionen auf, die an Lernen, Erinnern und Gefühlskontrolle beteiligt waren, einschließlich des Hippocampus. Sie fühlten sich zudem weniger gestresst, und diese Veränderung ging mit einer verringerten Dichte der grauen Substanz in der Amygdala einher.[23]

«Das ist wichtig», meint Lazar. Wie wir in Kapitel 8 gesehen haben, führen chronischer Stress und Depressionen zu einer Schrumpfung von Hippocampus und präfrontalem Cortex sowie einer vergrößerten, besser vernetzten Amygdala. Nach nur acht Wochen Training sah Lazar einige dieser Veränderungen rückgängig gemacht. Ihre Ergebnisse sprechen dafür, dass Meditation das Blatt zu unseren Gunsten wenden und uns widerstandsfähiger gegen Stress machen kann.

Lazar führt nun eine Studie durch, um zu prüfen, ob körperliche Bewegung (die ebenfalls stresslindernd wirkt) ähnliche Veränderungen hervorruft. Und sie untersucht, ob Meditation das Potenzial hat, Demenz abzuwenden. Wenn wir altern, schrumpfen Hippocampus und präfrontaler Cortex in der Regel und spiegeln einige der Veränderungen wider, die für chronischen Stress typisch sind und zum geistigen Abbau beitragen. Mehrere Studien sprechen dafür, dass Meditation zu einer Verlangsamung dieses Prozesses beitragen könnte. Der Unterschied in der Dicke des Cortex, den Lazar sah, war bei älteren Meditierenden am stärksten ausgeprägt, während verschiedene Teams inzwischen gefunden haben, dass die kognitive Leistung und das Volumen der grauen Substanz bei Meditierenden im Alter langsamer zurückgehen als bei Kontrollpersonen.[24]

In einer 2014 veröffentlichten Studie hat Lazar zudem festgestellt, dass die fluide Intelligenz (ein dem IQ vergleichbares Maß) bei Yoga-Praktizierenden und Meditierenden im Vergleich zu Kontrollpersonen im Alter langsamer abnimmt und verschiedene Regionen ihres Gehirns besser verknüpft bleiben.[25] «Das ist Teil der fluiden Intelligenz, und das ist es, was im Alter verloren geht», sagt sie. «Es spricht dafür, dass Meditation dazu beiträgt, dass diese Regionen weiterhin miteinander kommunizieren.»

Lazars Forschung ist Teil eines großen NIH-Programms zur Vorbeugung und Behandlung von Alzheimer in einer immer stärker alternden Bevölkerung. Damals mag ihre Entscheidung, sich wissenschaftlich mit Meditation zu beschäftigen, verrückt erschienen sein, aber inzwischen ist die Wissenschaftlerin im Establishment angekommen.

○○○

Ich bin inzwischen überzeugt, dass Achtsamkeitsmeditation zumindest bei denjenigen, die sie regelmäßig praktizieren, das Potenzial hat, unsere Psyche wie auch unser Gehirn zu verändern. Aber ich möchte dennoch wissen: Reichen diese stresslindernden Effekte über das Gehirn hinaus und erreichen unser Immunsystem? Und könnte Achtsamkeit vielleicht das Fortschreiten von Autoimmunstörungen wie MS verlangsamen?

Im Café in Yorkshire frage ich Gareth, was er dazu meint. Er erzählt mir, dass 2011, kurz nachdem er zu meditieren begann, eine ernstere «progressive» Form der MS bei ihm festgestellt wurde, bei der die Betroffenen nicht nur hin und wieder Schübe haben, sondern ihr Zustand sich laufend verschlechtert. In den fünf Jahren, die seitdem vergangen sind, hat er seine Ärzte jedoch überrascht, weil sein Zustand weitgehend stabil geblieben ist.

Als er ihnen gegenüber andeutet, seine Meditationspraxis würde möglicherweise helfen, das Fortschreiten der Krankheit aufzuhalten, erntete er, wie er sagt, «einen verächtlichen Blick». Er ist jedoch überzeugt, dass Achtsamkeit ein Faktor ist. «Ich habe seit fünf Jahren MS. Es sollte mir eigentlich schlechter gehen.»

Der Konsens wächst jedoch, dass chronische Entzündungsprozesse, wie sie von Stress ausgelöst werden, das Fortschreiten von Autoimmunerkrankungen wie MS fördern. Eine 2014 erschienene Metaanalyse von 14 im *British Medical Journal* publizierten Studien kam zu dem Schluss, es gebe eine «konsistente und klinisch bedeutsame» Verbindung zwischen belastenden Lebensereignissen und anschließenden Schüben von relapsierend-remittierender MS.[26] So fand eine niederländische Folgestudie mit 73 MS-Patienten, dass belastende Lebensereignisse – wie Arbeitslosigkeit oder der Tod eines Familienmitglieds oder Freundes – das Risiko für eine Verschlechterung in den folgenden Monaten verdoppelte.[27]

Und 2012 ergab eine randomisierte kontrollierte Studie über eine Stressbewältigungstherapie mit 121 Patienten mit relapsierend-remittierender MS, dass diejenigen in der Stressbewältigungsgruppe weniger neue Hirnläsionen (ein empfindlicher Marker für das Fortschreiten der Krankheit) aufweisen als die Kontrollen.[28] Die Größe des Effekts entsprach derjenigen in vergleichbaren Studien mit neuen Medikamenten. Aber nach Beendigung der Therapie verschwand der Vorsprung wieder – sechs Monate später gab es keinen Unterschied mehr zwischen beiden Gruppen.

Könnte Achtsamkeit eine länger anhaltende Wirkung haben, weil sie Menschen etwas gibt, das sich langfristig praktizieren lässt? Inzwischen gibt es zahlreiche Studien, die dafür sprechen, dass Achtsamkeitsmeditation tatsächlich Anzeichen von physiologischem Stress im Körper, beispielsweise den Spiegel des Hormons Cortisol, und auch Entzündungsmarker reduzieren kann. Inzwischen lassen einige kleine Studien, darunter eine dreimonatige Studie von Elissa Epel und Elizabeth Blackburn, vermuten, dass Meditation Telomere schützen oder sogar verlängern und damit das Altern unserer Zellen potenziell verlangsamen kann.[29]

Das sind dramatische Ergebnisse, aber sie können nicht jeden überzeugen. Der Onkologe David Gorski von der Wayne State University ist ein Kritiker der Alternativmedizin und warnt, dass frühe Resultate hinsichtlich des Nutzens von Meditation überbewertet werden, vor allem deshalb, weil man bei der Meditation wie bei anderen Mind-Body-Therapien keine Doppelblindstudien durchführen kann. «Sind das wirklich strenge Versuche?», fragt er. «Man kann sich leicht in die Irre führen lassen. Auch Nobelpreisträger sind nicht unfehlbar.»[30]

Manche Wissenschaftler fühlen sich noch immer «sehr unwohl» bei der Vorstellung, Meditation zu untersuchen, erwidert Blackburn. Sie sagt, sie betone immer wieder, dass ihre Studien bisher vorläufig sind, doch die Leute «sehen die Schlagzeilen in der Zeitung und geraten in Panik».[31] Um die Skeptiker zu überzeugen, muss sie die Effekte in größeren Studien belegen. Sie und Epel arbeiten inzwischen an einer zweijährigen Studie mit mehr als 180 Müttern mit autistischen Kindern (Lisa ist eine von ihnen), um herauszufinden, ob ein Achtsamkeitskurs hilft, ihre Telomere vor Stresseffekten zu schützen.

Andere Befunde über die Auswirkungen von Meditation auf die körperliche Gesundheit sind gemischt. Kabat-Zinn berichtete 1998, dass die autoimmune Hautkrankheit Psoriasis schneller heilte, wenn die konventionelle Behandlung mit MBSR kombiniert wurde.[32] Andere Studien lassen vermuten, dass MBSR zum Beispiel die Reaktion auf Grippeimpfstoff verstärkt[33] und die Zahl der Erkältungen reduziert, die die Leute im Lauf des Winters durchmachen.[34] Doch die meisten dieser Resultate müssen reproduziert werden, bevor man ihnen tatsächlich glauben kann.

Es gibt nur sehr wenige Studien, die sich mit Achtsamkeitsmeditation und MS beschäftigt haben. Eine 2014 erschienene Metaanalyse fand nur drei Studien; sie zeigten einen signifikanten Nutzen bei Lebensqualität und geistiger Gesundheit wie auch bei Depressionen, Angstzuständen und Erschöpfung.[35] Niemand hat sich bisher das Fortschreiten der Erkrankung direkt angeschaut, doch der Autor der Metaanalyse, Robert Simpson vom Institute of Health and Wellbeing an der University of Glasgow, sagt, dies sei eine Frage, mit der er sich in der Zukunft liebend gern beschäftigen würde.[36]

Ob sich jedoch nun herausstellt, dass Achtsamkeit die Progression seiner Krankheit beeinflusst oder nicht, Gareth sagt, allein für die psychologischen Vorteile lohne es sich. Tatsächlich betont Gareth, trotz seiner MS-Erkrankung, die bei einem Großteil der Betroffenen zu klinischen Depressionen führt, er sei gegenwärtig glücklicher als jemals zuvor in seinem Leben. «Ich fühle mich sauwohl», erzählt er mir beim Kaffee. «MS macht einige Dinge sehr, sehr schwierig. Aber das Leben ist nun mal schwierig. Ich ziehe es vor, mich auf die guten Dinge zu konzentrieren, und davon habe ich so viele.»

Er erinnert sich an den Tag, als er mit seinem kleinen Sohn hinab zum Bach steigen wollte, als seine Furcht vor der Zukunft ihn in Verzweiflung stürzte, als das Glück eines ganzen Tages von einem einzigen Gedanken ausgelöscht wurde. «Wenn mir das heute passierte, würde ich sagen: ‹Okay, es ist nur ein Gedanke›», meint er. «Und ich würde hinunter zum Bach stolpern und den Augenblick genießen.»

10

JUNGBRUNNEN
Die geheime Macht von Freunden

Die Halbinsel Nicoya im Nordwesten von Costa Rica gehört zu den schönsten Plätzen der Welt. Dieser rund 120 Kilometer lange Streifen Land südlich der Grenze zu Nicaragua ist bedeckt von Viehweiden und tropischen Regenwäldern, die sich bis zur Brandung des Pazifiks erstrecken. Die Küste ist übersät mit Enklaven von Ausländern, die ihre Zeit mit Surfen, Yogaübungen und Meditieren am Strand verbringen.

Für die Einheimischen ist das Leben nicht so idyllisch. Sie leben in kleinen, ländlichen Dörfern, die nur begrenzt Zugang zu Annehmlichkeiten wie Elektrizität haben und durch holprige Pfade verbunden sind, die in der Trockenzeit staubig und in der Regenzeit oft unpassierbar sind. Die Männer verdienen ihren Lebensunterhalt als Fischer und Bauern oder als Arbeiter oder *sabaneros* (Cowboys auf riesigen Rinderfarmen), während die Frauen auf Holzöfen kochen. Dennoch sind die Einheimischen inzwischen überraschend berühmt geworden und haben die Aufmerksamkeit von Wissenschaftlern weltweit erregt.

Ihr Geheimnis wurde 2005 von dem Demographen Luis Rosero-Bixby von der Universität von Costa Rica in San José entdeckt. Anhand von Wahlunterlagen untersuchte er, wie lange die Costa Ricaner leben, und stellte fest, dass ihre Lebenserwartung überraschend hoch war.[1] Im Allgemeinen leben die Menschen in den reichsten Ländern der Welt, wo sie ein besonders komfortables Leben führen, die beste Gesundheitsfürsorge und das geringste Infektionsrisiko haben, am längsten. Aber das war hier nicht der Fall.

Costa Ricas Pro-Kopf-Einkommen beträgt nur rund ein Fünftel dessen in den Vereinigten Staaten, doch wenn die Bewohner die recht hohe Rate von Infektionen und Unfällen in der Kindheit überleben, dann, so stellte sich heraus, winkt ihnen ein außerordentlich langes Leben – ein Effekt, der bei Männern besonders stark ausgeprägt ist. 60-jährige Costa Ricaner dürfen damit rechnen, weitere 22 Jahre zu leben, fand Rosero-Bixby; damit liegt ihre Lebenserwartung leicht über derjenigen in Westeuropa und in den USA. Wenn sie die Neunzig erreichen, können sie weitere 4,4 Jahre erwarten, sechs Monate mehr als in irgendeinem anderen Land auf der Welt.

Der Effekt ist auf der Halbinsel Nicoya noch stärker ausgeprägt;[2] dort haben 60-Jährige eine Lebenserwartung von weiteren 24,3 Jahren – 2–3 Jahre länger als selbst die bekanntermaßen langlebigen Japaner. Nicoya gehört zu den ärmsten Regionen des Landes, daher kann ihr Geheimnis nicht in besserer Bildung oder Gesundheitsfürsorge liegen. Da muss es etwas anderes geben.

Ein weiterer Experte für Langlebigkeit, Michel Poulain vom estnischen Institut für Populationsstudien in Tallinn, reiste 2006 und 2007 mit dem Journalisten Dan Buettner nach Nicoya, um Rosero-Bixbys Ergebnisse zu überprüfen.[3] Die beiden arbeiteten für die National Geographic Society, um langlebige Gemeinden in aller Welt zu identifizieren – die sie «blaue Zonen» tauften – und ihre Geheimnisse herauszufinden. So besuchten sie unter anderem auch die italienische Insel Sardinien und das japanische Okinawa.

In Nicoya trafen Poulain und Buettner Menschen wie den 100-jährigen Rafael Ángel Leon Leon, der noch immer seinen eigenen Mais und seine Bohnen erntete, Vieh hielt und mit einer 40 Jahre jüngeren Frau verheiratet war. Nebenan wohnte die 99-jährige Francesca Castillo, die ihr eigenes Holz schnitt und zweimal die Woche anderthalb Kilometer in die Stadt lief. Und da war die 102-jährige Ofelia Gómez Gómez, die mit ihrer Tochter, ihrem Schwiegersohn und zwei Enkeln zusammenlebte. Als Buettners Team sie besuchte, rezitierte sie aus dem Gedächtnis ein mehrstrophiges Gedicht von Pablo Neruda. All die älteren Menschen, die sie sahen, waren trotz ihres hohen Alters noch immer geistig, körperlich und sozial aktiv.

Poulain und Buettner stellten eine Liste von Dingen zusammen, die den Nicoyanern vielleicht helfen konnten, so gut zu altern. Sie pflegen selbst im Alter einen aktiven Lebensstil. Sie haben einen festen Glauben. Da die Elektrizität zur Beleuchtung fehlt, gehen sie früh ins Bett und schlafen durchschnittlich acht Stunden. Sie trinken kalziumreiches Wasser (was gut fürs Herz ist) und essen – Früchte, die reich an Antioxidanzien sind.

Das Projekt war faszinierend, konnte aber die entscheidenden Faktoren nicht eingrenzen. Aber Rosero-Bixby hat kürzlich eine Studie durchgeführt, die genau dies zum Ziel hatte. Er tat sich mit David Rehkopf zusammen, einem Epidemiologen von der Stanford University in Kalifornien. Das Paar nahm Blutproben von rund 600 älteren Costa Ricanern, darunter mehr als 200 in Nicoya. Sie schickten die Proben an Elizabeth Blackburns Labor in San Francisco, die die Länge der Telomere ausmaß. Wenn die Nicoyaner tatsächlich langsamer alterten, sollte sich dies in Blackburns Ergebnissen zeigen.

Das Team berichtete 2013, dass die Telomere der Nicoyaner tatsächlich länger sind als diejenigen der anderen Costa Ricaner.[4] Ihre erstaunlich hohe Lebenserwartung ist kein statistischer Zufall, sondern ein realer biologischer Effekt: Ihre Zellen sehen jünger aus als alterstypisch. Die Größe dieses Effekts war Veränderungen vergleichbar, wie sie von Verhaltensfaktoren wie körperliche Bewegung oder Rauchen hervorgerufen werden.

Um herauszufinden, warum die Telomere der Nicoyaner so lang waren, analysierten Rosero-Bixby und David Rehkopf die Auswirkungen zahlreicher Faktoren, von der körperlichen Gesundheit der Einwohner über ihre Bildung bis zu ihrem Fischölkonsum.

Die Ernährung macht keinen sichtlichen Unterschied, und wenn es um gesundheitliche Marker wie Übergewicht und Blutdruck geht, stehen die Nicoyaner schlechter da als andere Costa Ricaner. Ihr langsameres Altern ist offenbar auch nicht genetisch bedingt – wenn Nicoyaner aus der Region wegziehen, verlieren sie ihren Langlebigkeitsvorteil. Und es liegt auch nicht am Geld: Tatsächlich weisen reichere Individuen kürzere Telomere auf.

Aber es gibt einige Hinweise. Rosero-Bixby und David Rehkopf stellten fest, dass Nicoyaner seltener allein leben als andere Costa Ricaner und häufiger wöchentlichen Kontakt mit einem Kind haben. Solche sozialen Verbindungen spielen offenbar eine entscheidende Rolle. Bei Nicoyanern, die nicht jede Woche eines ihrer Kinder sehen, halbiert sich der Unterschied in der Telomerlänge, und wenn sie alleine leben, verlieren sie ihren Vorteil vollständig.

Andere Studien haben erbracht, dass Nicoyaner sich ihren Familien stärker verbunden fühlen als die Einwohner von Costa Ricas Hauptstadt San José. Daher spekulierten Rosero-Bixby und Rehkopf, dass enge Familienbande die Nicoyaner vor Lebensbelastungen schützen, die sonst die Telomere verkürzen würden. Trotz ihrer Armut bleiben sie dank starker sozialer Bindungen jung.

Das ist ein überraschendes Ergebnis, und um es zu bestätigen, bedarf es Studien, die mehr detaillierte Daten über das soziale Netz der Nicoyaner sammeln. Aber Poulain sagt, die Theorie passe zu seinen eigenen Beobachtungen. Er betont (und Rehkopf stimmt ihm zu), dass es kein einzelnes Geheimnis für ein langes Leben gibt und dass Einwohner von Langlebigkeits-Hotspots wahrscheinlich die Nutznießer einer glücklichen Kombination von genetischen und Umweltfaktoren sind. Aber er hat auch in anderen Blauen Zonen ungewöhnlich starke soziale Netzwerke gefunden. «Die sozialen Aspekte sind entscheidend», meint er. «Die Älteren werden sehr stark unterstützt.»[5]

Diese These wird auch von über Jahrzehnte angehäuften Daten

von Gemeinden gestützt, die unter dem umgekehrten Phänomen leiden: dem allmählichen Verlust sozialer Bindungen.

○○○

Die Südlondoner Sozialwohnungssiedlung, wo die 69-jährige Lupita Quereda lebt, ist grau und grimmig, alles Gehwegplatten und Beton. Ich besuche sie zusammen mit einer Mitarbeiterin der Wohlfahrtsorganisation Age UK, die Freiwillige zu isolierten alten Menschen schickt, um mit ihnen zu plaudern. Das Treppenhaus, das zu Lupitas Wohnung führt, ist schmutzig und voller Spinnweben, und ihre Tür ist mit mehreren Schlössern gesichert.

Aber sie öffnet mit einem breiten Lächeln, heißt uns willkommen und bittet uns an einen einfachen Holztisch in ihrer kleinen Küche. Die Wohnung ist sauber und aufgeräumt, die Wände in warmem Orangerot gestrichen. Es gibt einen altmodischen Herd, und die Küchenregale sind voll mit Stapeln von Audiobändern, ein paar Kürbissen und einer südamerikanischen Holzpuppe. Lupita trägt ein Nachthemd (nach einem kürzlichen Sturz findet sie lockere Kleidung bequemer) und einen braunen Hausmantel. Sie hat elegante Hände und Gesichtszüge, doch am auffälligsten sind ihr dichtes graues Haar und ihre halb geschlossenen, eingesunkenen Augen.

Lupita wuchs in Santiago in Chile auf und wurde Journalistin. Als der Diktator Pinochet 1973 nach einem von den USA unterstützten Staatsstreich die Macht übernahm, arbeitete sie für den Widerstand und veröffentlichte Berichte über die Menschenrechtsverletzungen des Regimes. Ihre Kollegen wurden ins Gefängnis geworfen, ihr Vater wurde gefoltert, und 1978 wurde sie von den Vereinten Nationen evakuiert und nach Großbritannien gebracht.

Ihr Englisch reichte nicht aus, um ihren Beruf als Journalistin weiter auszuüben, daher schulte sie um und fand einen Job als Sozialarbeiterin für die Kommune Lambeth. Sie liebte es zu lesen, zu malen, aber vor allem zu reisen. Sie zählt die Länder und Regionen auf, die sie besucht hat – Skandinavien, Indien, China, Ägypten, Irland, Lateinamerika. «Ich liebte das alles, bei den Leuten zu sein», erinnert sie sich. «Auf den Märkten essen, alles fühlen, sehen, in ihre Kultur einzutauchen.» Dann, sie war 58 Jahre, erblindete sie im Lauf von sechs Monaten vollständig.

Im Kindesalter hatte Lupita eine Toxoplasmose-Infektion durchgemacht, die zu einer Kurzsichtigkeit führte. Der Parasit hatte bisher in ihrem Körper «geschlafen», und nun zerstörte er ihr Sehvermögen vollständig. Lupita war geschieden und lebte allein. Vor ihrer Erblindung völlig selbstständig, konnte sie sich nun nicht einmal ein Sandwich machen – sie aß, indem sie Brot in die eine und Käse in die andere Hand nahm.

«Ich befand mich im Schockzustand. Ein Jahr saß ich in diesem Stuhl», erzählt sie. Aber allmählich begann sie, ihr Leben neu zu ordnen, und machte sich daran, ihre Wohnung – jede Ecke, jedes Rohr – durch Abtasten kennenzulernen. Sie gab Unnötiges weg – alle Pflanzen, ihre Sammlung traditioneller Hüte aus aller Welt, selbst ihren gewobenen Lieblingsläufer aus Mexiko, weil sie fürchtete, darüber zu stolpern. Sie behielt nur ein paar lieb gewordene Dinge, darunter ein gerahmtes Poster an der Wand hinter ihr, obwohl sie es nicht länger sehen kann, ein fröhliches Muster von Streifen und Klecksen des englischen Malers Howard Hodgkin. Es sieht aus wie ein Blick durch ein Fenster auf einen blauen Himmel, meine ich. «Genau, mein Schlafzimmerfenster», lacht sie.

Lupita hat ihre Unabhängigkeit zurückgewonnen. Sie hat gelernt, selbst einkaufen zu gehen, zu putzen, Brot zu backen und sogar zu nähen, wenn ihr jemand den Faden in die Nadel fädelt. Aber was sie noch immer stärker bedrückt als alles andere, ist ihr Mangel an sozialen Kontakten. Als sie ihr Augenlicht verlor, musste sie feststellen, dass ihr Hörvermögen aufgrund der lebenslangen Toxoplasmose ebenfalls stark gelitten hatte. Ohne die Möglichkeit, dieses Manko mit den Augen auszugleichen, hat sie das Gefühl, dass ihre Schwerhörigkeit sie schrecklich von anderen trennt. «Die Menschen reagieren wunderbar, wenn man nicht sehen kann», sagt sie. «Aber mit jemandem umzugehen, der nicht hören kann, ist sehr mühsam.» Sie findet Isolation in einer Gruppe noch schwieriger, als allein zu sein; daher meidet sie soziale Ereignisse, von der Geburtstagsfeier ihrer Enkelin bis zu den Vorträgen und Konzerten, die sie früher so genoss.

Ihre einzigen Ausflüge führen sie zum Supermarkt. «Ich bin viele Tage allein und tue nichts», meint sie. Sie verbringt ihre Zeit mit Hörbüchern, die sie laut stellt; gerade jetzt hört sie Bruce Chatwicks *In Patagonia* (deutsch: *In Patagonien*). Sie freut sich über unseren Besuch und sagt, dass sie ihren Sohn und seine Familie jedes Wochenende besucht, meint aber: «Nächste Woche werde ich wahrscheinlich den ganzen Tag, jeden Tag, allein sein. Mit genug zu essen und zu trinken, aber völlig allein.»

Ich frage sie, wie sie sich dabei fühlt. Die Dinge schmerzen stärker, meint sie, wenn sie ihren Finger in der Tür klemmt und niemand da ist, ihren Schmerz zu teilen. Und jedes kleine Alltagsproblem – eine Schublade, die sich nicht öffnen lässt, oder ein Besucher, der sich verspätet – «Für mich ist das ein Drama.» Sie versucht, darüber hinwegzukommen, indem sie über sich selbst lacht und Lieder singt wie *What shall we do with the drunken sailor?* Aber Einsamkeit verändert dein Denkmuster, meint sie. «Ich sorge mich wegen der blödesten Sachen.»

Am schlimmsten ist, dass sie sich abgeschnitten fühlt – von den Menschen rund um sie herum und von den Ereignissen rund um die Welt. Ihre Stimme nimmt eine höhere Tonlage an, und sie zieht ein Taschentuch aus ihrem Ärmel. «Ich fühle mich völlig an den Rand gedrängt.» Sie hasst es, dass sie sich abmühen muss, die Nachrichten zu verstehen, und wenn sie es tut, dann hört sie überall nur von Problemen. «Es ist so frustrierend. Man kann nichts anderes tun als beten.»

«Für mich ist das Universum Verbindung, Kommunikation», sagt sie. «Wenn man das verliert, beginnt man zu sterben.»

○○○

Immer mehr Befunde sprechen dafür, dass Lupita damit recht hat. Die Erkenntnis, dass uns soziale Beziehungen buchstäblich am Leben erhalten, datiert in die 1950er Jahre zurück, als der Epidemiologe James House von der University of Michigan ein ehrgeiziges Projekt startete: Er wollte die Gesundheit einer ganzen Kleinstadt aufzeichnen.

House und seine Kollegen verfolgten den Lebensweg der Einwohner von Tecumseh im Südosten von Michigan, und 1982 kamen sie zu einem beunruhigenden Ergebnis. Nach Korrekturen für Alter und andere Risikofaktoren zeigte sich, dass Erwachsene, die weniger soziale Kontakte und Aktivitäten hatten, ein rund doppelt so hohes Risiko hatten, in den nächsten zehn Jahren zu sterben.[6] Offenbar war ein Mangel an sozialen Bindungen an ihrem frühen Tod schuld.

Sechs Jahre später verfassten House und seine Kollegen eine Analyse für die Wissenschaftszeitschrift *Science*, in die das Tecumseh-Projekt, aber auch weitere Studien mit vielen tausend Teilnehmern aus aller Welt, von Evans County, Georgia, bis Gothenberg in Schweden sowie Labortests und Tierstudien einflossen.[7] Sie kamen zu dem Schluss, dass soziale Isolation für die Gesundheit ebenso schädlich ist wie Übergewicht, Inaktivität und Rauchen. Die Beweislage war ebenso stark wie in dem bahnbrechenden Bericht der US-Regierung, der 1964 offiziell Rauchen mit Lungenkrebs verknüpfte.

House' Artikel hatte eine dramatische Wirkung. Zu einer Zeit, als Wissenschaftler gerade erst zu verstehen begannen, dass die Psyche die Gesundheit beeinflussen kann, war die Vorstellung, dass unser Sozialleben genauso wichtig wie physische Faktoren – beispielsweise Ernährung oder Rauchen – sein konnte, revolutionär. Seit damals haben Epidemiologen weitere Belege für House' Befund gesammelt. 2010 analysierten amerikanische Forscher 148 Folgestudien mit mehr als 300 000 Menschen und kamen zu dem Schluss, dass das Fehlen starker sozialer Bindungen das Sterberisiko ganz allgemein verdoppelt.[8] Das bestätigt House' Befund, dass zumindest in westlichen Gesellschaften soziale Isolation genauso gefährlich ist wie Rauchen und Trinken und vermutlich auch gefährlicher als Bewegungsmangel oder Übergewicht.

Wenn wir soziale Unterstützung haben, leben wir natürlich gesünder. Wir haben jemanden, der für uns kocht, uns zum Arzt begleitet und uns zusetzt, nicht zu trinken und zu rauchen. Das ist ein mächtiger Effekt, aber der Unterschied in der Mortalität bleibt selbst dann bestehen, wenn man dies herausrechnet. Menschen, die herzliche Beziehungen und ein reiches soziales Leben haben und die sich in eine Gruppe eingebettet fühlen, «werden nicht so krank und leben länger», erklärt Charles Raison, Psychiatrieprofessor und Mind-Body-Forscher an der University of Wisconsin-Madison. «Das ist wahrscheinlich die wichtigste verhaltensbiologische Erkenntnis auf der Welt.»[9]

Als House und seine Kollegen 1988 ihre bahnbrechende Analyse veröffentlichten, warnten sie, dass sich die westliche Gesellschaft in einer Weise verändert, die schlimme Folgen für die Gesundheit haben könnte. Im Vergleich zu den 1950er Jahren, stellten sie fest, gehörten erwachsene US-Amerikaner seltener Freiwilligenorganisationen an, trafen sich seltener ungezwungen mit anderen und lebten häufiger allein.

Auch wurde seltener geheiratet und Nachwuchs in die Welt gesetzt, was bedeutet, dass es im 21. Jahrhundert immer mehr ältere Menschen ohne Partner und ohne Kinder geben wird. «Gerade in dem Moment, in dem wir die Bedeutung sozialer Beziehungen für die Gesundheit erkennen», warnten die Forscher, «gehen deren Verbreitung und Verfügbarkeit möglicherweise zurück.»

House' Vorhersagen sollten sich als korrekt erweisen. Die westliche Gesellschaft fragmentiert sich weiter. In den letzten beiden Jahrzehnten ist die durchschnittliche Haushaltsgröße in den Vereinigten Staaten zurückgegangen. Der Volkszählung von 2011 zufolge leben 32 Millionen Menschen im Land inzwischen allein, das sind 27 Prozent der Haushalte – 1970 waren es nur 17 Prozent.[10] Als Forscher 1985 eine repräsentative Stichprobe von Amerikanern fragten, wie viele Vertraute sie hätten, antworteten die meisten Befragten mit «drei». Als die Studie 2004 wiederholt wurde, war die häufigste Antwort – 25 Prozent der Befragten – «keinen».[11]

∘ ∘ ∘

Wenn wir fern von jemandem sind, den wir lieben, sagen wir, das tue weh. Man kann dies als metaphorische Beschreibung ansehen, doch Brain-Imaging-Studien sprechen dafür, dass es durchaus wörtlich zu verstehen ist.

Erfahrungen sozialen Ausschlusses oder sozialer Zurückweisung – wie bei einem Spiel übergangen zu werden, negatives soziales Feedback zu erhalten oder die Bilder verstorbener lieber Menschen anzuschauen – aktivieren, wie sich herausgestellt hat, dieselben Regionen des Gehirns, die auch bei physischem Schmerz aktiviert werden.[12] Wenn wir sozial zurückgewiesen oder isoliert werden, sind wir nicht nur traurig. Wir fühlen uns verletzt und bedroht.

Auch haben Stressforscher herausgefunden, dass unser Körper auf sozialen Konflikt ebenso reagiert wie auf drohenden körperlichen Schaden. Es ist kein Zufall, dass das Halten einer Rede vor einem großen Publikum zu den häufigsten Angstvorstellungen gehört oder dass eines der wirksamsten Instrumente zur Auslösung der Kampf-oder-Flucht-Reaktion, das Psychologen zur Verfügung steht, der Trierer Stresstest ist, bei dem die Teilnehmer vor einem Gremium von Richtern, die mit versteinerter Miene dasitzen, Auf-

272

gaben lösen müssen. Dieselben Aufgaben zu erledigen, wenn niemand zuschaut, ist nicht halb so belastend.

Fehlende soziale Beziehungen wirken nicht so unmittelbar, können auf die Dauer aber ebenso toxisch sein: Selbst wenn einsame Menschen bei Stressmessungen eine geringe Punktzahl haben, weisen sie eine hohe Grundkonzentration von Stresshormonen und Entzündungsmarkern auf, samt all den Gesundheitsproblemen, die daraus folgen.[13] Soziale Unterstützung schirmt uns offenbar auch gegen schwierige Lebensumstände ab – diejenigen ohne derartige Unterstützung sind viel anfälliger für Stressbelastungen.

Aber warum beeinflussen soziale Ablehnung und Isolation uns so dramatisch? Keine Freunde zu haben, ist vielleicht nicht schön, aber es ist kaum eine Angelegenheit von Leben und Tod. Genau das sähe ich falsch, meint der Psychologe John Cacioppo von der University of Chicago, Illinois, den man wohl als den weltweiten Experten für Einsamkeit bezeichnen kann.[14]

In seinem Buch *Loneliness* (deutsch: *Einsamkeit*) macht er klar, dass eine Trennung von der Gruppe den größten Teil der Menschheitsgeschichte hindurch in der Regel bedeutete, zu verhungern oder Raubtieren bzw. Feinden zum Opfer zu fallen. Soziale Isolation war in der Tat ein Todesurteil, eine ebenso große Bedrohung für unser Überleben wie Hunger, Durst oder Schmerzen. Infolgedessen haben wir im Lauf unserer Evolution ein derartiges Bedürfnis nach menschlichem Kontakt entwickelt, dass wir, wenn er uns fehlt, Bindungen zu unbelebten Objekten ausbilden können, wie Tom Hanks' Charakter in dem Film *Cast Away – Verschollen*.

Aber man muss nicht auf einer einsamen Insel festsitzen, um sich einsam zu fühlen. Wenn wir das Gefühl haben, dass sich niemand um uns kümmert, können wir uns selbst dann einsam fühlen, wenn wir von anderen umgeben sind, im College, in einem vollen Bus, in einer gespannten ehelichen Beziehung. Schließlich ist es genauso gefährlich, von Mitgliedern eines feindlichen Stammes umgeben zu sein, wie allein zu sein.

Einsamkeit lässt sich demnach nicht an der Zahl physischer Kontakte messen, sondern daran, wie isoliert wir uns *fühlen*. Wer nur ein bis zwei enge Freunde hat, sich aber zufrieden und ausreichend unterstützt fühlt, braucht sich über negative Auswirkungen auf seine Gesundheit nicht zu sorgen, erklärt mir Cacioppo. «Aber wenn man sich von anderen bedroht fühlt und das Empfinden hat, man stehe ganz allein da, dann ist das wahrscheinlich ein Grund, etwas zu unternehmen.»[15]

Eine solche «Einsamkeit in der Menge» ist ein zunehmendes Problem in der modernen Gesellschaft, da wir sehr mobil sind und oft weit weg von Familie und Freunden leben. Studien in westlichen Ländern sprechen dafür, dass sich 20–40 Prozent aller Erwachsenen zu irgendeiner Zeit einsam fühlen, wobei Erstsemester am College zu den einsamsten Gruppen gehören, die untersucht wurden.[16] Die meisten von uns schließen bald Kontakte, oder unsere Lebensumstände ändern sich. Aber 5–7 Prozent der Menschen berichten, dass sie sich sehr oder durchgehend einsam fühlen.

Ein Grund für ihre Not ist, dass chronische Einsamkeit – wie Stress – das Gehirn neu verdrahtet und die Menschen in diesem Fall empfindlicher auf soziale Bedrohung reagieren lässt. Einsame Menschen bewerten soziale Interaktionen negativer, trauen anderen weniger über den Weg und beurteilen sie strenger. Auch dahinter steckt eine evolutionäre Logik: In einem feindlichen sozialen Umfeld ist es überlebenswichtig, überall auf Verrat und potenzielle Fallen gefasst zu sein. Aber das kann dazu führen, dass einsame Menschen zögern, auf jemanden zuzugehen. Das Gefühl der Bedrohung blockiert auch ihre sozialen Fähigkeiten, sagt Cacioppo, und führt dazu, dass sie ihre eigenen Bedürfnisse auf Kosten anderer stillen. «Wenn man mit einsamen Menschen spricht, hat man das Gefühl, dass sie einen vereinnahmen», meint er. «Und das nicht in einer guten Weise.»

○ ○ ○

2007 veröffentlichte Cacioppo ein Ergebnis, das eine neue Perspektive eröffnete und zeigte, wie unsere körperlichen Bausteine vom Inhalt unserer Psyche beeinflusst werden. Er wies nach, dass Stress – vor allem sozialer Stress – nicht nur unser Gehirn verändert. Dieser Stress sickert direkt durch bis in unsere DNA.

Aus einer Gruppe von 230 älteren Chicagoer Bürgern wählte Cacioppo die acht Einsamsten, die sich schon seit Jahren isoliert fühlten, und sechs der am besten vernetzten, die berichteten, sie hätten einen großen Freundeskreis und fänden viel Unterstützung. Er sandte Blutproben dieser Freiwilligen an den Molekularbiologen Steve Cole von der University of California, Los Angeles, der analysierte, welche Gene in jeder Gruppe aktiv waren. Das Muster der Genexpression variiert von Zelltyp zu Zelltyp, daher konzentrierte sich Cole auf die weißen Blutzellen des Immunsystems, denn was diese Zellen tun – zum Beispiel, ob sie Entzündungen hervorrufen oder Antikörper produzieren –, ist entscheidend für die Gesundheit.

Die Weltsicht der Chicagoer Bürger hatte einen dramatischen Effekt darauf, was in ihren Zellen ablief.[17] Unter den rund 22 000 Genen im Genom fand Cole bei mehr als 200 signifikante Unterschiede; entweder waren diese Gene aktiviert, um eine erhöhte Menge eines bestimmten Proteins zu exprimieren, oder heruntergeregelt, um weniger zu produzieren. Individuelle Gene können per Zufall anders aussehen, auffällig fand Cole jedoch das allgemeine Muster.[18]

Ein großer Teil der heraufregulierten Gene bei den einsamen Menschen waren an Entzündungsprozessen beteiligt, während viele ihrer herunterregulierten Gene eine Rolle bei antiviralen Reaktionen und Antikörperreaktion spielten. Bei den sozial gut vernetzten Probanden war es genau umgekehrt – die biologische Aktivität ihrer Immunzellen war in Richtung Bekämpfung von Viren und Tumorzellen verschoben (und fort von der Produktion von Entzündungsprozessen). Entscheidend war, dass dieser Unterschied nicht etwa am stärksten mit der Größe des sozialen Netzwerks der Probanden korreliert war, sondern damit, wie isoliert sie sich *fühlten*. Es war eine sehr kleine Studie, aber eine der ersten, die einen Gemütszustand mit einer breiten zugrundeliegenden Veränderung der Genexpression in Zusammenhang brachte.

Das Ergebnis spricht dafür, dass unser Immunsystem fein darauf abgestimmt ist, auf unsere soziale Umgebung zu reagieren. Es ergibt durchaus Sinn, dass wir uns stammesgeschichtlich in dieser Weise entwickelt haben, meint Cacioppo. In der Vergangenheit waren Menschen in eng verbundenen Gruppen durch Viren gefährdet, die sich bei engem Kontakt rasch von einem Individuum zum anderen ausbreiten, oder – weil sie vermutlich länger überlebten – durch langfristige Krankheiten wie Krebs. Eine isolierte Person hätte hingegen mehr von physischen Angriffen zu fürchten, daher hing ihr Überleben davon ab, Teile des Immunsystems zu aktivieren, die an Wundheilung und Abwehr von bakteriellen Infektionen beteiligt sind. In unserer heutigen Welt ist dieses Genexpressionsprofil jedoch doppeltes Pech, weil es das Risiko für entzündungsbedingte Krankheiten auf der einen Seite und die Anfälligkeit für Viren und Krebsleiden auf der anderen Seite erhöht.

Die Forscher haben dieses vorläufige Ergebnis inzwischen in einer größeren Studie reproduziert,[19] und Cole hat denselben Effekt bei anderen Formen sozialer Notsituationen gefunden, und zwar bei Menschen und anderen Primaten gleichermaßen, von Makaken, die in eine instabile soziale Gruppe gesetzt wurden, bis zu Menschen, die sich um ihren sterbenden Partner kümmerten.[20]

Cole will nun prüfen, ob sich dieses negative genetische Profil korrigieren lässt. So ergab eine Studie (2012) mit 79 Frauen, bei denen kurz zuvor Brustkrebs entdeckt worden war, dass eine Gruppentherapie zum Stressmanagement die Expression von mit Entzündungsprozessen zusammenhängenden Genen verringerte und die Frauen zurück in Richtung antivirales Profil schob.[21] «Daraus schlossen wir, dass die Psyche zählt», meint der Leiter der Studie, Michael Antoni von der University of Miami in Florida.[22]

Nicht jeder sieht das so, vor allem nicht der Gesundheitspsychologe und emeritierte Professor James Coyne von der University of Pennsylvania in Philadelphia, der ein prominenter Kritiker der positiven Psychologie ist. Vor allem, wenn es um Krebs geht, üben Forscher, die behaupten, dass psychische Faktoren das Fortschreiten der Krankheit beeinflussen könnten, Druck auf Patienten aus, argumentiert er, und riskieren, diejenigen, die sich nicht erholen, dafür zu tadeln, dass sie nicht in der richtigen Weise denken oder nicht die richtigen Kurse besuchen. «Sie behaupten, wenn man die richtigen Entscheidungen trifft, werde man gesund. Und wenn man das nicht tut, dann stirbt man.»[23]

Ob soziale Unterstützung Krebspatienten hilft, länger zu leben, ist umstritten, seit der Stanforder Psychologe David Spiegel 1989 in einer Studie mit 86 Frauen, die unter einem metastasierenden Brustkrebs litten, fand, dass Gruppentherapie die Überlebenszeit verdoppelte.[24] Seitdem hat es zahlreiche Versuche gegeben, dieses Ergebnis zu reproduzieren; acht davon kamen zu dem Ergebnis, dass die Therapie die Überlebenszeit tatsächlich verlängert, sieben fanden keinen Unterschied.[25] Auch die Ergebnisse von epidemiologischen Studien sind gemischt, doch 2013 fanden Harvard-Forscher bei einer Folgestudie mit 734 000 Patienten, dass bei allen Krebstypen, die sie sich anschauten, Menschen, die verheiratet waren, ein um 20 Prozent geringeres Risiko hatten, an ihrem Krebs zu sterben.[26]

Alles in allem, so Spiegel, spreche die Datenlage für einen signifikanten Effekt auf das Überleben,[27] während Coyne die «ganze Idee, psychische Faktoren könnten das Leben von Krebspatienten beeinflussen», für «Unsinn» hält. Er ist der Meinung, Antonis Studien seien zu klein, um etwas Nützliches auszusagen, und der Erforschung der Frage vergleichbar, woher die Zahnfee ihr Geld bekommt: einen Mechanismus zu untersuchen, wenn noch gar nicht klar ist, dass es überhaupt einen Effekt gibt, der einer Erklärung bedarf.[28]

«Alles, was wir tun, ist vorläufig», entgegnet Antoni. «Wir müssen vorsichtig sein. Aber jedes Jahr kommen Studien heraus, deren Ergebnisse in dieselbe Richtung weisen. Sie zeigen, dass, wenn wir die Psyche verändern, parallel dazu körperliche Veränderungen ablaufen.» Antoni arbeitet gerade an einer Studie, die das Schicksal von 200 Frauen bis zu 15 Jahre lang nach ihrer Therapie begleitet, um herauszufinden, ob sie einen Effekt auf Krebsrezidive oder Überlebenszeit hat.

Ganz allgemein erhält die Theorie, dass soziale Beziehungen die Genexpression in gesundheitsrelevanter Weise beeinflussen, Unterstützung aus dem sich gerade herauskristallisierenden Gebiet der Verhaltensepigenetik. Epigenetik bezieht sich auf einen Prozess, bei dem die DNA einer Zelle in einer Weise modifiziert oder markiert wird, die langfristig die Aktivierung der Gene in dieser Zelle kontrolliert. Solche Prozesse sorgen dafür, dass Zellen in unserem Körper sich zu verschiedenen Geweben entwickeln – Haut, Neurone, weiße Blutzellen –, obwohl sie doch alle dieselbe DNA enthalten. Früher nahm man an, wenn Zellen im Embryo einmal epigenetisch markiert seien, sei dieser Zustand lebenslang fixiert. Doch neuere Forschungen sprechen dafür, dass einige dieser Marker später noch verändert werden können – durch soziale Schlüsselreize.

Einige wichtige Experimente wurden mit Ratten durchgeführt. Wenn sich Rattenmütter intensiv um ihre Jungen kümmern, indem sie sie lecken und putzen, wachsen die weiblichen Ratten ebenfalls zu guten Müttern heran und zeigen eine gesunde Reaktion auf Stress. Vernachlässigte Rattenjunge wachsen hingegen zu Weibchen heran, die sexuell promisk sind und überempfindlich auf Stress reagieren – und sie vernachlässigen ihre eigenen Jungen. Inzwischen wissen die Forscher auch, warum: Wenn die Jungen geleckt und geputzt werden, so beeinflusst dies die epigenetische

Markierung der Gene, die für das Geschlechtshormon Östrogen und für das Rattenäquivalent von Cholesterol codieren.[29]

Derselbe Unterschied beim Cortisolrezeptor-Gen zeigt sich bei Selbstmordopfern, die in der Kindheit missbraucht wurden[30] – ein Hinweis, dass sich ähnliche Prozesse möglicherweise auch beim Menschen abspielen. Andere Studien zeigen, dass sich die Muster epigenetischer Modifikation je nach sozioökonomischen Umständen unterscheiden, aber auch zwischen Heimkindern und Kindern, die bei ihren biologischen Eltern aufgewachsen sind, und sogar manchmal zwischen eineiigen Zwillingen.[31]

Wir haben bereits darüber gesprochen, dass das heranreifende Gehirn von Kindern, die in Not aufwachsen, eine erhöhte Stressanfälligkeit entwickelt. Die Epigenetik zeigt einen zweiten Weg auf, wie frühe Traumata – vor allem in einem schwierigen sozialen Umfeld – in unsere Physiologie einprogrammiert werden können, was erklären könnte, warum Menschen, die unter schwierigen Umständen aufwachsen, später so häufig unter chronischen Krankheiten leiden. Die bisherige Forschung ist vorläufig – Menschen sind keine Ratten. Aber es ist möglich, dass die Widrigkeiten, denen wir als Kinder (oder im Mutterleib) ausgesetzt sind, unsere Gene in einer Weise markieren, die später das Entzündungsniveau hebt und unser Immunsystem hypersensibel auf Bedrohung reagieren lässt.

New-Age- und holistische Heiler haben das Konzept der Epigenetik mit Beschlag belegt, weil es ihrer Ansicht nach beweist, was sie schon immer behauptet haben – dass wir unsere DNA beeinflussen können und uns daher selbst mit Hilfe unserer psychischen Kräfte heilen können.[32] Solche Behauptungen sind stark übertrieben – die Forscher beginnen gerade erst herauszufinden, welche epigenetischen Veränderungen in der Kindheit festgelegt werden und welche fluide bleiben und später im Leben noch verändert werden können. Sie sind sich zudem nicht sicher, wie früh diese Veränderungen auftreten (auch wenn Extrapolationen von Tierversuchen vermuten lassen, dass wir in den ersten zwei Jahren besonders empfindlich reagieren). Die genaue Natur, die Mechanismen und das Timing dieser Veränderungen, geschweige denn ihre Auswirkungen auf die Gesundheit zu entschlüsseln, ist eine gewaltige Herausforderung.

Doch bereits jetzt wird deutlich, dass wir von unseren Eltern kein einzelnes «biologisches Ich» erben.[33] Vielmehr codiert unser Genom für eine breite Palette von potenziellen «Ichs», und unser soziales Umfeld – einschließlich unserer Wahrnehmung dieses Umfelds – legt fest, welches dieser «Ichs» wir verwirklichen.

ooo

In ihrem Ziegelbungalow in Milledgeville, Georgia, greift die 69-jährige Susan in ihr Bücherregal und nimmt ein großes Glasgefäß herunter, das mit bunten Karten gefüllt ist. Sie nimmt ein paar heraus, um sie mir zu zeigen: Es handelt sich um eine Mischung einfacher Hausarbeiten und Belohnungen, zum Beispiel «Wisch die Türen des Küchenschranks ab», «Staube die Möbel in einem Raum ab» oder «Geh zum Abendessen aus» bzw. «Zusätzliche Fernsehzeit». Das Gefäß ist eine Erinnerung an eine wegweisende Studie, an der sie vor mehr als zehn Jahren teilgenommen hat.

Die Studie wurde von Gene Brody von der University of Georgia durchgeführt. Als er begann, sich mit armen Familien in Gemeinden im ländlichen Schwarzen Gürtel zu beschäftigen, wusste er, dass ihre Kinder durch Verhaltensprobleme wie Alkoholmissbrauch gefährdet waren. Aber nicht alle von ihnen erlagen dieser Versuchung. Daher war seine erste Frage: Warum nicht?

Im Lauf von zehn Jahren studierte er Tausende von Familien in Kleinstädten wie Milledgeville und verglich junge Leute, die über die Stränge schlugen, mit denjenigen, die dem Stress ihrer Umgebung offenbar widerstanden. Was erlaubt einigen Individuen, in einer so rauen Umgebung psychisch stark zu bleiben? Wie sich herausstellte, war das Besondere, was Kinder besser als alles andere schützte, eine bestimmte Art elterlicher Erziehung. Wie bei den Ratten schützte die richtige elterliche Fürsorge in diesem entscheidenden Entwicklungsstadium die Kinder im späteren Leben.[34]

Die widerstandsfähigsten Kinder wurden von strengen, wachsamen Eltern erzogen – vielleicht strenger, als man es bei Eltern findet, die in einem weniger bedrohlichen Umfeld leben. Aber entscheidend war, dass diese Eltern auch liebevoll, kommunikativ und höchst engagiert waren, was ihre Kinder betraf. Brody bezeichnete dies als «fürsorgliche Elternschaft» (*nurturant-involved parenting*). Diese Kinder wussten, wo die Grenzen waren, und dass schlechtes Benehmen bestraft werden würde. Aber sie wussten auch, dass ihre Eltern sie liebten und sich um sie kümmerten.

Brody entwickelte einen siebenwöchigen Kurs, um diese Prinzipien Eltern (und Großeltern) nahezubringen, die mit ihren 11-jährigen Söhnen und Töchtern teilnahmen. Der Kurs betonte Disziplin wie auch Kommunikationsfähigkeiten; auf den Sitzungen ging es um Themen wie «Junge Menschen unterstützen» und «Regeln festlegen und durchsetzen». Er nannte es das Strong African American Families (SAAF) Project. Dann führte er eine randomisierte kontrollierte Studie mit fast 700 Familien durch, um herauszufinden, welchen Unterschied der Kurs machte.[35]

Susan und ihre Enkelin Jessica waren Teilnehmer dieser ursprünglichen Studie. Susan sagt, sie habe ihre Kinder und Enkelkinder schon bisher in einer strengen, aber liebevollen Weise erzogen; sie habe aber in Brodys Kurs ein paar nützliche Tricks gelernt, wie den Belohnungstopf. Während Jessicas älterer Bruder immer wieder im Gefängnis sitzt, war Jessica, heute 24, eine gute Schülerin und besucht nun eine Kunsthochschule in Atlanta, wo sie Design und Marketing studiert. Stolz zeigt mir Susan eins von Jessicas Gemälden an der Wand – es ist wunderbar und zeigt zwei hochgewachsene afrikanische Frauen und ein Kind, die sich als Silhouette gegen rote Erde, schwarze Hügel und einen gelben Himmel abheben.

Als er sich alle 700 Familien nochmals anschaute, stellte Brody fest, dass die Eltern-Kind-Beziehung in der Kontrollgruppe in den Monaten nach dem Kurs schwächer wurde, während sie bei den SAAF-Familien stärker wurde. Das wiederum wirkte sich positiv auf das Verhalten aus: Nach fünf Jahren tranken die SAAF-Teenager nur halb so viel Alkohol wie die Kontrollgruppe. Aber gab es irgendeine dauerhafte Auswirkung auf die Physiologie? Um diese Frage zu beantworten, tat sich Brody vor kurzem mit Greg Miller von der Northwestern University zusammen. Das Paar sammelte acht Jahre nach dem Kurs (die Jugendlichen waren jetzt 19) Blutproben von fast 300 der Familien und maß sechs verschiedene Entzündungsmarker. Die Werte derjenigen in der SAAF-Gruppe lagen jedes Mal signifikant unter denjenigen der Kontrollgruppe.[36] Der Effekt war bei den besonders benachteiligten Familien am stärksten ausgeprägt und wurde durch Veränderungen in der Erziehung vermittelt: Je stärker sich die Eltern das Konzept der fürsorglichen Elternschaft zu eigen gemacht hatten, desto niedriger waren die Entzündungswerte ihrer Kinder.

Das war ein erstaunliches Ergebnis. Jahre, nachdem die Kinder ihr Heim verlassen hatten, beeinflusste diese kurze Intervention vor elf Jahren noch immer ihre Biologie in dramatischer Weise. Miller und Brody begleiten ihre Studienteilnehmer auch weiterhin, um zu sehen, ob diese Unterschiede im Entzündungsniveau sich im weiteren Lauf des Lebens tatsächlich gesundheitlich positiv auswirken.

Am anderen Ende der Stadt, von Susans Haus aus gesehen, haben Monica und ihre Teenager-Tochter Takisha den SAAF-Kurs gerade beendet, als ich sie besuche. Monica meint, die Sitzungen hätten ihr geholfen, mit ihrer Tochter positiver zu kommunizieren, zum Beispiel, wenn Takisha sagt, sie möchte Sängerin werden. «Sie hat wirklich nicht die Stimme dafür», meint Monica. «Aber mir war nicht klar, dass es sie so niederzog, wenn ich das sage. Ich habe gelernt, anders mit ihr über das Singen zu sprechen, sodass sie sich nicht schlecht fühlt, und ihr zu helfen zu verstehen, dass sie noch andere Möglichkeiten hat.»

Fürsorgliche Elternschaft hat das Entzündungsniveau in der SAAF-Studie vielleicht dadurch reduziert, dass sie das gesundheitliche Verhalten beeinflusst hat; das ist etwas, das sich Miller genauer anschauen möchte. Aber die jungen Leute in den beiden Gruppen unterschieden sich nicht im Körpergewicht oder beim Rauchen. Vielmehr glaubt er, dass das Training der Kommunikationsfähigkeiten, das Monica betont, zumindest Teil der Erklärung ist. «Ich vermute, dass es half, Beziehungen und Kommunikationsstrategien zwischen Eltern und Kindern zu schmieden, die die Kinder bis heute stützen.»[37]

Monica glaubt, dass es zu spät ist, um ihre eigene Situation zu ändern, aber sie hofft, dass sie Takisha unterstützen kann, ein erfülltes Leben zu leben. «Ich möchte, dass sie Gelegenheit hat, etwas von der Welt zu sehen. Ich denke nicht, dass das zu viel verlangt ist.»

Das Hauptziel des SAAF-Kurses ist, diesen Wunsch Wirklichkeit werden zu lassen – jungen Leuten wie Takisha zu zeigen, wie man ein gutes Selbstwertgefühl aufbaut und dem Gruppendruck widersteht, und Eltern wie Monica zu helfen, ihre Kinder unter schwierigen Umständen zu unterstützen. Wenn es Takisha gelingt, sich aus Schwierigkeiten herauszuhalten und eine gute Schülerin zu bleiben, steigen ihre Chancen auf einen College-Besuch und eine spätere Karriere. Aber Millers und Brodys Studienergebnisse sprechen dafür, dass die Stärkung der Bindung zwischen Monica und Takisha möglicherweise viel mehr tut als das. Indem sie Takisha widerstandsfähiger gegen die biologischen Effekte der Armut macht, schützt sie das junge Mädchen unter Umständen lebenslang vor chronischen Krankheiten.

○ ○ ○

Brodys Arbeit zeigt, dass Intervention in der Kindheit in der Lage sein könnte, die Entwicklung in Richtung einer erhöhten Stress-empfindlichkeit zu stoppen, bevor sie zu chronischen Krankheiten führt. Aber was ist, wenn wir dieses Fenster verpassen? Rund 1000 Meilen nördlich von Milledgeville bemühen sich Forscher, die sozialen Beziehungen am Ende des Lebens zu stärken, unter betagten Einwohnern der Innenstadt von Baltimore.

Wie bereits erwähnt, wird der präfrontale Cortex, der für kognitive Funktionen und soziale Beziehungen entscheidend ist, im Alter rascher abgebaut als andere Teile des Gehirns – ein Vorgang, der bei einsamen oder chronisch gestressten Menschen schneller abläuft und schließlich zu Demenz führt.[38] Die Neurowissenschaft-lerin Michelle Carson von der Johns Hopkins Bloomberg School of Public Health in Maryland suchte nach einem Weg, diesen Abbau zu verlangsamen. Alte Menschen werden oft isoliert und an den Rand gedrängt und engagieren sich mit zunehmendem Alter immer weniger im Gemeindeleben. Carlson fragte sich, was passieren würde, wenn sie stattdessen Teil eines reichen sozialen Umfelds wären.

Zusammen mit Kollegen entwickelte sie ein Projekt namens Experience Corps, bei dem Ältere 15 Stunden pro Woche ehren-amtlich in benachteiligten Grundschulen arbeiteten und Kindern halfen, lesen zu lernen. Die meisten Gesundheitsinstruktionen, wie Sportprogramme, haben in der Regel eine hohe Abbrecherquote, selbst wenn sie nur ein paar Minuten pro Woche in Anspruch nehmen. Eine Investition von 15 Stunden war «verrückt» viel Zeit, um Leute darum zu bitten, meint Carlson. Doch die Freiwilligen blieben das ganze Schuljahr bei der Sache. «Wir sagen ihnen, dass wir sie brauchen, ihre Weisheit und ihre Erfahrung», erklärt sie. «Sie tun es nicht für sich, sondern weil die Kinder auf sie warten.»[39]

Die Freiwilligen knüpften enge Bindungen zu den Kindern, denen sie halfen, und schufen eine «Magie», wie Carlson es nennt, die bei Lehrern oder Eltern nicht immer da ist. Viele der Schüler stammen aus schwierigen Elternhäusern, erläutert sie, doch die älteren Freiwilligen hatten die nötige Geduld und Erfahrung, um über schwieriges Benehmen hinauszuschauen und sich vorzustellen, was die Kinder wohl zu Hause erlebten, und gleichzeitig erwarteten sie von ihnen, Erfolg zu haben. «Manchmal können sie mit den Kindern tatsächlich auf einer anderen Ebene kommunizieren.»

Das Programm verbesserte die schulischen Leistungen der Kinder signifikant, aber auch die Gesundheit der Freiwilligen. «Es war wie das Bewässern einer Pflanze», sagt Carlson. Eine Pilotstudie, die 2009 veröffentlicht wurde, sprach dafür, dass das Aktivitätsniveau der Freiwilligen im Verlauf eines Schuljahrs anstieg und ihre Beine kräftiger wurden – Parameter, die gewöhnlich mit zunehmendem Alter abnehmen.[40] Sie schnitten auch bei kognitiven Tests besser ab und zeigten eine erhöhte Aktivität im präfrontalen Cortex.

Carlson ist gerade dabei, eine zweijährige randomisierte kontrollierte Studie des Programms abzuschließen. Sie arbeitet noch an der Zusammenstellung der Ergebnisse, hat aber bisher schon eine Brain-Imaging-Studie mit 123 Probanden veröffentlicht, die sich auf den Hippocampus (der mit dem präfrontalen Cortex zusammenarbeitet und wichtig für Lernen und Gedächtnis ist) konzentriert.[41] Der Hippocampus schrumpft gewöhnlich mit zunehmendem Alter und wird bereits in den Frühstadien von Alzheimer geschädigt. Bei den Freiwilligen nahm er jedoch an Größe zu. Altersbedingte Schädigungen in ihren Gehirnen wurden demnach rückgängig gemacht.

Ergebnisse wie diese sprechen dafür, so Carlson, dass wir Altern anders als bisher sehen sollten. «Wir überschätzen all die negativen Dinge beim Altern, und wir betonen nicht genügend, was im Alter besser wird, all das Wissen und die Erfahrung, die wir ansammeln. Und wir haben kein Mittel, all das weiterzugeben.»

Auch wenn wir alt sind, wünschen wir uns nichts mehr, als einen Zweck in der Gesellschaft zu erfüllen, genauso, wie wir es in jungen Jahren wollen. Ihre Worte lassen mich an Lupita denken, die ihr ganzes Leben lang in der Politik und der Gemeinde aktiv war. Sie ist geistreich, tapfer, voller Geschichten und Erfahrungen, aber nun gezwungen, vom Rand aus zuzuschauen, ohne etwas andere tun zu können als beten.

Was wäre, wenn wir die Betreuung der Älteren völlig umkrempelten und nicht ihren Abbau verwalteten, sondern *ihre Fähigkeiten nutzten*? Wir könnten «das alternde Gehirn dazu einsetzen, einer Gesellschaft etwas zurückzugeben, die großen Bedarf daran hat», sagt Carlson. Die Bevölkerung altert, betont sie, in 20 Jahren werden wir vermutlich mehr Ältere über 65 als Kinder unter 18 haben. «Wir wissen nicht, wie es sich auf eine Person auswirkt, wenn man ihr die Botschaft sendet, dass Altern eine Zeit des Niedergangs sei. Wenn wir das umformulieren und sagen, dass Altern eine Zeit ist, etwas an andere zurückzugeben, könnte es Menschen helfen, besser zu altern.»

○ ○ ○

Fhena ist eine große Frau, auffallend gekleidet in einen fliederfarbenen Umhang. Ihre Afro-Frisur weist vorn einen Klecks Silber auf und wird an den Seiten von schwarzen Kämmen gehalten. Sie wirkt warmherzig und glücklich, sogar strahlend, und das sage ich ihr.

Ein paar Monate zuvor hätte man das nicht gedacht, erwidert sie. Fhena hat zwei Söhne: Ahav (5) und Analiel (3). Ahav begann früh zu sprechen, doch als er rund 18 Monate war, hörte er auf damit. Andere Fähigkeiten, wie einen Ball fangen und aufs Töpfchen gehen, verschwanden ebenso. Und er wurde gewalttätig. «Es war mehr als schrecklich», erinnert sie sich. «Zunächst so vielversprechend, und dann sieht man das alles verschwinden, und man kann nicht einschreiten und es wieder zurückholen.»

Im Jahr 2012, kurz nach der Geburt seines jüngeren Bruders, wurde bei Ahav Autismus festgestellt. Beschäftigungs- und Sprachtherapie halfen enorm, und Fhena begann gerade, die Situation zu akzeptieren, als Analiel sich ebenfalls zurückentwickelte. «Es war, als hätte man dasselbe Kind zweimal.»

Sie putschten sich gegenseitig hoch, mit bis zu zehn heftigen Ausrastern pro Tag. «Ich hatte eine gebrochene Nase, eine aufgeplatzte Lippe und Zahnabdrücke auf meinem Arm», sagt Fhena. Wie bei Lisa (siehe Kapitel 8) hielt ihre Ehe dem Druck nicht stand, daher kümmerte sie sich allein um ihre Kinder und fürchtete manchmal um ihre eigene Sicherheit. «Es ist schon passiert, dass einer von ihnen auf mir sitzt und mich niederhält, während der andere mich würgt.»

Fhena ist eine Sängerin und Performance-Künstlerin aus Atlanta, Georgia, und sie ist von Natur aus selbstbewusst und gesellig. «Ich bin in Israel, Ghana, Antigua und überall in den USA aufgetreten», erklärt sie. Bevor sie Kinder hatte, trat sie vier bis fünf Mal pro Woche live auf. Sie produzierte auch Shows und veröffentlichte eine CD mit dem Titel *Beauty from Ashez*. Aber nach der Autismusdiagnose ihrer Söhne hörte all das auf.

Abgeschnitten von ihrer geliebten Bühne oder ihrem Studio, fühlte sie sich gefangen und hoffnungslos. Sie litt unter Brustschmerzen, Kopfschmerzen und Schlaflosigkeit. «Ich hatte ständig Schmerzen und ging wie eine alte Frau. Zum Teil rührte das von Schlägen und Tritten her, aber vor allem war es der Stress, der in meinem Körper hauste.» Vor der Diagnose habe sie niemals Medikamente genommen, sagt sie, nicht einmal während der Geburt; nun griff sie jeden Morgen als Erstes nach ihrem Ibuprofen.

Dann nahm sie an einem experimentellen Kurs am Marcus Autism Center in Atlanta teil, und dieser Kurs veränderte alles.

○○○

Brodys Kurs für fürsorgliche Elternschaft und der Experience Corps sind erstaunliche Beispiele dafür, wie die Stärkung von sozialen Beziehungen innerhalb einer Gemeinde Leben und Gesundheit von Menschen verbessern kann. Aber können wir einen direkteren Ansatz wählen? Was passiert, wenn wir üben, die Welt in einer stärker sozial vernetzten Weise zu sehen?

Die Technik, die Fhena lernte, war an der nahegelegenen Emory University entwickelt worden, stammt aber ursprünglich aus Indien. Ihr Schöpfer, Lobsang Negi, wurde in einem abgelegenen Dorf im Himalaja geboren, in der Nähe der Grenze zum westlichen Tibet. Er absolvierte in Südindien eine Ausbildung zum buddhistischen Mönch, bevor er 1990 in die USA geschickt wurde, um im Norden von Georgia ein Meditationszentrum aufzubauen. Dann ging er als Doktorand nach Emory und nahm schließlich eine Stellung an der theologischen Fakultät der Universität an.

Nach einer Selbstmordwelle in Emory 2003–2004 kam eine Studentin zu Negi. Sie sorgte sich um die geistige Gesundheit auf dem Campus und war von einigen der buddhistischen Prinzipien beeindruckt, die Negi in seinen Veranstaltungen lehrte. Konnte er vielleicht helfen?

Negi kam zu dem Schluss, dass das, was verzweifelte, deprimierte Menschen am nötigsten brauchten, gesündere Beziehungen zu den Menschen rund um sie herum waren. Wie Jon Kabat-Zinn ging er von buddhistischen Prinzipien aus und formte daraus einen säkularen Kurs, doch statt auf Achtsamkeit konzentriert sich Negis Kurs auf Mitgefühl.

Als ich Negi in einem Restaurant in der Nähe des Emory-Campus treffe, ist er makellos in ein gebügeltes blaues Hemd und ein gut geschnittenes Jackett gekleidet und sieht wie ein westlicher Geschäftsmann aus, abgesehen von einer bernsteinfarbenen Gebetskette, die aus dem Aufschlag seines Jacketts lugt. Er spricht mit leiser Stimme, während er seine Pilzravioli verzehrt.

Mitgefühl für andere zu entwickeln, ist heute wichtiger denn je, argumentiert er. Den größten Teil unserer Geschichte haben wir in relativ kleinen Gruppen gelebt. Aber «inzwischen leben wir in einer komplexen und ständig schrumpfenden Welt. Jeden Tag treffen wir auf andere, die einen völlig anderen kulturellen, religiösen und sozioökonomischen Hintergrund haben». Um mit dieser Veränderung fertig zu werden, müssen wir lernen, das Mitgefühl, das wir natürlicherweise für uns nahestehende Menschen empfinden, selbst auf solche Menschen auszudehnen, mit denen wir anscheinend nichts gemeinsam haben.[42]

In seinem Kurs, dem sogenannten Cognitively-Based Compassion Training (CBCT),[43] wird über Gefühle wie Liebe und Freundlichkeit meditiert, doch es geht auch darum, intensiv darüber nachzudenken, wie wir die Welt in einer neuen Weise sehen könnten. Wie verschieden Menschen auch aussehen mögen, tief im Inneren sind wir alle menschliche Wesen, die glücklich sein wollen. Darüber nachzudenken, was uns alle verbindet, schafft ein Gefühl der Zusammengehörigkeit, sagt Negi, das es uns erleichtert, auf die Bedürfnisse und Probleme anderer einzugehen.

Dasselbe gilt für gegenseitige Abhängigkeit, «die Vorstellung, dass wir nicht allein überleben können, sondern nur mit Hilfe anderer». Selbst das einfachste Objekt, das wir zum Überleben brauchen, etwa ein Sandwich, verbindet uns mit vielen anderen Menschen, betont er – von Farmern bis zu Supermarktangestellten. Wenn man diese Analyse auf all die Dinge ausdehnt, die wir im Lauf des Tages benutzen – wie Heizung, Elektrizität, Straßen, Autos, Treibstoff –, so wird deutlich, dass wir von einer Vielzahl von Menschen abhängig sind.

Wenn wir darüber einige Zeit nachdenken, so Negi, ist es «nur natürlich, dass wir mit größerer Dankbarkeit und Empathie an andere denken». Und das, glaubt er, ist die Grundlage für gesunde, sinnstiftende soziale Beziehungen. Aber funktioniert das auch?

Um das herauszufinden, tat sich Negi mit dem Psychiater Charles Raison (damals Emory, inzwischen University of Wisconsin-Madison) zusammen, der die Auswirkungen von Entzündungsprozessen auf die Gesundheit untersucht. «Es interessierte mich sehr, ob es möglich ist, Leuten beizubringen, die Welt so zu sehen, als sei ihre soziale Konnektivität gestärkt», meint Raison. «Ich wollte wissen, ob dies Entzündungsreaktionen auf Stress vermindern würde.»

CBCT wird im Allgemeinen in wöchentlichen Sitzungen unterrichtet, die Diskussionen, Übungen und Meditation umfassen und in denen die Teilnehmer ermutigt werden, das Programm zu Hause weiter zu praktizieren. In der ersten Studie mit 61 Studienanfängern beeinflusste der Kurs die Reaktionen im Trier-Sozial-Stress-Test im Vergleich zur Kontrollgruppe nicht signifikant. Aber für diejenigen, die den Kurs absolviert hatten, galt: Je länger sie zu Hause meditiert hatten, desto weniger gestresst fühlten sie sich während des Tests und desto geringer fiel ihre Entzündungsreaktion aus.[44]

Raison und Negi fanden dasselbe, als misshandelte Teenager in Atlanta, die bei Pflegeeltern untergebracht waren, CBCT lernten. Nur den Kurs zu absolvieren, hatte keine signifikanten Auswirkungen. Aber je mehr die jungen Leute übten, desto stärker sank ihr Spiegel an Stresshormonen und Entzündungsmarkern.[45] Es gibt einige vorläufige Hinweise darauf, dass CBCT auch dazu beiträgt, Empathie und soziale Beziehungen zu verbessern. In einer kleinen Brain-Imaging-Studie gelang es Studenten, die den Kurs absolvierten, besser, von Gesichtern auf vorgelegten Fotos die jeweiligen Emotionen abzulesen, und sie zeigten zudem eine höhere Aktivität in den relevanten Hirnregionen.[46]

Das Team hat auch Fünf- bis Achtjährigen in einer örtlichen Schule CBCT beigebracht, wobei sie die Diskussionsthemen durch Spiele und Geschichten veranschaulichten. «Sie lernten schneller als jede Erwachsenengruppe», meint Ausbilder Brendan Ozawa-de Silva.[47] Die Ergebnisse sind noch nicht publiziert, doch nach dem Training in Mitgefühl, so Ozawa-de Silva, hatten die Kinder doppelt so viele Freunde wie diejenigen einer Klasse, die in Achtsamkeit unterrichtet wurde. Der Kurs half auch, die Barriere zwischen

«Eigengruppen» und «Fremdgruppen» aufzubrechen – die CBCT-Kinder hatten mehr gemeinsame Freunde und mehr Freunde vom anderen Geschlecht. Und sie schnitten besser bei einem Test zur Geschichtenvervollständigung ab, der die Fähigkeit bewertete, die Perspektive eines anderen einzunehmen.

Um all diese Ergebnisse zu bestätigen, sind größere Studien nötig, und Negi und seine Kollegen untersuchen momentan die Auswirkungen von CBCT auf eine Reihe von Gruppen, die unter besonderem Stress stehen, darunter die Medizinstudenten in Emory, Veteranen mit PTBS – und Betreuungspersonen. Für Fhena war der Kurs am Marcus Autism Center, der von dem Psychologen Samuel Fernandez-Cariba geleitet wurde, eine Offenbarung. «Der Nebel begann sich zu lichten», meint sie.

Im Verlauf des Kurses, erinnert sich Fhena, erkannte sie, dass Autismus für sie zum definierenden Merkmal ihrer Kinder geworden war. «Alles, was du siehst, ist eine Bürde. Es raubte mir so viel von dem, was ich ihnen geben konnte.» Statt sich von ihrem eigenen Stress und Elend überwältigen zu lassen, begann sie, die Welt mit den Augen ihrer Kinder zu betrachten und sie als eigenständige Individuen anzusehen. «Im Kurs löste ich mich von meinem Anspruchsdenken», erinnert sie sich. «Dem Gefühl, ich hätte einen Anspruch auf ein Leben ohne diese Probleme.» Sie hatte immer versucht, ein guter Mensch zu sein. «Ich dachte, das ist es nicht, was ich eingezahlt habe, warum ist es das, was ich herausbekomme?»

«Und dann erkannte ich: Diese besonderen Geschöpfe waren mir *wegen dem* anvertraut worden, was ich eingezahlt hatte.»

Und mit dieser Erkenntnis verschwand auch ein Großteil des Stresses aus Fhenas Leben. Statt verbittert zu sein, meint sie nun: «Es macht mir Spaß, mit ihnen zusammen zu sein.» Und die Kinder haben wunderbar darauf reagiert. «Jeden Tag entdecke ich etwas Neues bei ihnen», sagt sie. «Ahav zeichnet Raumschiffe in 3-D-Details. Analiel schreibt 25 Songs an einem Tag.» Und am schönsten war es, als Ahav sagte: «Mama, ich bin so stolz auf dich. Weil ich weiß, dass du uns jetzt noch mehr liebst.»

Wir haben uns in Fernandez-Carribas Büro am Autismuszentrum unterhalten, und Fhena nimmt uns beide mit hinunter, um ihre Jungen kennenzulernen, die gerade eine Verhaltenstherapie-Sitzung hatten. Sie sehen zum Klauen aus, mit roten Anoraks und langen, dunklen Wimpern. Analiel singt ein Lied über eine Schildkröte und streift ein grünes Armband an mein Handgelenk. Ahav zeigt mir stolz einen rot-blauen Transformer, der sich rasch in einen Truck verwandelt. Dann wendet er sich an Fernandez-Carriba. «Weißt du, wie wir auf Hebräisch knuddeln?», fragt er und drückte den Doktor mit einem Arm an sich.

11

WIE ELEKTRISIERT
Nerven, die heilen

Das ist keine normale medizinische Praxis. Ich befinde mich in einem weitläufigen Farmgebäude, das zwischen den frostigen Feldern von Chard in Somerset liegt. Das Sprechzimmer ist gelb und geräumig, mit schrägen Decken, einem bequemen Sofa und einer schlanken Vase mit frischen Blumen. Als ich aus dem großen, dreieckigen Fenster schaue, trottet ein Pferd vorbei.

Patricia Saintey, zierlich, erdbeerblond und mit einer pfirsichfarbenen, rüschenbesetzten Strickjacke, befestigt einen Clip an meinem Ohr. Er wird meinen Puls überwachen, erklärt sie mir. «Nun verbinde ich Sie mit dem Biofeedback.»

Prompt zeigt der Computerschirm eine schwarze Linie: meine Herzfrequenz. Auch wenn unser Herz schneller schlägt, wenn wir aufgeregt sind oder uns körperlich anstrengen, habe ich meinen Ruhepuls stets für stabil gehalten und gedacht, er schlage regelmäßig wie ein Metronom. Nun stelle ich fest, dass er ständig herumspringt. Statt einer geraden Linie zeigt der Graph eine chaotische Reihe von Spitzen, manche groß, andere klein. Das Ausmaß, in dem meine Herzfrequenz variiert, erklärt Saintey, wird als Herzfrequenzvariabilität (HFV) bezeichnet.

«Wir wollen mal sehen, ob Sie die Zacken in eine kohärente Welle verwandeln können», meint sie. Ein breiter blauer Balken taucht links auf dem Schirm auf. Er steigt und sinkt langsam, wie ein Zylinder voller Wasser, der sich füllt und wieder leert. Saintey fordert mich auf, mit dem blauen Balken zu atmen – fünf Sekunden einatmen, wenn er sich füllt, fünf Sekunden ausatmen, wenn er sich leert.

Dann passiert etwas Verblüffendes. Innerhalb weniger Sekunden vergrößert sich der Abstand zwischen der niedrigsten und der höchsten Herzfrequenz deutlich – mein Herzschlag schwankt zwischen 60 und 90 Schlägen pro Minute. Und die Linie auf dem Schirm verwandelt sich von hässlichen, zufälligen Zacken in eine glatte Schlangenlinie.

Saintey arbeitet im Sommer in Teilzeit als Allgemeinmedizinerin, doch sie leitet in ihrem Zuhause auch eine private Praxis für Alternativmedizin. Saintey nennt sie Heartfelt Consulting, und sie basiert auf einer Technik, die als Biofeedback bezeichnet wird. Die Idee ist, dass man den Herzfrequenz-Monitor und den Computerschirm benutzt, um zu üben, die eigene Herzschlagfrequenz in diese glatte Kurve zu verwandeln, ein Zustand, der als «Resonanz» oder «Kohärenz» beschrieben wird. Wenn man das geschafft hat, versucht man, die Höhe der Welle, also die Differenz zwischen der höchsten und der niedrigsten Herzfrequenz, zu steigern. Wenn man jeden Tag übt, so Saintey, kann man lernen, seine Herzfrequenzvariabilität zu vergrößern und den kohärenten Zustand öfter zu erreichen.

Anhänger des Biofeedbacks behaupten, dieses Training bringe eine Reihe Vorteile, stärke das Herz, reduziere Stress und mache uns glücklicher und aufmerksamer. Auch wenn Saintey die Technik in der Klinik anbietet, gibt es eine wachsende Zahl an tragbaren Geräten, mit denen man HFV-Biofeedback zu Hause trainieren kann, von dem von der FDA zugelassenen «StressEraser» bis zum «Inner Balance»-Sensor, der von dem Institute of HeartMath vertrieben wird und mit einem Smartphone arbeitet; das Institut behauptet, das Gerät könne «bei nur wenigen Minuten täglichem Gebrauch die negativen Effekte von Stress reduzieren, die Entspannung fördern und Widerstandskräfte aufbauen».

Als Wissenschaftlerin gefällt mir die Idee, sofort ablesen zu können, was in meinem Körper passiert. Und die Veränderung, die ich auf dem Computerschirm sehe, ist faszinierend – dadurch, dass ich langsamer geatmet habe, habe ich mein Herz dazu gebracht, in einem deutlich anderen Rhythmus zu schlagen. Aber diese weit gefassten Behauptungen im Hinblick auf den gesundheitlichen Nutzen lassen Alarmglocken bei mir klingeln. Es erscheint mir wenig wahrscheinlich, dass diese einfache Übung solche starken Auswirkungen haben sollte. Tatsächlich ist HFV-Biofeedback von Steven Novella, einem klinischen Neurologen an der Yale University School of Medicine und prominenten Kritiker der Alternativmedizin, als «nichts weiter als «schlechte Ablaufverfolgung, technische Artefakte und Rauschen» kritisiert worden.[1] Diese glatte Kurve mag hübsch aussehen, aber ich bin nicht überzeugt, dass sie wirklich die Gesundheit verbessern kann.

Wie sich herausstellt, wartet eine Überraschung auf mich. Die Beschäftigung mit Herzfrequenzvariabilität führt mich weiter als erwartet zu einer entscheidenden Verbindung zwischen Körper und Geist, zu einer Forschung, die unser Vertrauen in Pharmaka erschüttern könnte, und zu einem Baby namens Janice.

○○○

Der 3. Mai 1985 begann wie ein gewöhnlicher anderer Freitag. Cecilia kochte in der Küche ihrer Wohnung im dritten Stock in Brooklyn, New York, Spaghetti, während ihre 11-monatige Enkelin Janice auf dem Boden spielte. Es war halb sechs, und Janice' Eltern würden bald von der Arbeit heimkommen.

Dann kam der Sekundenbruchteil, der alles veränderte. Als die Spaghetti gar waren, nahm Cecilia den schweren Topf und wandte sich zur Spüle, um das Kochwasser abzugießen. Aber das Baby befand sich in diesem Moment genau hinter ihren Füßen. Sie stolperte, und der kochend heiße Inhalt des Topfes ergoss sich über ihr geliebtes Enkelkind.

Einer der Ärzte, der herbeigerufen wurde, um Janice zu behandeln, als sie im New York Hospital eingeliefert wurde, war der 27-jährige Kevin Tracey.[2] Es war das zweite Jahr seiner Facharztausbildung als Chirurg. Auch wenn Tracey schreckliche Wunden – Schusswunden, Kopfverletzungen – gewohnt war, schockierte ihn der Anblick dieses kleinen blonden Mädchens mit blasiger, nässender Haut. Sein Gesicht war unverletzt geblieben, doch 75 Prozent seines Körpers, Arme, Beine und Rücken, wiesen schwere Verbrennungen auf.

Vorsichtig zog er sie aus und bedeckte ihren Körper mit einer antibiotisch wirkenden Salbe – ohne intakte Haut stellen Dehydrierung und Infektion große Risiken dar – und gab ihr eine 25-prozentige Überlebenschance. Dann brachte er sie nach oben in die Abteilung für Verbrennungspatienten und legte sie in ein vergittertes Kinderbett.

Dort musste Janice eine zermürbende Anzahl von Eingriffen und Behandlungen über sich ergehen lassen. Da sie nicht essen konnte, wurde sie über eine Magensonde ernährt. Genauso wie bei den Verbrennungspatienten in Kapitel 6 war die tägliche Wundpflege sehr schmerzhaft. Im Lauf von mehreren Operationen wurden verbrannte Hautpartien abgetragen und mit Hauttransplantaten bedeckt, die zunächst ihrem unverbrannten Gesäß, und als das nicht reichte, Leichen entnommen wurden.

Janice machte eine Reihe von Krisen durch. Am Dienstag, dem 7. Mai, sank ihr Blutdruck dramatisch ab, und sie fiel in ein Koma, ein Phänomen, das man als septischen Schock bezeichnet. Wenn der Blutdruck zu gering ist, kann das Herz den Körper nicht mehr ausreichend durchbluten. Ohne Sauerstoff und Nährstoffe sterben Zellen und Organe. In bis zu 50 Prozent der Fälle ist ein septischer Schock tödlich.[3]

Damals dachten die Ärzte, septischer Schock werde durch Toxine einer bakteriellen Infektion ausgelöst. Aber oft wurden, wie in Janice' Fall, keinerlei Bakterien nachgewiesen. Tracey und seine

Kollegen pumpten Unmengen intravenöser Flüssigkeit in Janice'
Körper, um ihren Blutdruck zu heben, und spritzten ihr Adrenalin,
um ihren Herzschlag zu stärken und ihre Blutgefäße zu verengen.
Am Mittwoch verfärbten sich Janice' Hände und Füße jedoch grau,
und Lunge und Nieren begannen zu versagen.

Am Donnerstagmorgen war die Krise plötzlich vorüber; Janice
erholte sich so rasch und rätselhaft, wie sie erkrankt war. Aber am
Sonntag, dem 12. Mai, trat eine neue Komplikation auf.

Tracey beschreibt Janice' Problem, eine schwere Sepsis («Blut-
vergiftung») als «Pest des 21. Jahrhunderts».[4] Sie ist eine der häufigsten Todesursachen weltweit und tötet allein in den USA jedes
Jahr fast eine Viertelmillion Menschen. Oft trifft es Menschen, die
bereits krank sind – die Verbrennungen aufweisen, wie Janice, oder
Herzkrankheiten, Krebs, Infektionen oder Traumata.

In den 1980er Jahren nahmen Ärzte an, dass auch schwere Sepsis von Toxinen hervorgerufen wird, die von eindringenden Bakterien stammen. Eine solche Sepsis entwickelt sich langsamer als
ein septischer Schock. Überall im Körper der Patienten finden sich
Hinweise auf Infektions- und Entzündungsprozesse, und allmählichen hören ihre Organe auf zu arbeiten (Multiorganversagen).
Diesmal ließen sich Mikroorganismen in Janice' Blut nachweisen.
Sie entwickelte hohes Fieber, und Nieren, Darm, Lunge und Leber
begannen zu versagen.

Antibiotika töteten die Bakterien in Janice' Blut, aber ihr Zustand besserte sich nicht. Tagelang wurde sie künstlich am Leben
gehalten, während ihre Familie (die sie nur während der kurzen
Besuchszeiten sehen durfte) verzweifelt am Aufzug Wache hielt.

Und wieder rappelte sich dieses erstaunliche kleine Mädchen
auf. Am 28. Mai, ihrem ersten Geburtstag, schien es zum ersten
Mal, als würde sie es schaffen. Janice sah besser aus als irgendwann
nach ihrem Unfall. Sie hatte ihre erste Milch getrunken, und ihre
Brandwunden begannen zu heilen. Sie feierten. Tracey erinnert
sich an Schokoladenkuchen, Luftschlangen und eine lachende

Janice. Alle – ihre Familie und das ganze medizinische Team – feierten nicht nur Janice' Geburtstag, sondern auch ihre wunderbare Wiederherstellung. Nur noch ein paar kleinere operative Eingriffe, und Janice würde nach Hause gehen können.

Am nächsten Tag fütterte eine Krankenschwester Janice mit einer Flasche Milch, als das Kind die Augen verdrehte und sein Herz stehenblieb. Tracey und seine Kollegen versuchten, Janice wiederzubeleben, injizierten Adrenalin und setzten wiederholt den Defibrillator ein – 85 Minuten lang. Sie setzten ihr sogar einen elektrischen Schrittmacher ein. Aber ihr Herz begann nicht wieder zu schlagen.

Als Tracey fünf Jahre alt war, starb seine Mutter an einem Hirntumor, und nach der Beerdigung fragte der kleine Junge seinen Großvater, einen Kinderarzt, warum Chirurgen den Tumor nicht einfach herausschneiden konnten. Der Tumor schickt Ausläufer in das umliegende Gewebe, erklärte ihm sein Großvater, daher sei es nicht möglich gewesen, ihn zu entfernen, ohne das gesunde Gehirn ebenfalls zu zerstören.

Der Fünfjährige erklärte, wenn er groß sei, werde er in die medizinische Forschung gehen – er würde bessere Techniken entwickeln, sodass Ärzte einem Patienten das nächste Mal nicht mehr hilflos beim Sterben zusehen mussten. Nun, 22 Jahre später, befand er sich Janice gegenüber genau in der gleichen Situation. Es gab nichts, was er tun konnte.

Nicht in der Lage, zu sprechen oder auch nur den Todeszeitpunkt zu nennen, verließ Tracey den Raum. Er sah Janice' Körper oder ihre Familie nicht wieder. Aber der Fall verfolgte ihn. Er litt immer wieder unter Albträumen, erlebte ihre Geschichte immer wieder, wohl wissend, dass sie schlecht ausgehen würde.

Tracey erzählt Janice' Geschichte in seinem 2007 erschienenen Buch *Fatal Sequence*. Als Janice starb, sagt er, stand er vor einer zweijährigen Forschungsphase, wusste aber noch nicht, welchem Thema er sich widmen wollte, aber nun hatte er es gefunden. «Ja-

nice› Geschichte brachte mich dazu, mich mit Sepsis zu befassen»,
schreibt er.[5] Er wollte verstehen, was bei Janice falsch gelaufen war
und wie man so etwas in Zukunft verhindern konnte.

Seine Forschung sollte ihn schließlich zu denselben Strukturen
im Körper führen, die auch vom HFR-Biofeedback ins Visier genommen werden: einem mäandernden Bündel von Nervenfasern,
die als Vagusnerv bezeichnet werden.

∘ ∘ ∘

Der Psychiater Paul Lehrer, Professor an der Rutgers University in
New Jersey, hat seine Karriere der Untersuchung des Biofeedbacks
gewidmet. Zunächst war er von dessen Nutzen nicht überzeugt,
doch dann sah er eine Gruppe russischer Kinder ein faszinierendes
Computerspiel spielen.

Es gibt viele unterschiedliche Formen von Biofeedback, und
die allgemeine Vorstellung, die dahintersteckt, ist, dass wir durch
Überwachung verschiedener Aspekte unserer Physiologie lernen
können, unseren Körper in einen bestimmten gewünschten Zustand zu versetzen – zum Beispiel in einen Zustand der Entspannung. Lehrer untersuchte Elektromyographie(EMG)-Biofeedback,
das zum Beispiel Muskelspannung registriert, und Fingertem-
peratur-Biofeedback, das auf der Tatsache basiert, dass unsere Extremitäten, einschließlich unserer Fingerspitzen, wärmer werden,
wenn wir uns entspannen. Diese Methoden funktionierten, schienen aber nicht wirksamer zu sein als direktere Methoden zur körperlichen Entspannung, wie progressive Muskelentspannung (eine
Technik, bei der verschiedene Muskelgruppen erst angespannt und
dann entspannt werden).

Dann, im Jahr 1992, besuchte Lehrer Sankt Petersburg, Russ-
land, wo sein Sohn studierte. Während seines Aufenthalts fragte
er herum, ob sich irgendjemand hier mit Biofeedback beschäfti-
ge, und wurde an eine Privatklinik verwiesen, in der Kinder mit

299

Asthma behandelt wurden. Das Personal in der Klinik benutzte Computerspiele, um den Kindern zu helfen, ihre HFV zu erhöhen. «Das beste Spiel drehte sich um einen Zaun voller offensichtlich lustiger russischer Graffiti und einen Pinsel, um sie zu übermalen», erinnert sich Lehrer. «Wenn die Amplitude der Herzfrequenz-fluktuationen groß genug war, ließ sich der Zaun vollständig an-streichen. Wenn nicht, blieb ein Teil des Zauns ungestrichen.»[6]

Es war spannend, aber Lehrer hatte keine Ahnung, ob oder wie HFV funktionieren könnte, sei es bei Asthmapatienten oder irgendjemand anderem. Ein paar Jahre später kehrte Lehrer nach Sankt Petersburg zurück und lernte den Physiologen und Ingenieur Evgeny Vaschillo kennen, der HFV-Biofeedback bei russischen Kosmonauten untersucht hatte. Vaschillo zeigte den Kosmonauten ein Sinuswellenmuster auf einem Oszilloskop und forderte sie auf, es mit ihrer Herzfrequenz in Einklang zu bringen. Mit genügend Übung erreichten die Kosmonauten große Fluktuationen von bis zu 60 Schlägen pro Minute (*beats per minute*, bpm).

Lehrer half Vaschillo, seine Ergebnisse in den USA zu ver-öffentlichen,[7] aber erst nachdem der Artikel von mehreren physio-logischen Fachzeitschriften abgelehnt worden war. Ein Gutachter monierte, eine derart hohe Variation der Herzfrequenz sei einfach unmöglich. Entweder seien die Daten falsch oder gefälscht oder Vaschillo untersuche «so eine Art Yogis».[8] Tatsächlich war das, was mit dem Herzen der Kosmonauten geschah, ein einfaches physio-logisches Phänomen, etwas, das Vaschillo als Ingenieur gesehen hatte, das Physiologen jedoch entgangen war.

Es gibt mehrere Prozesse im Körper, die dazu führen, dass un-sere Herzschlagfrequenz schwankt. Einer davon ist der Barorezep-torreflex oder kurz Baroreflex. Vom Nervensystem kontrollierte Reflexe überwachen körperliche Zustände, ohne dass uns dies bewusst würde. Einige beeinflussen unser Verhalten: Wenn man beispielsweise etwas Heißes berührt, bewirkt ein Reflex, dass man seine Hand blitzschnell zurückzieht. Andere Reflexe überwachen ständig verschiedene Aspekte unserer Physiologie und passen sie an, damit sie im sicheren Bereich bleiben.

Der Baroreflex tut dies für den Blutdruck. Er wird von Dehnungsrezeptoren in der Gefäßwand kontrolliert. Wenn der Blutdruck steigt, wird der Dehnungsrezeptor aktiviert und sendet ein Signal an den Hirnstamm, der daraufhin ein Signal zurückschickt, das den Herzschlag verlangsamt, sodass der Blutdruck sinkt. Wenn der Blutdruck zu stark fällt, senden die Dehnungsrezeptoren das umgekehrte Signal, und die Herzfrequenz steigt wieder.

Ein zweiter Prozess, der sich auf unsere Herzfrequenz auswirkt, ist die sogenannte respiratorische Sinusarrhythmie (RSA). Wenn wir ausatmen, sinkt unsere Herzfrequenz geringfügig, um beim Einatmen wieder zu steigen. Das maximiert den Sauerstofftransport durch den Körper, wenn wir eine Lunge voll frischer Luft eingeatmet haben, und verlangsamt das Herz beim Ausatmen ein wenig, sodass es sich ausruhen kann.

Beide Formen der Variabilität sind für ein gesundes, widerstandsfähiges Herz wesentlich; Menschen mit einer geringen HFV haben ein deutlich erhöhtes Risiko, an Herzkrankheiten zu sterben.[9] Das liegt zum Teil daran, dass uns ein empfindlicherer Baroreflex (definiert als eine größere Veränderung der Herzfrequenz bei jeder Blutdruckänderung) erlaubt, uns besser von Blutdruckänderungen zu erholen, wie wir sie bei Stress oder körperlicher Belastung erleben. Und wenn sich die Herzfrequenz beim Ausatmen nicht verlangsamt, ist unsere Herzfrequenz insgesamt höher. Das belastet das Herz und erhöht das Risiko von Bluthochdruck, Schlaganfall und anderen kardiovaskulären Problemen.

Gewöhnlich laufen diese beiden Muster der Herzfrequenzvariation auf verschiedenen Zeitskalen ab. RSA sorgt dafür, dass unsere Herzfrequenz beim Atmen steigt und sinkt, während der Baroreflex langsamer ist und in die eine wie die andere Richtung rund fünf Sekunden braucht. Wenn die beiden einander überlagern, erhalten wir das unregelmäßige, sprunghafte Muster.

Doch wenn wir langsamer atmen und uns an den Baroreflex anpassen – fünf Sekunden einatmen, fünf Sekunden ausatmen –, gleichen sich die Zeitskalen der beiden Muster an, und ihre Gipfel und Täler überlagern sich, was zu einer einzigen, glatten Kurve führt. Und wenn wir es genau richtig hinbekommen (die exakte Geschwindigkeit hängt von Ihrer Größe und Ihrem Blutvolumen ab), führt das zu einem Phänomen, das Ingenieure als Resonanz bezeichnen. Jedes Mal, wenn der Baroreflex dazu führt, dass die Herzfrequenz sinkt bzw. steigt, erhält sie von der RSA in genau dem richtigen Moment einen zusätzlichen Schubs – wie beim Anstoßen einer Schaukel, was dazu führt, dass die Fluktuation der Herzfrequenz immer größer wird.

Lehrer glaubt, dass das ein nützliches Training für das Herz und den Baroreflex darstellt und beide stärkt.[10] Diese Vorstellung wird von einigen Befunden unterstützt, die dafür sprechen, dass Biofeedback im Lauf der Zeit die HFV verbessert, selbst nachdem die Behandlung abgeschlossen ist, und hilft, den Blutdruck zu senken.[11] Studien haben jedoch auch positive Ergebnisse bei Schmerzen, Angst und Depression gefunden, was vermuten lässt, dass sich die Effekte von HFV-Biofeedback nicht auf das Herz beschränken.[12] Aber warum sollte eine Veränderung unseres Herzschlagmusters unseren emotionalen Zustand beeinflussen?

○ ○ ○

In den 1960er Jahren untersuchte der Harvard-Kardiologe Herbert Benson den Blutdruck von Affen, als eine Gruppe von Menschen in der Medizinhochschule auftauchte, die Transzendentale Meditation (TM) praktizierten. Sie glaubten, dass sie ihren Blutdruck allein durch Meditieren senken könnten, und forderten den Professor auf, sie zu untersuchen. Anfangs wollte Benson mit einer derart «abwegigen» Praxis nichts zu tun haben,[13] aber sie blieben hartnäckig, und Benson war neugierig auf ihre angeblichen Fähigkeiten. Daher ließ er von den Affen ab und wandte sich der Meditation zu.

Tatsächlich veränderte sich ihr Blutdruck nicht – die Meditierenden hatten die ganze Zeit hindurch einen niedrigen Blutdruck (allerdings fand Benson in späteren Studien heraus, dass TM den Blutdruck von Hochdruckpatienten wirklich senkte).[14] Aber zu seiner Überraschung entdeckte er, dass die TM-Anhänger einen vollkommen entspannten Zustand herbeiführen konnten, bei dem sich ihre Atmung und ihr Stoffwechsel verlangsamten und ihre Herzfrequenz sank.[15] Benson nannte dies die Entspannungsreaktion.

Diese Reaktion ist, wie sich herausstellte, das genaue Gegenteil der Kampf-oder-Flucht-Reaktion. Während die Kampf-oder-Flucht-Reaktion vom sympathischen Nervensystem ausgelöst wird, wird die Entspannungsreaktion von einem anderen Netzwerk, dem sogenannten parasympathischen Nervensystem, gesteuert. Es ist das parasympathische System, das uns nach einer Notsituation beruhigt und dafür sorgt, dass sich die Waage wieder nicht akut überlebenswichtigen Aktivitäten – wie Verdauung, Sex, Wachstum und Reparaturen – zuwendet, die wir durchführen, wenn wir uns sicher und entspannt fühlen.

Die Hauptkomponente des parasympathischen Nervensystems ist der Vagusnerv. Vom Hirnstamm zieht er den Hals und den Rumpf hinunter, wobei zahlreiche Äste zu wichtigen Organen wie Lunge, Darm, Nieren und Milz abzweigen. Eine seiner Aufgaben ist es, als Bremse für das Herz zu wirken. Je stärker die Aktivierung des Vagusnervs (der sogenannte Vagustonus), desto stärker sinkt unsere Herzfrequenz während des Baroreflexes und wenn wir ausatmen – und nach einem Stressereignis –, und desto größer ist unsere Herzfrequenzvariabilität. Tatsächlich wird die HFV oft als Maß für den Vagustonus und als Indikator dafür herangezogen, wie aktiv unser parasympathisches Nervensystem im Allgemeinen ist.

Der Vagusnerv sorgt aber nicht nur dafür, dass der Körper nach Belastung in seinen Ruhezustand zurückkehrt, sondern schickt auch

Botschaften aus dem ganzen Körper zurück ans Gehirn (tatsächlich ziehen fast 80 Prozent seiner Fasern in diese Richtung). Wie Brain-Imaging-Studien ergeben haben, zeigen Menschen mit einer hohen HFV auch flexiblere und adaptivere emotionale Antworten auf Stress, während Menschen mit geringer HFV übermäßig wachsam sind und selbst kleine Probleme sehr belastend finden.[16] Menschen mit hoher HFV haben in der Regel ein besseres Arbeitsgedächtnis und können sich besser konzentrieren, und es gelingt ihnen besser, ihre Emotionen und ihre Mimik zu kontrollieren.

Einige Studien sprechen sogar dafür, dass Menschen mit großer HFV stärkere soziale Beziehungen ausbilden und mehr Spaß am sozialen Miteinander haben. Im Gegensatz dazu haben Leute mit einer niedrigen Ruhe-HFV nicht nur ein erhöhtes Risiko für Herzerkrankungen, sondern auch für eine Reihe von psychiatrischen Problemen, wie Angststörungen, Schizophrenie und Depressionen.

«HFV ist nicht deswegen so wichtig, weil sie uns etwas über den Zustand des Herzens sagt, sondern vor allem deswegen, weil sie uns etwas über den Zustand des Gehirns sagt», schreibt der Psychologe und HFV-Experte Julian Thayer von der Ohio State University in Columbus.[17]

Wenn wir unsere Atmung verlangsamen, um die HFV zu erhöhen, stimuliert dies den Vagusnerv, der wiederum dem Gehirn signalisiert, die Kampf-oder-Flucht-Reaktion abzuschalten. Biofeedback und Meditation (und wahrscheinlich auch andere Aktivitäten wie Yoga und Tai Chi, die langsames, kontrolliertes Atmen fördern) haben vermutlich eine ähnliche Wirkung.

Als der Biofeedback-Forscher Lehrer eine Gruppe von Zen-Mönchen testete, fand er, dass sie tatsächlich in der Lage waren, einen starken Resonanzzustand herzustellen.[18]

Da sich die zum Erreichen der Resonanz nötige Atmungsgeschwindigkeit jedoch von Individuum zu Individuum unterscheidet, kann es Jahre dauern, bis sich dieser Effekt mit Meditation allein erreichen lässt, während wir Biofeedback in wenigen Minuten lernen können, argumentiert Lehrer. «Den meisten Menschen gelingt es, die ganze Sache sofort umzusetzen», erklärt er mir. «Das ist ein deutlicher Unterschied zu einem zehnjährigen Aufenthalt in einem Zen-Kloster!»

Ob sich all dies in signifikante gesundheitliche Vorteile umsetzen lässt, ist allerdings noch umstritten. Lehrer verweist auf klinische Studien, die zeigen, dass HFV-Biofeedback bei stressbedingten Beschwerden von Bluthochdruck bis Asthma hilft.[19] Aber die Studien sind generell klein und haben in Metaanalysen nicht gut abgeschnitten.

«Leider werden wir nicht von großen Pharmafirmen unterstützt, die Studien mit 20 000 Patienten für jede einzelne Gesundheitsstörung finanzieren, daher kann ich nicht sagen, dass es genauso funktioniert wie Penicillin für Infektionen», gibt Lehrer zu. «Das Problem ist, dass sich damit kein Geld verdienen lässt. Eine Biofeedback-Ausrüstung lässt sich leicht kopieren und ist billig in der Herstellung.» Dennoch bezeichnet er die Datenlage als «recht gut». Und er fügt hinzu: «Es ist eine Behandlung ohne Medikamente mit sehr starker Wirkung. Sie lässt sich leicht lernen. Warum machen es nicht alle Leute?»

Lehrer steckt offenbar in demselben Dilemma, unter dem so viele Body-Mind-Therapien leiden – eine Forschung, die keine ökonomisch interessanten Ergebnisse verspricht, erhält nur wenig finanzielle Unterstützung. Aber dank der Arbeit von Kevin Tracey ist das Interesse am Vagusnerv inzwischen gewaltig gewachsen.

○○○

Im Jahr 1985, als Tracey begann, sich mit Sepsis und septischem Schock zu beschäftigen, nahmen Ärzte an, diese Probleme würden von eindringenden Bakterien verursacht. Aber rätselhafterweise ließen sich häufig keine Pathogene nachweisen. Niemandem war in den Sinn gekommen, dass verheerende Symptome wie diejenigen von Janice von unserem eigenen Körper hervorgerufen werden könnten.

Allgemein wurde davon ausgegangen, dass sämtliche Schäden, die während einer Infektion auftreten, von den infektiösen Organismen verursacht werden. Nun erkennen wir jedoch allmählich, dass viele der Symptome, unter denen wir leiden, wenn wir krank sind – Fieber, Gewichtsverlust, Gewebeschädigung, selbst Erschöpfung und Depressionen – nicht von Pathogenen, sondern von unserem eigenen Körper ausgelöst und von Signalproteinen vermittelt werden, sogenannten Cytokinen.

Manchmal sind diese Symptome eine notwendige Nebenwirkung des Versuchs unseres Körpers, die Infektion zu bekämpfen. Die erhöhte Temperatur beim Fieber hilft, die Eindringlinge abzutöten. Erschöpfung und Niedergeschlagenheit halten uns an, uns auszuruhen, solange wir krank sind, und uns von anderen fernzuhalten, um die Infektion nicht weiter zu verbreiten. Entzündungsprozesse sind wichtig, um Bakterien abzuwehren und geschädigte Zellen abzubauen.

Aber manchmal gerät unser Körper aus dem Gleichgewicht. Vor allem Kinder können gefährliche Krampfanfälle erleiden, wenn ihr Fieber zu hoch steigt. Manchmal verschwindet die Erschöpfung, die von einer Infektion ausgelöst wurde, gar nicht mehr. Und Tracey zeigte, dass der akute septische Schock, den Janice erlitt, dadurch hervorgerufen wird, dass der Körper zu große Mengen eines Cytokins namens TNF produziert.

In einem entscheidenden Experiment injizierte er einer Ratte TNF, und obwohl keine Bakterien im Spiel waren, verfiel das Tier in einen schweren Schockzustand; sein Blutdruck sank dramatisch, und es starb.[20] Statt eine angemessene und verhältnismäßige Entzündungsreaktion hervorzurufen, fand Tracey, aktiviert ein zu hoher TNF-Spiegel praktisch jede weiße Blutzelle im Körper. Diese verstopfen Blutgefäße, blockieren die Durchblutung und enthalten den flussabwärts gelegenen Zellen Sauerstoff und Nährstoffe vor. In anderen Experimenten entdeckte er, dass eine schwere Sepsis – Janice' zweite Krise – dadurch hervorgerufen wird, dass ein anderes Cytokin, HMGB-1 genannt, außer Kontrolle gerät.[21]

Tracey erkannte, dass diese Cytokine auch noch andere Probleme hervorrufen können. Wenn TNF durch den ganzen Körper stürmt, erleiden wir einen akuten Schock. Wenn es sich aber auf eine bestimmte Lokalität beschränkt, ruft es andere entzündungsbedingte Probleme hervor – zu viel TNF in den Gelenken trägt zu rheumatoider Arthritis bei, im Darm kann es Morbus Crohn hervorrufen. Diese Erkenntnis führte zu einer neuen Klasse von Medikamenten, die dazu dienen, Cytokine zu hemmen oder zu neutralisieren, darunter TNF-Blocker, die seitdem erfolgreich in der Behandlung von Millionen Patienten eingesetzt worden sind.

Immer noch war aber nicht klar, warum der Körper diese schädlichen Cytokinmengen freisetzt. Dann, Anfang der 1990er Jahre, machte Tracey, während er am North Shore University Hospital in Manhasset, Long Island, arbeitete, eine weitere revolutionäre Entdeckung. Sein Team testete ein experimentelles Medikament namens CNI-1493, das die Produktion von TNF und anderen Cytokinen durch weiße Blutzellen blockiert.

Tracey wollte wissen, ob das Medikament zur Behandlung von Schlaganfällen bei Ratten eingesetzt werden könnte. Ein ischämischer Schlaganfall führt zu Hirnschäden, wenn dadurch die Durchblutung einer Hirnregion blockiert wird. Der Schaden nimmt zu, wenn die sterbenden Zellen TNF freisetzen. Bei einer Serie von Experimenten ging es darum, dies zu verhindern, indem man eine sehr kleine Menge CNI-1493 direkt ins Gehirn injizierte.

Aber eines Tages wurde CNI-1493 versehentlich in das Gehirn von Ratten mit einer ganz anderen Krankheit gespritzt. Diese Ratten litten unter Endotoxämie, einer Krankheit, bei dem bakterielle Toxine bewirken, dass große Mengen TNF in den Blutstrom ausgeschüttet werden und einen septischen Schock auslösen. Zu Traceys Überraschung drosselte die kleine CNI-1493-Dosis im Gehirn der Ratten die TNF-Produktion im ganzen Körper auf einen Schlag.[22] Diese Art der Verabreichung war 33 000 Mal effektiver, als das Mittel in die Vene zu spritzen.

Es musste ein Signal ans Immunsystem gegangen sein, das es anwies, die TNF-Produktion einzustellen. Statt, wie angenommen, einfach auf körperliche Zustände zu reagieren, wurde die Entzündungsreaktion vom Gehirn der Ratten streng kontrolliert.

Wie wurde die Botschaft übermittelt? Tracey konnte keine Hormone entdecken, die in den Blutstrom abgegeben wurden. Dann hatte er einen Geistesblitz – vielleicht handelte es sich nicht um ein chemisches Signal, sondern um ein elektrisches. Er hatte die Artikel einer anderen Forscherin, Linda Watkins von der University of Colorado in Boulder gelesen, in dem sie beschrieb, wie sie Fieber bei Ratten durch Injektion eines Cytokins namens IL-1 auslöste. Sie fand, dass sich das Phänomen blockieren ließ, wenn sie den Vagusnerv durchtrennte.[23]

Wie in Kapitel 3 bereits erwähnt, entdeckten Robert Ader und David Felten, dass Gehirn und Immunsystem via Nerven kommunizieren. Watkins' Experiment war ein weiterer Beleg für die Verbindung, auch wenn das Signal diesmal nicht von dem sympathischen Nervensystem übermittelt wurde, das Felten und Ader untersucht hatten, sondern vom parasympathischen System und speziell vom Vagusnerv.

In Watkins' Experiment wanderte das Signal vom Immunsystem zum Gehirn, und Tracey fragte sich, ob der Vagusnerv ein Signal auch in die andere Richtung weiterleiten konnte. Vielleicht war das der Weg, auf dem eine kleine Dosis CNI-1493 im Gehirn die TNF-Produktion im ganzen Körper blockierte. Im Mai 1998 hatte er eine Idee, wie er diese Vermutung testen könnte. Er ging in den Operationssaal des Krankenhauses und borgte sich einen batteriebetriebenen Nervenstimulator, der sich in der Hand halten ließ.

Wieder arbeitete er mit Ratten, die an Endotoxämie litten. Normalerweise starben sie an septischem Schock, aber als Tracey den

Vagusnerv der Tiere elektrisch reizte, ging ihre TNF-Produktion dramatisch zurück.[24] Seine Behelfsbehandlung bremste den septischen Schock aus.

Es bewies, dass der Vagusnerv nicht nur den Herzschlag verlangsamte, sondern auch als mächtige Entzündungsbremse wirken kann. Tracey nannte dies den inflammatorischen Reflex.[25] Genauso, wie der Baroreflex den Blutdruck in sicheren Grenzen hält, schützt der inflammatorische Reflex uns vor den tödlichen Waffen des Immunsystems. Statt autonom zu arbeiten, wie Wissenschaftler lange gedacht hatten, kommuniziert das Immunsystem mit dem Gehirn, das als übergeordnete Kontrollinstanz fungiert. Wenn das Gehirn via Vagusnerv erfährt, dass im Körper Entzündungsprozesse aktiviert worden sind, schickt es rasch ein Signal zurück, um sie wieder zu hemmen.

Endlich konnte sich Tracey vorstellen, was mit Janice passiert war. Aufgrund ihrer Verletzungen musste ihr Nervensystem versagt haben – entweder war die Vagusaktivität zu gering gewesen, oder das Problem lag weiter stromaufwärts im Gehirn. Bei der ersten Krise, als sie einen akuten Schock erlitt, schickte der Vagusnerv nicht die nötigen Signale ans Gehirn, um die katastrophale TNF-Ausschüttung zu verhindern. Bei der zweiten Krise, der Sepsis, unterließ es der Vagusnerv, eine Welle von HMGB-1 zu unterbinden. Trotz der scheinbaren Erholung waren die Schäden an Janice' Organen wohl zu schwer, um ihr ein Überleben zu ermöglichen.

Höchstwahrscheinlich steht eine ungenügende Vagusaktivität auch hinter vielen anderen entzündungsbedingten Erkrankungen. Beim Essen machte Tracey eine Skizze auf die Serviette – eine Person mit einem implantierten Schrittmacher, verbunden mit einer Elektrode an ihrem Vagusnerv.[26] Ein elektrischer Impuls hatte gerade seine Ratten gerettet. Könnte dasselbe auch beim Menschen funktionieren?

○ ○ ○

Eine Veränderung unserer Atemfrequenz ist vielleicht nicht die einzige Möglichkeit, unseren Vagustonus bewusst zu steigern. HFV-Biofeedback scheint einen «Bottom-up»-Effekt [bottom up = von unten nach oben] auf das parasympathische Nervensystem zu haben – und die Herzfrequenz in einer Weise zu ändern, die den Vagusnerv stimuliert und dadurch wiederum das Gehirn beeinflusst. Aber Experimente, die von Psychologen an der University of North Carolina in Chapel Hill durchgeführt wurden, sprechen dafür, dass wir den Vagustonus auch «top-down» [von oben nach unten] beeinflussen können, indem wir unser Denkmuster ändern.

In einer Studie aus dem Jahr 2010 baten Bethany Kok und Barbara Fredrickson 73 Freiwillige, jeden Tag aufzuschreiben, wie glücklich sie waren und wie stark sozial eingebunden sie sich fühlten.[27] Im Verlauf von neun Wochen verbesserte sich das emotionale Wohlbefinden der Freiwilligen signifikant – und das Gleiche galt für ihren Vagustonus.

Das Paar testete dieses Phänomen weiter in einer randomisierten kontrollierten Studie, die 2013 erschien. Die Teilnehmer wurden gebeten, ihre Emotionen in derselben Weise zu notieren, aber auch täglich Metta-Meditation (englisch: *loving kindness*, ähnlich, aber nicht identisch mit der Mitgefühlsmeditation) zu praktizieren. Dasselbe geschah – nach zwei Monaten fühlte sich die Meditationsgruppe signifikant glücklicher und stärker sozial eingebunden als die Kontrollgruppe.[28] Diese emotionale Veränderung verstärkte ihrerseits den Vagustonus.

In beiden Studien profitierten diejenigen, die von vornherein den stärksten Vagustonus hatten, am meisten. Kok (nun am Max-Planck-Institut für Kognitions- und Neurowissenschaften in Leipzig) vermutet, dass die Beschäftigung mit positiven Emotionen eine vom Vagus übermittelte «Aufwärtsspirale» in Gang setzte, in der Körper und Geist sich wechselseitig beeinflussen. Positive Emotionen verbesserten den Vagustonus, was wiederum das Wohlbefinden der Freiwilligen weiter erhöhte. In einer dritten, bisher unveröffentlichten Studie entwickelte Kok einen strengeren Test, bei dem die Probanden lediglich zwölf Wochen lang die Verbundenheit mit ihren drei wichtigsten sozialen Kontakten bewerten sollten. Diejenigen in der Kontrollgruppe sollten lediglich die Nützlichkeit der drei längsten Aktivitäten bewerten, die sie an diesem Tag durchgeführt hatten.

In der Gruppe sozialer Verbundenheit stieg der Vagustonus im Vergleich zur Kontrollgruppe signifikant an. «Ich finde immer wieder», sagt Kok, «dass es nicht einfach positive Emotionen sind, die für den Vagus wichtig sind, sondern positive *soziale* Emotionen. Wenn diese positiven Emotionen nicht sozial sind, wenn sie nicht mit Gefühlen wie Liebe und Nähe und Dankbarkeit und all diesen Dingen verbunden sind, dann erhält man diese Beziehungen nicht.»[29] In Kapitel 10 haben wir bereits gesehen, wie soziale Bindungen unsere Reaktion auf Stress entschärfen können – es könnte sein, dass dies zumindest teilweise über Beeinflussung des Vagustonus funktioniert.

Es wird auch behauptet, dass Biofeedback besser funktioniert, wenn man versucht, liebevolle Gedanken zu hegen. Eine gemeinnützige Organisation namens Institute of HeartMath mit Sitz in Boulder Creek, Kalifornien, fördert Biofeedback-Techniken, die nach Aussagen des Instituts auf wissenschaftlicher Forschung basieren und die von Krankenhäusern, Behörden und Unternehmen in aller Welt sowie von Hunderttausenden Einzelpersonen eingesetzt werden (auch Sainteys Methoden beruhen letztlich auf Prinzipien, die von diesem Institut entwickelt wurden). Die HeartMath-Techniken unterscheiden sich von dem von Lehrer untersuchten HFV-Biofeedback insofern, als man zusätzlich zum Atmen in geeigneter Geschwindigkeit, um Resonanz zu erzeugen, «einen von Herzen kommenden positiven emotionalen Zustand» erzeugen soll. Der Webseite des Instituts zufolge ist «diese emotionale Verschiebung ein Schlüsselelement für die Wirksamkeit der Technik».[30]

Andere Behauptungen, die von Experten des Institute of Heart-

Math aufgestellt werden, sind völliger Unsinn – zum Beispiel, dass unsere HFV direkt mit dem Erdmagnetfeld und der elektrischen Energie der Sonne verbunden ist und dass unser Herz telepathisch Informationen über zukünftige Ereignisse empfangen kann[31] – und ihre Methoden werden oft als wissenschaftlich fragwürdig kritisiert.[32] Nachdem ich mit Kok über ihre Forschung gesprochen habe, frage ich mich jedoch, ob die HeartMath-Experten bei der Betonung positiver Emotionen recht haben.

Hier in Sainteys Sprechzimmer in Somerset sitzend, entschließe ich mich, die Idee zu testen. Während meiner Biofeedback-Sitzung denke ich zunächst an meine Kinder. Ich stelle mir vor, sie zu umarmen, bis ich so erfüllt bin von der Liebe zu ihnen, dass ich das Gefühl habe, mein Herz müsse zerspringen. Gehorsam bildet meine Herzfrequenz auf dem Bildschirm eine hübsche, glatte Kurve. Dann versuche ich, mich in einen Zustand der Panik zu versetzen.

Während ich weiterhin langsam und synchron mit dem blauen Balken atme, stelle ich mir Taranteln vor, die über meinen Arm laufen, Maden, die über meine Haut kriechen, und einen Axtmörder hinter meinem Stuhl, der sich anschickt, zuzuschlagen. Ich fokussiere blanken Hass auf den Axtmörder. Ich spüre einen plötzlichen Energieschub, geschärfte Aufmerksamkeit und eine Welle von Adrenalin, die nun durch meine Adern strömt. Aber mein parasympathisches Nervensystem ist davon offenbar nicht im Geringsten beeindruckt. Die glatte Kurve zeigt keine Zacken, und meine HFV steigt sogar.

Der Biofeedback-Forscher Lehrer gibt zu, dass das Erzeugen von positiven Emotionen langfristig theoretisch einen Effekt auf die HFV haben könnte. «Aber ich habe stark das Gefühl, dass das, was der emotionale Zustand beiträgt, während man die Technik praktiziert, im Vergleich mit dem starken Effekt des Atmens sehr klein und fast unmöglich zu sehen ist.» Eine Reihe von Studien hat HFV-Biofeedback mit und ohne die von der HeartMath-Technik geforderten «von Herzen kommenden» Emotionen verglichen, sagt er. «Und sie fanden absolut keinen Unterschied.»

Auch Kok empfiehlt nicht, über soziale Nähe zu reflektieren, um die körperliche Gesundheit zu verbessern. Der Effekt in ihren Studien ist statistisch signifikant und aus wissenschaftlicher Sicht wichtig, betont sie, weil er zeigt, dass es prinzipiell möglich ist, die HFV gedanklich zu beeinflussen. Der Einfluss ist jedoch wahrscheinlich zu klein, um eine klinisch bedeutsame Wirkung auf die Gesundheit zu haben. Sie hofft, dass es in Zukunft möglich sein wird, effiziente Wege zur Steigerung der HFV zu finden, die eine psychologische Komponente haben. Aber gegenwärtig empfiehlt sie: Wer seinen Vagustonus verbessern will, sollte sich körperlich betätigen, zum Beispiel Aerobic betreiben, das, wie sich in mehreren Studien gezeigt hat, die HFV erhöht (Fischöl-Nahrungsergänzungsmittel scheinen auch zu funktionieren).[33] «Damit erzielt man in der kürzesten Zeit die größte Wirkung.»

○ ○ ○

Ich sitze an einem riesigen hölzernen Esstisch. Ein ausgelassener schwarzer Welpe streitet sich spielerisch mit einer gelangweilten Katze, und Saintey bereitet auf einem Aga-Herd das Mittagessen zu. Was bringt eine konventionelle Allgemeinärztin dazu, eine Praxis aufzubauen, die auf Biofeedback basiert?

Saintey war zehn Jahre lang Armeeärztin und diente auch in Regionen wie Nordirland. Dann stürzte sie beim Skifahren und erlitt einen Bänderriss im Knie. Sie wurde pensioniert und wurde Allgemeinärztin in Somerset.

Sie hatte einen langen Arbeitstag, sah 35–40 Patienten am Tag für jeweils 10 Minuten und fühlte sich zunehmend gestresst und desillusioniert. Sie konnte sich nicht so um ihre Patienten kümmern, wie sie wollte, und verlor den Glauben an sich als Ärztin. Sie hatte das Gefühl, in zu vielen Fällen einfach Pillen zu verschreiben und den Patienten nach Hause zu schicken, während sie die zugrunde liegenden Probleme – Stress, Missbrauch – ignorierte, die dazu führten, dass die Leute immer wiederkamen.

Zunächst ignorierte sie auch den Knoten in ihrer Brust. Sie hatte schon zuvor einmal einen Knoten gehabt, der sich als gutartig herausgestellt hatte, daher nahm sie an, diesmal werde es genauso sein. Doch der Knoten war bösartig, und als sie das herausfand, hatte er schon in ihre Lymphknoten gestreut. Sie wurde operiert; es folgten Chemo- und Strahlentherapie. Sie war 42.

Gestützt auf die Zahlungen ihrer Krankenversicherung, gab Saintey ihre Praxis auf und nahm eine dreijährige Auszeit. Sie empfand ein überwältigendes Gefühl der Erleichterung darüber, dass sie nicht mehr arbeitete. Sie erinnert sich, wie sie eines Morgens nach dem Duschen eine Botschaft auf den Badezimmerspiegel schrieb: *Ich bin froh, dass ich am Leben bin.* Und sie entschloss sich, ihren ungeplanten Karrierebruch zu nutzen, um herauszufinden, wie sie ihren Patienten helfen könnte, gesünder zu leben, statt nur an Symptomen herumzukurieren. Sie machte einen Kurs in Alternativmedizin und entdeckte Biofeedback.

Als die Zahlungen der Krankenkasse ausliefen, begann sie, wieder in Teilzeit als Allgemeinärztin zu arbeiten. Nun empfängt sie lediglich 12 Patienten am Tag, drei Tage die Woche, und bleibt länger, sodass sie ihnen 15 Minuten widmen kann. «Mein Ansatz ist holistischer als der einer Menge meiner Kollegen», meint sie. «Ich rede über die Aspekte des Lebensstils, die wichtig sind, um gesund zu bleiben.»

Den Patienten mehr Zeit zu widmen, sei entscheidend, betont sie. «Man kann jemanden nicht auffordern, Dinge in seinem Leben zu verändern, mit denen er vielleicht schon sehr lange kämpft, ohne ihn zu kennen.» Und 2012 rief sie Heartfelt Consulting ins Laben.

Eine ihrer Patientinnen ist eine 65-jährige Großmutter namens Carol, die als Pathologin und Krankenschwester arbeitete, bevor sie sich mit 55 entschloss, auszusteigen und Geschichte zu studieren. Carol erzählt mir, dass sie immer aktiv und gesund war, doch als sie mit 60 für ein Examen lernte, hatte sie ein paar Panikattacken, bei denen ihr Herz raste. Damals trank sie «rund 10 Espresso pro Tag» und fragte sich, ob es wohl daran liegen könnte, daher rief sie ihr örtliches Gesundheitszentrum an und fragte, ab wann Koffeinkonsum schädlich sei.

«Plötzlich, nach diesem einen Telefonanruf, geriet ich in die medizinische Tretmühle», erinnert sie sich. Sie unterzog sich einer ganzen Reihe von Herztests, darunter ein EKG (dabei musste sie drei Tage lang einen Herzmonitor tragen), ein Echokardiogramm (bei dem ihr Herz per Ultraschall untersucht wurde) und ein Belastungs-EKG. Alles war normal, aber beim Ergometertest fiel sie durch.

Carol hat das Gefühl, dass die Ärzte Faktoren wie ihren Koffeinkonsum und ihre Angst vor dem Laufbandtest ignorierten. Stattdessen wurden die Episoden mit Herzrasen, die sie erlebt hatte, als paroxysmales Vorhofflimmern (vorübergehende Episoden mit unregelmäßigem Herzschlag) diagnostiziert, und sie wurde auf ein starkes Medikament namens Flecainid gesetzt, das die elektrische Signalübertragung im Herzen verlangsamt.

Die Diagnose traf Carol tief. «Plötzlich war ich nicht mehr die gesunde Person von früher, sondern ich dachte: ‹Ich bin krank. Ich werde den Rest meines Lebens Medikamente nehmen.›» Sie begann gerade damit, ihren kleinen Enkel zu hüten, da ihre Tochter wieder arbeiten ging. «Ich dachte ‹Mein Gott, ich bin für dieses Baby verantwortlich. Und ich habe ein Herzproblem! Wir leben in einer sehr abgelegenen Gegend.›»

Carol erlebte niemals einen Anfall von paroxysmalem Vorhofflimmern; daher überzeugte sie ihre Ärzte im Lauf der nächsten Jahre, ihre Medikamentendosis zu reduzieren, bis sie schließlich die Erlaubnis erhielt, das Präparat nur noch für den Notfall mit sich zu führen. Aber die Angst blieb. «Ich hatte alles Vertrauen in meinen Körper verloren, das Gefühl, gesund und fit zu sein», erinnert sie sich. Wenn sie übers Wochenende wegfuhr, informierte sie sich, wo das nächste Krankenhaus war, für den Fall, dass sie einen Anfall erleiden sollte. Wenn sie spazieren ging, prüfte sie, ob sie ihr Handy dabei hatte. Sie mied Kino oder Theater, weil sie im Fall einer Herzattacke mit dem Krankenwagen abtransportiert werden müsste.

Dann machte sie einen Termin mit Saintey aus. Sechs Monate hatte sie alle 14 Tage eine Biofeedback-Sitzung bei Heartfelt Consulting und praktizierte täglich zu Hause. Während sie das Gefühl hatte, dass die konventionelle Medizin ihre Ängste nur geschürt hatte, tat es ihr nun gut, mit Saintey über ihre Sorgen zu sprechen. Und dieses Biofeedback sei «wundervoll beruhigend», sagt sie. «Ich konnte sehen, dass mein Herz bestens funktionierte. Ich gewann an Selbstvertrauen und dachte, alles ist in Ordnung mit mir.»

Seit Carol den Kurs macht, hat sie nach eigenen Aussagen keine Panikattacken mehr erlebt. Wenn sie nun das Gefühl hat, dass ihr mulmig wird – beim Autofahren, in einer Menschenmenge, im Wartezimmer des Zahnarztes –, benutzt sie die gelernte Atemtechnik, um sich zu beruhigen. Und außerdem: Ihr Blutdruck, ihr Ruhepuls und ihr Cholesterinspiegel sind alle gefallen – ganz ohne Medikamente.

«Die Pharmaindustrie hat eine Menge Patienten sehr abhängig vom System gemacht», kommentiert Saintey. «Wir sollten ihnen ihre Unabhängigkeit zurückgeben.» Wir sollten den Leuten Fertigkeiten vermitteln, sagt sie, und ihnen die Verantwortung für ihre eigene Gesundheit zurückgeben.

○ ○ ○

Monique Robroek, kurvenreich und lächelnd, ist vielleicht Ende 30, mit flauschigen Haaren und einer grünen Drapey-Bluse. Sie sitzt auf der Kante eines Krankenhausbetts im Akademisch-Medizinischen Zentrum in Amsterdam und zieht ihren Ausschnitt herunter, um mir eine rosa Narbe zu zeigen: eine waagerechte, einige Zentimeter lange Linie. Darunter befindet sich ein Implantat wie ein Schrittmacher, erklärt sie mir, mit einem Draht, der zu ihrem Vagusnerv führt.

Sie nimmt einen schwarzen Magneten in der Größe und Form eines Autoschlüssels und führt ihn über ihre Brust, als scanne sie Lebensmittel im Supermarkt. Der Magnet veranlasst ihr Implantat, den Vagusnerv in ihrem Hals mit leichten Elektroschocks zu aktivieren. Als sie redet, beginnt ihre Stimme zu trillern. «Meine Stimme vibriert, hören Sie das? Manchmal erlebe ich eine Reizung und muss husten.»[34] Ansonsten spürt sie nichts davon, sagt sie. Sie benutzt den Magneten einmal jeden Morgen und muss den Rest des Tages keinerlei Medikamente nehmen.

Monica nimmt an einer Pionierstudie teil, in der es um Traceys Vision geht. Das Forschungsprojekt wird von dem Rheumatologen Paul-Peter Tak am Akademisch-Medizinischen Zentrum der Universität Amsterdam und bei GlaxoSmithKline (GSK) geleitet. Tak begann mit einer Pilotstudie mit acht Patienten, die seit langem unter rheumatoider Arthritis litten und bei denen sämtliche bisherigen Therapien versagt hatten. Ihre Implantate applizierten über 42 Tage einmal pro Tag 60 Sekunden lang andauernde Stöße vagaler Nervenstimulation (VNS). Tak berichtete 2012, sechs der Patienten hätten eindeutig von dem Eingriff profitiert; ihre Symptome hätten sich gebessert, und der Spiegel der Entzündungsmarker in ihrem Blut sei zurückgegangen.[35]

Monica nimmt an einer zweiten Studie mit 20 Patienten teil, die im Januar 2015 Schlagzeilen machte. Tak erklärte den Journalisten, der Zustand von «mehr als der Hälfte» dieser Patienten habe sich signifikant verbessert, darunter auch der von Monica. Vor der Studie war es selbst bei der besten verfügbaren Medikation so, dass sie kaum in der Lage war, das Zimmer zu durchqueren. Nun ist sie ganz ohne Medikamente schmerzfrei. «Ich habe mein normales Leben zurück», erzählt sie Sky News.[36] «Innerhalb von sechs Wochen waren meine Schmerzen verschwunden. Die Schwellungen sind verschwunden. Ich fahre Fahrrad, gehe mit dem Hund spazieren und fahre Auto. Es ist wie ein Wunder.»

Während ich dies schreibe, sind die Ergebnisse der Studie noch nicht in einer wissenschaftlichen Fachzeitschrift veröffentlicht, und ohne Placebo-Gruppe lässt sich schwer sagen, welcher Anteil an der Verbesserung, die die Patienten erleben, tatsächlich auf VNS zurückzuführen ist. Tracey (der inzwischen Präsident des Feinstein Institute of Medical Research in Manhasset ist) ist jedoch optimistisch, was das Potenzial angeht. Inzwischen laufen auch Humanstudien zu Morbus Crohn, und Tracey glaubt, dass VNS im Prinzip bei allen Störungen funktionieren könnte, die mit schädlichen Entzündungsprozessen zusammenhängen, wie Psoriasis, Multiple Sklerose – sowie Sepsis und septischer Schock. Entzündungshemmende Medikamente funktionieren nicht bei allen Patienten und können ernste Nebenwirkungen haben, vor allem deshalb, weil sie das Immunsystem im ganzen Körper unterdrücken, nicht nur da, wo es nötig ist. Durch Nervenstimulation könnte letztlich eine viel gezieltere Behandlung möglich sein, meint Tracey, indem man nur die Nervenfasern aktiviert, die den Zielort innervieren.[37]

Theoretisch könnte man Elektrostimulation auch einsetzen, um andere Zweige des Immunsystems zu modulieren – und letztlich jeden Aspekt der Physiologie, der unter nervöser Kontrolle steht. Forscher haben inzwischen festgestellt, dass VNS bei einem Tiermodell der Hämorrhagie (Blutung) an der verletzten Stelle die Produktion von Thrombin auslöst (ein Enzym, das bei der Blutgerinnung eine wichtige Rolle spielt); das spricht dafür, dass eine derartige Stimulation helfen könnte, unkontrollierte Blutungen während einer Operation oder nach einer Verletzung zu stillen.[38] Eine elektrische Reizung der Nerven, die den Darm kontrollieren, kann möglicherweise Patienten mit Reizdarm helfen,[39] und manche Forscher spekulieren sogar, ob eine Manipulation von Nervensignalen das Fortschreiten einiger Krebsformen verzögern könnte.[40]

Der Einsatz von VNS erscheint auch bei psychiatrischen Problemen vielversprechend. Die Technik wird bisher schon allgemein zur Behandlung von Epilepsie eingesetzt, und interessanterweise berichten die Behandelten anschließend in der Regel über bessere Stimmung (ganz gleich, ob VNS ihre Krampfanfälle lindert oder nicht). Auch Tak stellte bei seinen Rheumapatienten eine Stimmungsaufhellung fest. Diese Beobachtungen haben zu Studien geführt, die herausfinden sollen, ob VNS Menschen mit behandlungsresistenten Depressionen helfen kann.[41] Die bisherige Datenlage ist begrenzt, doch Studien sprechen dafür, dass einige Patienten tatsächlich profitieren, auch wenn es bis zu einer Verbesserung mehrere Monate dauern kann.

Tracey nennt dieses neue Gebiet «Bioelectronics» und ist überzeugt, dass wir Zeuge einer medizinischen Revolution sind und demnächst beginnen werden, statt chemischer Medikamente verstärkt elektrische Signale einzusetzen. «Ich denke, diese Industrie wird die Pharmaindustrie ersetzen», erklärte er dem *New York Times Magazine* 2014.[42]

Es ist eine kühne Idee, doch viele Leute scheinen überzeugt davon. Wissenschaftler, mit denen ich spreche, zeigen sich begeistert von Traceys Ansatz. Zeitschriften von *Forbes* bis *Scientific American* haben seine Geschichte als Aufmacher benutzt.[43] Und während Biofeedback verzweifelt um Gelder kämpft, begeistern sich Unternehmen und Regierungen auch finanziell für die Idee implantierter bioelektronischer Geräte. 2013 lobte GSK einen 1-Million-Dollar-Innovationspreis aus (zusätzlich zu den 50 Millionen Dollar, die das Unternehmen bereits für die Forschung ausgab), und die NIH kündigten ein Siebenjahresprogramm im Umfang von 258 Millionen Dollar an; 2014 wurde eine neue DARPA-Initiative [Defense Advanced Research Projects Agency, eine Behörde des US-Verteidigungsministeriums] von Präsident Obama in die Wege geleitet.[44]

Inzwischen hat Tracey eine wissenschaftliche Zeitschrift gegründet, die sich mit Bioelektronik befasst, wie auch ein Unternehmen, Set Point, dessen Ziel es ist, injizierbare Nervenstimulatoren von der Größe eines Reiskorns zu entwickeln, die sich drahtlos aufladen und per iPad kontrollieren lassen. Diese Geräte sollen letztlich in Echtzeit arbeiten und die einlaufenden Signale aufzeichnen, die von unseren Nerven weitergeleitet werden, und, wenn nötig, ihren Output zu unseren Organen modifizieren.

Aber wie sieht es mit unserem Bewusstsein aus? Können wir lernen, den inflammatorischen Reflex mit unseren Gedanken zu kontrollieren?

Tracey vertritt die Meinung, dass so etwas im Prinzip möglich ist. Damals, 2005, äußerte er die Hoffnung, dass Erkenntnisse aus seiner Arbeit dazu beitragen könnten, Mind-Body-Therapien besser zu erforschen,[45] und inzwischen ist es so weit. Beispielsweise untersuchen mehrere Wissenschaftler, ob Techniken wie Biofeedback und Meditation, die die Aktivität des Vagusnervs beeinflussen, Entzündungsprozesse über diese Bahn reduzieren können.[46]

Bei schwer verletzten Patienten oder in Akutsituationen wie septischem Schock wirkt eine rasche Dosis elektrischer Stimulation wahrscheinlich am besten. Aber Tracey vermutete, dass wir bei chronischen Leiden – alles von Bluthochdruck über rheumatoide Arthritis bis zu Reizdarm – vielleicht besser auf eine langfristige, präventive Strategie setzen und Techniken wie Meditation und Biofeedback nutzen sollten, um den Vagustonus allmählich zu erhöhen.

Ich weiß nicht, was Tracey heute über das Potenzial für psychologische Ansätze denkt – er lehnte ein Interview für dieses Buch ab, daher konnte ich ihn nicht fragen. In seinen neueren Artikeln erwähnt er Körper-Geist-Therapien nicht mehr und nimmt vielmehr an, dass die winzigen injizierbaren Geräte, die sein Unternehmen entwickelt, Routine werden.

Meines Erachtens ist es jedoch sinnvoll, beide Wege weiterzuverfolgen. Das medizinische Potenzial der Bioelektronik klingt wahrhaft aufregend. Aber zu verstehen, wie Mind-Body-Techniken das Nervensystem im Lauf der Zeit beeinflussen können, könnte in weniger schweren Fällen helfen, den Einsatz von Stimulatoren zu vermeiden. Schließlich handelt es sich um eine höchst invasive Technik, die Millionen Menschen von teuren Implantaten mit nicht geringen medizinischen Risiken abhängig machen würde (ganz zu schweigen von Sicherheitsbedenken – ein 2014 in der *New York Times* erschienener Artikel verwies darauf, dass unser Nervensystem, wenn wir unter drahtlose Kontrolle stehen, gehackt werden könnte).[47]

Wie dem auch sei, dank Traceys Arbeit rückt die Rolle von Gehirn und Nervensystem für die Gesundheit endlich in den Mittelpunkt. Und das Potenzial, die Behandlung so vieler Leiden zu revolutionieren, ist etwas, dass Janice' Tod nach seinem Gefühl einen gewissen Sinn geben könnte. Er denke an sie, so Tracey 2005, «wie an einen Engel».[48] In seiner Forschung und in den Patienten, denen er hilft, lebt sie weiter.

12

DIE SUCHE NACH GOTT
Das wirkliche Wunder von Lourdes

Wir schieben sie auf einer Transportliege hinein. Sie ist wohl in ihren Neunzigern, mit bleicher Haut und knotigen Händen und Füßen, das Gesicht von dünnen Adern überzogen und ohne Zähne. Das Bett füllt die kleine quadratische Kammer fast aus. Hinter ihr ist der blau-weiß gestreifte Vorhang, durch den sie gekommen ist. Zu beiden Seiten sind die schrägen Wände mit Plastikstühlen und Haken versehen. Vor ihren Füßen befindet sich ein weiterer Vorhang.

Sie zittert, als wir sie ausziehen und ihre Bluse aufknöpfen, sodass ihr voluminöser Bauch freiliegt. «Ne vous inquiétez pas», beruhigt Madame – eine stämmige Spanierin – die alte Frau. Machen Sie sich keine Sorgen.

Bald ist sie mit Ausnahme einer großen Windel nackt. Zwei von uns stehen an beiden Seiten, unsere Bewegungen choreographiert und geprobt. Wir rollen sie erst auf die eine und dann auf die andere Seite, während wir ein Laken unter ihren schweren Körper schieben. Wir legen eine blaue Decke über sie, richten sie auf dem Laken auf, um ihr eine Krankentrage unterzuschieben, dann ziehen wir die Decke wieder weg und ersetzen sie durch ein weiteres Laken, das wir wie ein Tischtuch über sie legen, abgesehen davon, dass dieses Laken feucht und kalt ist.

Sieben von uns sind nötig (drei auf jeder Seite plus eine am Kopfende), um die Krankentrage, die Füße voran, durch den inneren Vorhang in eine zweite Kammer zu schaffen. Es ist ein enger, karger Raum, ausgekleidet mit grauem Stein. Quadratisch, aber mit einer hohen, gekrümmten Decke, vermittelt er den Eindruck einer kleinen Kapelle.

Der Boden ist gekachelt, feucht und schlüpfrig, und in der Mitte befindet sich ein rechteckiger Steintrog, kniehoch gefüllt mit kaltem, blau getöntem Wasser. Eine kleine blau-weiße Statue steht am anderen Ende: die Jungfrau Maria. Wir steigen mühsam ein paar Stufen herunter, bis sich die Liege der Frau über dem Wasser befindet, ihr Kopf auf der obersten Stufe. Dann zählen wir gemeinsam: *un, deux, trois* und tauchen sie ins Wasser.

Das mache ich schon den ganzen Tag, eine Frau nach der anderen in dieses eisige Bad tauchen. Dieser kleine Raum ist der letzte einer Reihe von etwa zehn ähnlichen, mit Vorhängen ausgekleideten Kammern, jede mit ihrem eigenen Team unter der Führung einer Madame. Wir sind unbezahlte Freiwillige, und dieser Job ist anders als alles, was ich jemals zuvor getan habe. Jede Schicht beginnt mit 20 Minuten Singen und Beten, Stimmen, die sich über die Wände der Kammer erheben.

Dann kommen die Frauen herein (es gibt separate Bäder für Männer und Kinder). Sie stehen seit Stunden für diesen Moment an, und sie kommen wie die Freiwilligen aus der ganzen Welt. Es sind Amerikanerinnen, Italienerinnen, Inderinnen, Irinnen. Jung, alt, gesund, krank. Sie alle sind hier, weil sie glauben, dieses Wasser habe Heilkräfte. Wir sind in Lourdes.

Bis 1858 war Lourdes, eine kleine Stadt am Fuß der französischen Pyrenäen, relativ unbekannt. Dann behauptete ein 14-jähriges Mädchen namens Bernadette, ihr sei in dieser abgelegenen Grotte mehrmals die Jungfrau Maria erschienen, und, so die Geschichte, an dieser Stelle entsprang eine Quelle. Lourdes gehört heute zu den wichtigsten Pilgerstätten der katholischen Kirche. Jedes Jahr kommen mehr als fünf Millionen Menschen hierher und suchen nach spiritueller – und physischer – Heilung. Aus dem Felsen um und über der Grotte erheben sich heute drei miteinander verbundene Kirchen, und es gibt eine Reihe von Brunnen, an denen

Besucher von dem heiligen Wasser trinken können. Aber für die meisten konzentriert sich ihr Erleben von Lourdes auf die Bäder.

In vielen Religionen gibt es heilige Orte, an die sich die Gläubigen in der Hoffnung auf Heilung und Vergebung ihrer Sünden begeben. Millionen von Muslimen pilgern zum jährlichen Hadsch nach Mekka in Saudi-Arabien, während sich Hindus alle zwölf Jahre am Ganges in Indien versammeln. Weitere Pilgerstätten, an denen nach katholischem Glauben die Jungfrau Maria erschienen ist, sind Medjugorje in Bosnien-Herzegowina und Fátima in Portugal. Aber Lourdes ist deshalb ungewöhnlich, vielleicht sogar einzigartig unter religiösen Pilgerstätten, weil es behauptet, jede Heilung, die hier stattfindet, wissenschaftlich zu überprüfen.

Wenn jemand behauptet, in Lourdes plötzlich von einer schweren Krankheit geheilt worden zu sein, sammelt ein Komitee von Ärzten alle medizinisch relevanten Daten und untersucht, ob es eine mögliche wissenschaftliche Erklärung gibt. Wenn nicht, entscheidet ein Bischof dann, ob diese unerklärliche Heilung in den Rang eines Wunders erhoben wird. Seit 1858 haben mehr als 7000 Menschen dem Komitee berichtet, sie seien geheilt worden, und 69 dieser Heilungen wurden als Wunder anerkannt. Die wenigen Glücklichen sind offenbar von Leiden wie Tuberkulose, Blindheit, Multipler Sklerose und Krebs geheilt worden.

Ich interessiere mich für diese offenkundigen Heilungen. Ich persönlich glaube nicht an Wunder, zumindest nicht an solche, die den Naturgesetzen zuwiderlaufen. Doch diese Fälle werfen grundsätzliche Fragen auf: Kann religiöses Erleben und Glauben unser Gehirn und dadurch wiederum unseren Körper beeinflussen? Lourdes scheint ein guter Ort, um dieser Frage nachzugehen.

Ich beginne in den Bädern. Wir arbeiten in 3-Stunden-Schichten, heiß und beengt in den kleinen Kammern, während eine Pilgerin nach der anderen durch den Vorhang tritt. Wir fordern die Frauen auf, sich auszuziehen, und wickeln ein Laken um sie. Während wir unser Bestes tun, um uns in Zeichensprache verständlich zu machen, helfen wir ihnen beim Aufknöpfen, beim Lösen der Schnürsenkel, beim Öffnen des Büstenhalters. Dann führen wir sie eine nach der anderen durch den inneren Vorhang. Mit eingeübten, mechanischen Bewegungen geleiten wir sie an das entfernte Ende des Bades und tauchen sie rückwärts ein. Einige Frauen weinen, andere schreien auf, wenn sie in das kalte Wasser getaucht werden. Einige berühren und küssen die Marienstatue. Manche versteifen sich, widersetzen sich dem Wasser, andere werfen sich so heftig zurück, dass wir sie kaum auffangen können, bevor ihr Kopf gegen die gekachelten Stufen schlägt.

Eine Amerikanerin steht lange Zeit da und flüstert der Statue etwas zu. Eine nigerianische Mutter schluchzt und bittet mich, für ihren Sohn zu beten. Wir drehen sie um und murmeln Gebete, während wir sie aus dem Wasser führen. Dann kleiden wir sie wieder an und schicken sie durch den Vorhang hinaus in die Frühlingssonne.

○ ○ ○

Macht der Glaube an Gott gesünder? Man darf wohl vermuten, dass diese Frage nicht ganz oben auf der Prioritätenliste von Wissenschaftlern steht. Der Begriff «Spiritualität» tritt in der PubMed-Datenbank (die die biomedizinischen Fachzeitschriften der Welt zusammenträgt) vor den 1980er Jahren kaum auf. Renommierte Wissenschaftler wie Richard Dawkins und Stephen Hawking haben ganze Bücher geschrieben, um zu belegen, dass wir keinen Gott brauchen.[1] Einem Wissenschaftler zufolge, der auf diesem Gebiet arbeitet, galt es bis vor kurzem als «Anti-Laufbahn»-Faktor,[2] die Beziehung zwischen Religion und Gesundheit zu untersuchen, als sicherer Weg, die Karriere in den Sand zu setzen.

In den letzten Jahren ist das Interesse jedoch deutlich gewachsen. In wichtigen medizinischen und psychiatrischen Zeitschriften sind Tausende von Studien zu diesem Thema erschienen, und medizinische Hochschulen in den USA bieten regelmäßig Kurse über Religion, Spiritualität und Gesundheit an.

Viele dieser Studien kommen zu dem Ergebnis, dass Religiosität zu einer besseren emotionalen oder psychischen Gesundheit führt. Aber eine zunehmende Zahl von Studien verweist auch auf körperlichen Nutzen. In den letzten Jahren ist der Glaube an Gott mit einer geringeren Rate an Herzkrankheiten, Schlaganfall, Bluthochdruck und Stoffwechselstörungen, besserer Immunfunktion, besseren Resultaten bei Infektionen wie HIV und Meningitis und einem geringeren Krebsrisiko in Verbindung gebracht worden. Religiöse Menschen haben ein geringeres Risiko, im Alter kognitiv abzubauen, erholen sich nach Operationen rascher und nehmen seltener medizinische Dienste in Anspruch.[3]

Aufgrund dieser Ergebnisse fordern einige Experten, man solle Religion in das medizinische System integrieren und Ärzte sollten sich um die spirituelle Gesundheit ihrer Patienten kümmern. Aber Kritiker wie Richard Sloan, Professor für Verhaltensmedizin an der Columbia University in New York und Autor des Buches *Blind Faith: The Unholy Alliance of Religion and Medicine*, argumentiert, dass viele dieser Studien andere Faktoren, die nicht direkt mit dem Glauben an Gott verknüpft sind, nicht konsequent genug ausschließen.[4] So leben religiöse Menschen in der Regel gesünder – sie trinken und rauchen seltener und haben seltener ungeschützten Sex.

Dazu kommt, dass große Übersichtsstudien häufig Kirchenbesuch als Maß für Religiosität heranziehen. Im Allgemeinen wird Teilnahme am Gottesdienst mit 7–14 zusätzlichen Lebensjahren in Verbindung gebracht.[5] Aber man braucht ein gewisses Maß an Gesundheit, um überhaupt zur Kirche gehen zu können, daher ist es vielleicht nicht überraschend, dass diese Gruppe länger lebt. Diejenigen, die zur Kirche gehen, haben vielleicht auch stärkere soziale Bindungen, und wie Sloan betont: «Es gibt viele andere Möglichkeiten, soziale Verbundenheit zu verstärken.»[6]

Auf der anderen Seite kam eine aktuelle Metaanalyse von 91 Studien zu dem vorsichtigen Schluss, dass «Religiosität/Spiritualität» selbst nach Berücksichtigung dieser Einwände einen schützenden Effekt bei zunächst gesunden Personen haben könnte, wobei das Sterberisiko bei regelmäßigen Kirchgängern gegenüber Nicht-Kirchgängern (bei einer Folgezeit von fünf Jahren und mehr) um rund 20 Prozent verringert ist.[7]

Wenn es tatsächlich einen Effekt gibt, dann könnte dies teilweise an der Placebo-Reaktion liegen: eine Verbesserung der Gesundheit, ausgelöst von der Überzeugung, dass Gott einen heilen wird. Eine Umfrage unter 900 amerikanischen Erwachsenen 2011 ergab, dass 77 Prozent glaubten, Gebete könnten helfen, Menschen von Krankheiten oder Verletzungen zu heilen.[8] Der Glaube an eine vorgetäuschte Behandlung heilte Linda Buonannos Reizdarm und Bonnie Andersons gebrochene Wirbelsäule. Ähnliche biologische Bahnen helfen vermutlich vielen, die beten oder eine Pilgerstätte wie Lourdes besuchen.

Bald stelle ich jedoch fest, dass viel mehr dahintersteckt als nur das.

○ ○ ○

Sheri Kaplan beschreibt sich als «nettes jüdisches Mädchen». Sie ist hübsch, hat blaue Augen und lockiges rotes Haar. Sie wuchs in Florida auf, verbrachte ihre Mittzwanziger aber in Manhattan: Partys, Verabredungen, Arbeit für ein Magazin. Nach Miami zurückgekehrt, eröffnete sie einen Catering-Service mit ihrer Schwester, kam zur Ruhe und hatte einen festen Partner. Dann, 1994, sie war 29, änderte sich alles. Sie wurde HIV-positiv getestet.

«Ich war wie betäubt», erinnerte sie sich 2005 in einem Interview. «Es ist, als werde man von einem Zug überrollt – es ist eine Mischung aus Verwirrung, Angst, Wut, Trauer.»[9] Ihr Partner verließ sie. Sie war überzeugt, sie werde sterben. Sie gab den Catering-Service auf, schöpfte ihre Kreditkarte bis zum Letzten aus und unternahm eine zweimonatige Europareise. Sie dachte, das sei ihr letztes Abenteuer, aber wie sich herausstellte, war es ein Neubeginn, und sie kehrte nach Miami zurück, fest entschlossen, aus der Zeit, die ihr noch blieb, das Beste zu machen. Sie suchte nach einer Selbsthilfegruppe, konnte aber keine finden, die sich um Heterosexuelle mit HIV kümmerte – sie alle zielten auf schwule Männer oder Drogensüchtige ab. Daher gründete sie ihre eigene Gruppe.

Das Center of Positive Connections startete mit einer Handvoll Frauen, die Sheri mit Hilfe örtlicher Kliniken gefunden hatte und die sich jede Woche trafen, um bei einer Tasse Kaffee zu plaudern. Ein paar Jahre später verfügte die Gruppe über ein Budget von einer halben Million Dollar und hatte über 1500 Mitglieder. Sie bot soziale Aktivitäten, Selbsthilfegruppen, nationale Hotlines, persönliche Anzeigen und eine jährliche Karibikreise. Sheri reiste um die ganze Welt, um ihre Arbeit vorzustellen, gewann Preise und traf Berühmtheiten wie Richard Gere.

Und durch die Gruppe fand sie ein neues Lebensziel und deutete ihre Krankheit als Teil von Gottes Plan. «Ich habe HIV bekommen, weil das mein Lebenszweck ist», sagt sie. «Ich musste verstehen, wie das ist, sodass ich der Gemeinschaft auf einer anderen Ebene helfen kann und zu einer sozialen Veränderung beitragen kann.»[10] Erstaunlicherweise ging es ihr weiterhin gut, und sie ist überzeugt, dass es ihr Glaube ist, der das Virus in Schach hält. Und damit war sie nicht allein – eine Studie 2006 ergab, dass die Hälfte der HIV-Patienten glauben, ihre Religiosität/Spiritualität helfe ihnen, länger zu leben.[11] Aber hatte sie recht?

Es klingt ein wenig verrückt. HIV infiziert die CD4-Zellen des Immunsystems und benutzt sie, um viele tausend Kopien seiner selbst herzustellen, wobei die Zellen absterben. Schließlich sinkt die Zahl der CD4-Zellen im Körper so stark ab, dass das Immunsystem nicht mehr funktioniert und die Patienten ungeschützt lebensbedrohlichen Infektionen ausgesetzt sind. Die heute verfügbaren Therapien erlauben vielen HIV-Infizierten, ein langes und gesundes Leben zu führen, aber Mitte der 1990er Jahre, als es die entsprechenden Medikamente noch nicht gab, galt eine HIV-Infektion generell als Todesurteil.

Die Psychologin Gail Ironson von der University of Miami stellte jedoch fest, dass einige Patienten, die sie sah, nicht krank wurden. Viele dieser Patienten berichteten über die große Bedeutung, die Spiritualität in ihrem Leben spielte, und sie begann sich zu fragen, ob dies tatsächlich Einfluss auf die Gesundheit haben könnte.

Ironson interviewte rund 100 Patienten, die kürzlich von ihrer HIV-Infektion erfahren hatten, darunter auch Sheri, und fragte sie nach ihrem Leben und ihrem Glauben; anschließend beobachtete sie das Schicksal der Patienten vier Jahre lang. Sie fand, dass 45 Prozent der Patienten nach der Diagnose religiöser wurden, 42 Prozent ihre Überzeugungen nicht signifikant veränderten und 13 Prozent weniger religiös wurden. Ironsons Vermutung sollte sich als richtig erweisen. Bei denjenigen Patienten, die stärker religiös wurden, ging die Zahl der CD4-Zellen im Lauf der vier Jahre sehr viel langsamer zurück und die Virenlast in ihrem Blut war geringer.[12] Nehmen wir zum Beispiel Sheri. 2005, elf Jahre nach ihrer Diagnose, hatte sie noch immer keine Symptome und so viele CD4-Zellen, dass sie keine HIV-Medikation brauchte.

Veränderungen der religiösen Überzeugung verändern in der Regel Verhaltensfaktoren, die ihrerseits ein Fortschreiten der Krankheiten beeinflussen können, wie gesundes Leben und regelmäßige Medikamenteneinnahme. Aber Ironson betont, dass ihr Ergebnis auch dann noch signifikant war, wenn man Unterschiede im Lebensstil, bei der Medikation und andere psychische Faktoren wie Optimismus und Depression herausrechnete.

Diese Studie ist, für sich allein betrachtet, nicht beweiskräftig, und meines Wissens hat bisher niemand versucht, Ironsons Ergebnisse zu reproduzieren. Wenn sie jedoch recht hat, dann ist es nicht nötig, an göttliches Eingreifen zu glauben, um zu erklären, warum

Patienten, die sich Gott zuwandten, besser abschnitten. Ironson glaubt vielmehr, dass dies das Stressniveau der Betroffenen senkte.

Es gibt gewichtige Hinweise darauf, dass Stress die Rate beschleunigt, mit der sich asymptomatische HIV-Infektionen zu einem ausgeprägten AID-Syndrom entwickeln. Vor allem das Stresshormon Noradrenalin hilft den Viren, in die CD4-Zellen einzudringen und sich in deren Innerem schneller zu replizieren.[13] In einer profilierten Studie,[14] die HIV-positive Männer neun Jahre lang beobachtete, erhöhte jedes zusätzliche (mittelschwere) Stressereignis ihr Risiko, innerhalb der Studienzeit an Aids zu erkranken, um 50 Prozent. Einige Studien sprechen dafür, dass eine Verringerung des Stressniveaus durch Meditation oder kognitive Verhaltenstherapie das Fortschreiten der Krankheit verlangsamen kann.[15] Gottvertrauen könnte in derselben Richtung wirken.

Tatsächlich ähneln die offenkundigen Gesundheitsvorteile von Religion – einschließlich des reduzierten Risikos für chronische Krankheiten wie Diabetes, Demenz und Schlaganfall – stark denjenigen, die sich durch Stressreduktion erzielen lassen. Der Neurowissenschaftler Andrew Newberg vom Thomas Jefferson University Hospital in Philadelphia, der sich mit dem Effekt von Religion auf das Gehirn beschäftigt, erzählt mir, dass Beten wie Meditieren Blutdruck und Herzfrequenz senkt und uns hilft, unsere emotionalen Reaktionen auf belastende Ereignisse zu kontrollieren. Religion hilft Gläubigen, «sich selbst zu verstehen, die Welt zu verstehen und mit Situationen fertig zu werden», meint er.[16]

Gottvertrauen liefert uns möglicherweise auch die ultimative soziale Unterstützung angesichts einer Notlage. «Man hat das Gefühl, als stehe jemand hinter uns, der uns auffängt», meint Michael Moran, ein katholischer Arzt aus Belfast, der Mitglied des International Medical Committee of Lourdes ist und sich regelmäßig freiwillig meldet. «Manchmal fühlt es sich fast an, als werde man von jemandem in die Arme genommen und gehalten.»

Aber, warnt Newberg, wie der Placebo-Effekt hat der religiöse

Glaube auch seine dunklen Seiten, beispielsweise, wenn man in einer Kirche oder einer Religionsgemeinschaft ist, die Hass und Wut auf andere predigt. «Dabei handelt es sich in der Regel um sehr negative Emotionen, die Körper und Gehirn der Person schaden können.» Um Stress zu verringern und gesundheitlichen Nutzen zu erzielen, ist es laut Newberg nötig, in einer Weise religiös zu sein, «die positive Gefühle hervorruft, wie Liebe, Mitgefühl, Verbundenheit, ein Gefühl des Einsseins mit anderen Menschen. Nicht nur mit Menschen in der eigenen Gruppe, sondern auch mit Menschen außerhalb der Gruppe.»

Selbst in den Mainstream-Religionen sieht es so aus, als führe eine spirituelle Krise oder der Glaube an einen zornigen, streng richtenden Gott bei den Betroffenen zu vermehrtem Stress und entsprechenden gesundheitlichen Nachteilen. In einer Studie 2001 begleitete der Psychologe Kenneth Pargament von der Bowling Green University in Ohio fast 600 Krankenhauspatienten im Alter von 55 und mehr über zwei Jahre.[17] Diejenigen, die aufgrund ihrer Erkrankung eine Glaubenskrise durchmachten – sich fragten, ob Gott sie verlassen habe, Gottes Liebe in Frage stellten oder überzeugt waren, der Teufel habe sie krank gemacht –, hatten selbst nach Berücksichtigung anderer Faktoren ein größeres Risiko, in der Beobachtungszeit zu sterben.

Gail Ironson fragte die HIV-Patienten, deren Schicksal sie verfolgte, auch nach ihrem Gottesbild. (Sie beschäftigte sich nicht näher mit den Atheisten in ihrer Stichprobe, weil es so wenige waren: nur 6,3 Prozent). Sie bewertete die Antworten der Patienten auf zwei separate Skalen: ob sie Gott als «positiv» (gütig, nachsichtig und gnädig) oder «negativ» (ein strenger Richter, der sie für ihre Sünden bestrafen würde) sahen. Bei denjenigen, die Gott positiv sahen, wie Sheri, verlief die Krankheit signifikant langsamer; ihr CD4-Zellen-Spiegel war fünf Mal höher als bei denjenigen, die dies nicht taten.[18] Diejenigen, die ihren Gott fürchteten, verloren ihre CD4-Zellen hingegen mehr als doppelt so schnell wie diejenigen, die das nicht taten. Diese Effekte waren auch nach Berücksichtigung anderer Aspekte von Lebensstil, Gesundheit und Stimmung signifikant – tatsächlich sage die Gottessicht des Patienten das Fortschreiten der Krankheit besser voraus als alle anderen Faktoren, die Ironson maß.

Einer der Studienteilnehmer, die sich von Gott verlassen fühlten, war Carlos, ein Mann mit einem katholischen Hintergrund, der gerade nach New York gezogen war, um zu studieren, als er die HIV-Diagnose erhielt. «Ich hatte keine Freunde in New York, daher musste ich allein mit der Sache fertig werden», erzählte er Ironson. «Jeder Glaube, den ich an ein höheres Wesen oder eine spirituelle Präsenz hatte, wurde vollständig ausgelöscht ... Ich hatte das Gefühl, bestraft zu werden. Ich dachte, ich müsse für meine Sünden sterben.»[19] Anders als Sheri, die im Studienzeitraum symptomfrei blieb, schritt Carlos' Infektion nach der Diagnose rasch zu Aids fort.

○ ○ ○

Es ist kurz vor der Abenddämmerung, und ich stehe auf der anderen Seite des Flusses gegenüber der Grotte von Lourdes. Vor mir liegt der Acceuil Notre Dame, eines der Krankenhäuser, die sich um kranke Pilger kümmern, und ich warte darauf, dass die Prozession des heiligen Sakraments beginnt. Eine Gruppe Priester erscheint, und einer trägt ehrerbietig die runde, weiße Hostie in ihrer goldenen Monstranz, geschützt von einem verzierten, weißgoldenen Baldachin.

Es herrscht eine geschäftige Atmosphäre. Die Priester versammeln sich auf einem offenen Platz vor dem Hospital, und zu ihnen gesellen sich Gruppen in Rollstühlen und auf Tragen. Andere Pilger und Touristen bilden einen Kreis um sie, während viele weitere auf der Mauer vor dem Fluss sitzen. Eine kurze Messe, dann bewegen sich alle auf die nächste Brücke zu. Zuerst die Monstranz,

gefolgt von den Krankenliegen – darauf Patienten mit Sauerstoff-
masken und Tropfgefäßen –, dann die Rollstühle, geschoben von
Krankenschwestern mit weißen Häubchen und schwarzen Capes
mit einem auffälligen roten Kreuz.

Den Schwerkranken folgen andere Pilger, die in blauen Wagen
gezogen werden. Da ist ein vielleicht zwölfjähriges Mädchen, gekleidet in einen grünen Anorak und rosafarbene Jeans, die Haare
zu einem Pferdeschwanz gebunden. Es ist vornüber gebeugt und
bewegt den Oberkörper heftig hin und her, hält aber die Hand
seiner Mutter triumphierend in die Luft. Direkt hinter ihr folgt ein
kleiner, zwei- oder dreijähriger Junge mit einem blonden Locken-
kopf, der am Ärmel seiner blauen Weste saugt.

Diejenigen, die laufen können, schließen sich an. Es sind Hunderte in einer Prozession, die sich langsam über die Brücke bewegt
und sich dann um die große Kirche über der Grotte schlängelt. Auf
dem Weg begleiten uns Choräle, die aus Lautsprechern ertönen.
Eine stämmige alte Frau neben mir ruft laut «Amen! Amen! Halle-
luja!», während sie ihren Regenschirm als Stock benutzt.

Statt in die Kirche zu gehen, bewegen wir uns in eine Art Beton-
unterführung hinunter, und ich frage mich, wohin wir eigentlich
wollen. Einmal dort unten, ziehen wir jedoch um eine Ecke, und
der Gang erweitert sich zu einer enormen unterirdischen Basilika,
groß wie ein Fußballfeld. (Später erfahre ich, dass 20 000 Menschen
hineinpassen.) Sie ist aus Beton, mit Reihen von quadratischen
Scheinwerfern und großen quer verlaufenden Deckensparren.

Von den Wänden, die mit Bildern von Heiligen geschmückt
sind, hängen scharlachrote Banner. Hunderte von Holzbänken stehen ordentlich aufgereiht rund um eine erhöhte zentrale Plattform,
zu der von allen Seiten Stufen führen, sodass sie ein wenig wie eine
Pyramide aussieht. Sie wird von den Scheinwerfern hell angestrahlt
und trägt einen großen weißen Altar, eine silberne Christusfigur
am Kreuz und eine goldene Kugel voller Weihrauch, aus der graue
Schwaden zur Decke ziehen.

Direkt vor der Plattform stehen Reihen blauer Wagen – die Kranken haben einen Ehrenplatz. Und nun sehe ich den Chor, der an einer Seite steht, begleitet von Trompeten und einer Orgel. Als die Messe beginnt, zoomen Bildschirme, die von der Decke hängen, die Priester um den Altar heran und zeigen uns das, was sich abspielt, in Nahaufnahme; die Gläubigen in aller Welt können das Geschehen auch auf Lourdes-TV hautnah miterleben.

Wir singen in einer Reihe von Sprachen – Latein, Französisch, Deutsch, Spanisch –, geleitet von Untertiteln auf den Bildschirmen. Es wird dauernd aufgestanden, sich wieder hingesetzt, eingestimmt. Irgendwann schreiten Priester in cremeweißen Gewändern mit der Monstranz umher, halten sie vor jeder Gruppe hoch und läuten eine Glocke. Als sie zu unserer Abteilung kommen, knien die Menschen um mich herum nieder und bekreuzigen sich.

Ich fühle mich fehl am Platz zwischen all den Singenden und sich Bekreuzigenden. Ich habe noch nie eine katholische Messe besucht, und gewöhnlich tue ich alles, um religiöse Zeremonien zu meiden. Mir ist nicht wohl, wenn ich Logik und klares Denken durch Gewänder, Beschwörungen und geheimnisvolle höhere Mächte ersetzen soll. Gleichzeitig ist all dies jedoch auch wunderbar, ein eindrucksvoller Angriff auf die Sinne. Die Lichter, die Farben – Gold, Rot, Cremeweiß, Silber. Der süße, schwere Weihrauchduft, die erhebende Musik, die riesige Menge. Die synchronisierten Bewegungen, Aufstehen und sich wieder Hinsetzen.

Recht unerwartet habe ich plötzlich ein Gefühl der Verbundenheit, als stünde ich im Zentrum von etwas viel, viel Größeren. Ich fühle, dass wir in dieser riesigen Halle durch Fäden verbunden sind, die sich um die ganze Welt ziehen wie auch in die Zukunft und die Vergangenheit. Rund um mich sind Tausende von Menschen, die sich noch nie zuvor getroffen haben, die verschiedene Sprachen sprechen und in verschiedenen Sprachen singen, aber in perfektem Timing und in perfekter Harmonie. Und ihre Bilder werden in der ganzen Welt verbreitet, sodass dieser Moment von Millionen weiterer Menschen geteilt werden kann. Diese Gesänge und Bewegungen bilden ein Ritual, das Menschen seit Jahrhunderten durchführen und das vielleicht noch weitere Jahrhunderte überdauern wird.

Der Neurowissenschaftler Andrew Newberg betont, dass Rituale wie dieses eine sehr wichtige Rolle dabei spielen, wenn es darum geht zu verstehen, wie Religion und Spiritualität uns körperlich wie geistig berühren. Sie haben eine derart starke Wirkung, argumentiert er, weil sich ihre Wurzeln tief in unsere Evolutionsgeschichte erstrecken. In der Tierwelt begannen sie als Paarungsrituale. Aber als unser Gehirn komplexer wurde, so Newberg, haben wir Rituale auch zu anderen Zwecken entwickelt, vom Baby Shower [Geschenkparty für eine werdende Mutter] bis zur Eröffnungszeremonie der Olympischen Spiele. «Ein wichtiger Teil von dem, was Rituale tun, ist, uns miteinander zu verbinden», meint Newberg. Während Paarungsrituale zwei Individuen verbinden, helfen sie uns im religiösen oder einem anderen kulturellen Kontext, die Gesellschaft oder Gemeinschaft durch gemeinsames Handeln oder gemeinsame Überzeugungen zusammenzubringen.

Wenn es um Religion geht, binden uns Rituale so eng zusammen, weil sie die abstrakten Überzeugungen, die wir hegen, konkreter erscheinen lassen. «Wenn man etwas Bestimmtes glaubt, kann man starke Gefühle damit verbinden», meint er. «Aber wenn es in ein Ritual eingebettet ist, wird daraus eine noch viel stärkere Erfahrung, weil man es nicht nur mit dem Kopf begreift, sondern mit dem ganzen Körper empfindet.»

Das kann so einfach sein, wie den Rosenkranz zu beten, der eine Reihe von religiösen Überzeugungen mit dem physischen Akt des Zählens von Perlen verbindet, die durch die Finger gleiten. Aber Rituale sind wahrscheinlich mächtiger, wenn dabei Gruppen von Menschen alle dasselbe tun, wie wir in dieser riesigen unterirdischen Halle.

Lourdes hat mich nicht gläubig gemacht. Aber nachdem ich an dieser gigantischen Untergrund-Messe teilgenommen habe, bin ich erstaunt über die physische Kraft religiöser Überzeugung. Hier in dieser Basilika wird eine miteinander geteilte Vision in etwas übersetzt, das wir alle sehen, hören, fühlen, riechen (und diejenigen, die an der Kommunion teilnehmen, auch schmecken) können. Religiöse Überzeugung mag unfassbar sein, doch dieses Ritual hat sie zu einem fassbaren Ding dieser Welt gemacht. Plötzlich finde ich es nicht mehr so schwer, mir vorzustellen, dass ein solcher Glaube auch starke Auswirkungen auf den Körper haben kann.

○ ○ ○

Wenn sich die physiologischen Aspekte von religiösen Überzeugungen durch Mechanismen wie Stress und Rituale erklären lassen, brauchen wir dann noch Gott dazu? Wir haben einige der physischen Vorteile von säkularisierten Meditationsprogrammen wie CBCT und MBSR bereits diskutiert, aber verlieren sie irgendetwas bei der Übertragung ins Säkulare?

Damit hat sich bisher kaum jemand näher beschäftigt, doch der Psychologe Kenneth Pargament glaubt, dass der spirituelle Aspekt einen Unterschied macht. Er und seine Kollegin Amy Wachholtz baten Freiwillige, über einen bestimmten Satz zu meditieren. Eine Gruppe wählte zwischen spirituellen Aussagen wie «Gott ist Liebe» oder «Gott ist Frieden», während die Kontrollgruppe aufgefordert wurde, einen nicht religiös gefärbten Satz wie «Gras ist grün» oder «Ich bin glücklich» zu wählen. Die Probanden meditierten zwei Wochen lang 20 Minuten pro Tag; dann maßen die beiden Forscher ihre Schmerztoleranz. Diejenigen in der spirituellen Meditationsgruppe konnten ihre Hände fast doppelt so lang (92 Sekunden) in Eiswasser halten wie die säkulare Meditationsgruppe oder Leute, die dieselbe Menge an Zeit damit verbracht hatten, eine Entspannungstechnik zu lernen.[20]

In einer weiteren Studie mit 83 Migränepatienten hatten diejenigen, die einen Monat lang spirituelle Meditation praktizierten, weniger Kopfschmerzen und eine höhere Schmerztoleranz als die Teilnehmer in der säkularen Meditationsgruppe oder der Entspannungsgruppe.[21] (Sie fühlten sich auch weniger ängstlich und allgemein glücklicher.) «Inhalt zählt», erklärt mir Pargament. «Dieser spirituelle Satz scheint die Wirkung der Meditation zu erhöhen.»[22] All dies sind kleine Studien, die wiederholt werden müssen, doch wenn sich die Ergebnisse bestätigen sollten, denkt Pargament, dass eine spirituelle Perspektive helfen könnte, den emotionalen Einfluss von Schmerz zu reduzieren, indem er ihn in einen größeren, positiveren Zusammenhang stellt. «Diese Perspektive verschiebt die geistige Konzentration von körperlichen und alltäglichen Befindlichkeiten auf ein größeres Universum und den Platz des Individuums darin», meint er.[23]

Ermutigend für mich, betont Pargament, dass Spiritualität nicht zwangläufig den Glauben an einen bestimmten Schöpfer meint und man nicht religiös sein muss, um davon zu profitieren. In seinen Studien konnten Probanden, die nicht über ein religiöses Mantra meditieren wollten, eine Alternative wählen, zum Beispiel «Gott» durch «Mutter Erde» ersetzen (wenn das auch nur einmal vorkam). Alles, was wir als göttlich und wirklich bedeutsam wahrnehmen, sollte funktionieren. In den Vereinigten Staaten wird darunter in der Regel eine Personifizierung des Göttlichen verstanden: Gott, Jesus, etwas Transzendentes, meint er. Aber es kann auch etwas anderes sein.

In Schweden, beispielsweise, wird die Natur oft als heilig angesehen, und Menschen reagieren auf die Natur und erleben sie ähnlich, wie eine religiöse Person Gott im Gebet erleben mag. «Menschen schreiben darüber, wie sie es erleben, draußen zu sein, eins mit der Natur zu sein, einen Puls in der Natur zu finden, der niemals endet», sagt Pargament.

Jemand kann seine Arbeit für heilig halten, die Vorstellung

einer gerechteren, empathischeren Welt, seine Familie. Pargament zitiert die Mutter zweier kleiner Kinder: «Meine Kinder zu sehen, heißt zu erkennen, dass sie, nun, gottgleich sind … nicht, weil sie besonders ungewöhnliche Kinder wären, sondern weil ich mit eigenen Händen nichts so Wunderbares oder Erstaunliches hätte schaffen können, wie sie es sind … Ihre Füße zu kitzeln und sie kichern zu hören … allein das ist kosmisch, ist göttlich.»[24]

Pargaments Gedanken passen zu anderen Forschungsergebnissen, die dafür sprechen, dass es uns körperlich hilft, wenn wir uns als Teil eines größeren Ganzen sehen oder an eine Bedeutung, einen Zweck glauben, der über uns hinausgeht. Wie in Kapitel 9 bereits erwähnt, fanden die Stressforscherinnen Elizabeth Blackburn und Elissa Epel in ihrer Studie über eine dreimonatige Meditation in den Bergen von Colorado, dass die Meditierenden einen höheren Spiegel des Enzyms Telomerase aufwiesen – das den zellulären Alterungsprozess verlangsamt, weil es die Telomere schützt – als eine Kontrollgruppe. Als die Forscherinnen schauten, welche psychischen Veränderungen zu diesem Effekt beitragen könnten, fanden sie, dass der Effekt auf die Telomerase bei Menschen besonders stark ausgeprägt war, die berichteten, sie verspürten ein größeres Gefühl der Beherrschung und der Sinnhaftigkeit.[25]

Der Leiter der Studie, der Neurowissenschaftler Clifford Saron von der University of California in Davis, ist der Meinung, diese psychologische Verschiebung in Richtung Sinn und Beherrschung könne wichtiger sein als die Meditation selbst. Die Teilnehmer waren bereits begeisterte Meditationsanhänger, betont er, daher gab ihnen die Studie drei Monate, um das zu tun, was sie liebten.[26] Zeit mit einer Tätigkeit zu verbringen, die einem wichtig ist, ob Gärtnern oder Ehrenamt, könnte sich einfach positiv auf die Gesundheit auswirken. Was die Studie wirklich zeige, so Saron, sei «die tiefgreifende Wirkung, die Gelegenheit zu haben, sein Leben so zu leben, wie man es als sinnvoll empfindet»,[27] ob dabei nun Gott eine Rolle spielt oder nicht.

Unterdessen hat sich Steve Cole von der University of California, dessen Arbeit über Einsamkeit und Genexpression wir in Kapitel 10 kennengelernt haben, mit Glück beschäftigt. In einer Studie fand er, dass Menschen, die bei eudämonischem Wohlbefinden (Zufriedenheit, die sich bei Aktivitäten mit einem höheren Ziel oder Sinn einstellt) hohe Punktwerte erzielen, eine geringere Expression von Genen aufweisen, die mit Entzündungsprozessen in Verbindung stehen, als Menschen, die sich für seichtere Vergnügen wie Shopping oder Sex interessieren.[28] Ein höheres Ziel zu haben, so Cole, könnte dazu führen, dass wir uns weniger um unser persönliches Wohlergehen sorgen. Wenn wir sterben, werden die Dinge, die uns wichtig sind, weiterleben.

Anders gesagt: Sich als Teil eines größeren Ganzen zu fühlen, könnte uns nicht nur helfen, mit Alltagsproblemen fertig zu werden, sondern auch unsere tiefste Angst entschärfen: das Wissen um unsere Sterblichkeit. John Cacioppo schreibt in seinem 2008 erschienenen Buch *Loneliness* (deutsch: Einsamkeit), dass wir ein angeborenes biologisches Bedürfnis nach dieser Verbindung haben. «Ebenso wie es gut für uns ist, soziale Beziehungen zu knüpfen, scheint ein transzendentaler Bezug manchmal sehr gut für uns zu sein, ob es der Glaube, an eine Gottheit oder der Glaube, an die Wissenschaft ist», meint er. «Nur durch ein Gefühl der Verbundenheit können wir unsere eigene Sterblichkeit ohne Verzweiflung ertragen.»[29]

Die westliche Gesellschaft neigt dazu, alles kontrollieren zu wollen und Schranken zu durchbrechen, sagt Pargament. «Wir versuchen, Probleme zu lösen. Wir versuchen, die Lebensdauer zu verlängern.» Aber irgendwann stehen wir alle Ereignissen gegenüber, die wir nicht kontrollieren können. Und obgleich die westliche Medizin große Fortschritte gemacht hat, was Gesundheit und Lebenserwartung angeht, ist sie nicht sehr gut darin, uns zu helfen, wenn wir auf solche Hürden treffen, wenn sie auftreten. «Das klassische Beispiel sind Ärzte, wenn sie erkennen, dass sie nichts mehr für ihre Patienten tun können», meint Pargament. «Leider laufen sie dann manchmal einfach weg. Manchmal sogar wütend, weil sie sich den Grenzen ihrer Kontrolle gegenübersehen und nicht wissen, wie sie damit umgehen sollen.»

Spiritualität, argumentiert er, füllt diese Lücke, indem sie uns hilft zu akzeptieren, dass wir schwache, endliche Wesen sind. Ganz gleich, wie gut die Medizin werden wird, «wir alle werden irgendwann vor unlösbaren Problemen stehen, darunter auch körperlicher Schmerz», sagt er. «Und schließlich müssen wir alle irgendwann sterben.»

◦◦◦

Ich möchte mehr über die Wunder wissen.

«Wenn es einen Ort in der westlichen Welt gibt, wo es eine Verbindung zwischen Wissenschaft, Religion und Gesundheit gibt, dann ist es Lourdes.» Alessandro de Franciscis, Leiter des Lourdes Bureau des constatations médicales, hat seine Beine übereinandergeschlagen, und sein rechter Arm liegt auf der Lehne seines Stuhls. Sein Büro, einen Steinwurf von dem Eingang zur Untergrundbasilika entfernt, ist geräumig und elegant, mit einem Sofa und Sesseln – kaffeebraun, gepolstert, aus Walnussholz geschnitzt – rund um einen Perserteppich. Dahinter stehen auf einem großen Holzschreibtisch ein Kruzifix und eine altmodische grüne Tischlampe. Im Bücherregal sehe ich, prominent platziert, Richard Dawkins' *Gotteswahn* und Stephen Hawkings *Der große Entwurf*, davor vier Fotos, die de Franciscis mit dem Papst zeigen.

De Franciscis selbst sieht aus, wie man sich einen Gelehrten vorstellt: hohe Stirn und dunkles, grau werdendes Haar. Der ehemalige Kinderarzt aus Neapel, Italien, hat auch einen Abschluss aus Harvard in Epidemiologie. Er ist charmant, aber kämpferisch – er befeuert mich wiederholt mit Namen von Wissenschaftlern, um zu testen, ob ich mit ihren Arbeiten vertraut bin, und lässt sich nicht unterbrechen, wenn er lange Geschichten erzählt, wie ein mäandernder, aber nicht aufzuhaltender Zug.

Wenn irgendjemand in Lourdes von einer Heilung berichtet, leitet de Franciscis den Prüfungsprozess. Das Bureau wurde 1883 eingerichtet, «als Verteidigung gegen den Vorwurf, Lourdes sei ein Ort, an dem es zu viel Aberglauben, zu viele Wunder gebe», erklärt er. «In Frankreich waren sie sehr stolz darauf, das Land zu sein, in dem die Moderne erfunden worden war. Rationalismus, Cartesianismus, all das. Dass es da einen Ort gab, zu dem immer mehr Menschen strömten, um zu beten und manchmal auch geheilt zu werden, war verstörend.»[30]

Ärzte, die mit Lourdes verbunden waren, begannen, jede Heilung, die hier stattfand, zu untersuchen und zu dokumentieren. Das Ziel war, so de Franciscis, «nichts Geringeres, als die Existenz Gottes durch die Macht wissenschaftlicher Erklärung zu beweisen». Papst Pius X. erteilte dem Unterfangen 1905 seine Zustimmung, als er erklärte, die behaupteten Heilungen von Lourdes sollten einer «angemessenen Prüfung» unterzogen werden.

Unter Leitung von de Franciscis geht diese Prüfung bis heute weiter. Wenn eine Heilung berichtet wird, ruft er die zugehörigen Ärzte zusammen, die sich gerade in Lourdes befinden. Sie tragen Informationen über den Fall zusammen. War die Person tatsächlich krank? Geht es ihr tatsächlich besser? Hat irgendjemand den Augenblick der Heilung miterlebt? Sie fragen auch nach Arztberichten und Scans aus dem Heimatland des Antragstellers, aus der Zeit vor und nach dem Lourdesbesuch; sie prüfen, ob die Person eine Behandlung erhalten hat, die die Genesung erklären könnte, sie sammeln medizinische Meinungen und warten manchmal jahrzehntelang, ob die Heilung tatsächlich von Dauer ist.

Wenn die Ärzte des Bureaus zufrieden sind, schicken sie ihre Unterlagen zum Internationalen Medizinischen Komitee von Lourdes (C.M.I.L.), das darüber abstimmt, ob es sich bei dem Ereignis tatsächlich um eine unerklärliche Heilung handelt, und dann einen formellen medizinischen Bericht verfasst. Das ist so weit, wie sie als Ärzte gehen können, sagt de Franciscis. Der Bericht wird zum örtlichen Bischof des Antragsstellers geschickt, der entscheiden muss, ob die Heilung ein göttliches Wunder darstellt.

Dieses Prozedere, so de Franiscis, verleiht Lourdes «eine Seriosität, eine Zuverlässigkeit in der Beziehung zwischen Glauben und Medizin», wie man sie an keiner anderen Pilgerstätte weltweit findet. Ich hatte mich gefragt, ob er bei den medizinischen Belegen über die 69 bisher anerkannten Wunder vielleicht abwehrend reagieren würde, doch er ist eindeutig stolz auf die Berichte und gibt mir Kopien von allen Akten, die ich sehen möchte.

Unter den Dokumenten, die er mir aushändigt, finden sich Berichte über Heilungen von Leiden wie Krebs, Blindheit und Lähmungen aus dem ganzen 20. Jahrhundert. Mir fällt auf, dass mehrere der ursprünglichen Diagnosen, einschließlich der eines Franzosen, der angeblich an Multipler Sklerose litt, auf den Beschreibungen und Symptomen der Patienten beruhten statt auf physischen Tests. Diese Menschen wurden von ihren Ärzten als hoffnungslose Fälle aufgegeben, und die Heilungen waren für die Betroffenen zweifellos wunderbar. Aber statt eine paranormale oder göttliche Intervention zu beweisen, fragte ich mich, ob das, was diese Genesungen tatsächlich belegten, nicht die Macht des Geistes ist, schwerste Krankheitssymptome hervorzurufen, und die Macht religiöser Überzeugung, einem Gläubigen diese Last von der Schulter zu nehmen.

Einer der Berichte, die ich mir ansehe, ist anders. Es handelt sich um den Fall eines jungen italienischen Soldaten namens Vittorio Micheli, das 36. Wunder, 1976 anerkannt. Vittorio kam im April 1962 ins Krankenhaus; er war damals 22 und hatte Schmerzen in der Hüfte. In seinem Becken wurde ein bösartiger (maligner) Tumor festgestellt, ein Sarkom. Im Lauf der nächsten Monate zerstörte der Tumor die Knochen in seiner linken Hüfte und drang in die umliegende Muskulatur ein. Dem Bericht zufolge wurde Vittorios

Krebs nicht behandelt – keine Operation, keine Chemotherapie, keine Strahlentherapie. Da sein Bein unsicher an seinem Körper baumelte, hüllten ihn die Ärzte von Kopf bis Fuß in ein Gipskorsett und meinten, sie könnten nichts mehr für ihn tun.

Auf Drängen seiner Mutter kam Vittorio im Mai 1963 nach Lourdes. Er war schwach und sterbenskrank – er aß nichts, nahm starke Schmerzmittel und musste auf einer Krankenliege transportiert werden. «Als ich in Lourdes war, spürte ich nichts Besonderes», erinnerte er sich 2013. «Aber auf dem Heimweg, im Zug, brauchte ich keine Schmerzmittel mehr. Und ich bekam plötzlich Hunger. Ich begann wieder zu essen.»[31] Er kehrte ins Krankenhaus in Italien zurück, doch die Ärzte schenkten seiner Geschichte keine besondere Aufmerksamkeit, bis Vittorio Monate später berichtete, er habe das Gefühl, sein Bein gehöre wieder zu seinem Körper. Im Februar 1964 entfernten die Ärzte den Gips, und er konnte wieder laufen. Seitdem ist Vittorio viele Male nach Lourdes zurückgekehrt, oft als Freiwilliger, und er hat sogar dort geheiratet. Nun, in seinen Siebzigern, kann er noch immer problemlos laufen.

Das ist der Fall, den ich für eine nähere Untersuchung auswähle. Zurück in Großbritannien, zeige ich Tim Briggs, einem orthopädischen Chirurgen und Experten für Osteosarkome am Royal National Orthopaedic Hospital in Stanmore, Middlesex, Vittorios Akten. Röntgenbilder, die vor Vittorios Besuch in Lourdes aufgenommen wurden, zeigen eine enorme Tumormasse, die seine linke Hüfte bedeckt, wobei der Oberschenkelkopf und die Gelenkpfanne seines Beckens völlig zerfressen waren. Histologische Proben – mikroskopische Schnitte aus dem umliegenden Gewebe – zeigen einen grassierenden invasiven Krebs. Dann eine Röntgenaufnahme nach Vittorios Rückkehr aus Lourdes, nachdem der Gips entfernt worden war. Der Knochen ist ein wenig ungestalt, wie Narbengewebe, aber die Struktur ist da – der Oberschenkelkopf, die Gelenkpfanne im Becken –, und sie ist voll funktionstüchtig.

Briggs wirkt zunächst einmal beeindruckt. «Das ist wirklich

erstaunlich», gibt er zu. Er nimmt die Unterlagen, um sie eingehend zu studieren, und bittet mich ein paar Wochen später wieder zu sich. «Ich habe eine Antwort für Sie!», meint er triumphierend. Nach eingehender Untersuchung der histologischen Schnitte bestätigt er, dass der Krebs tatsächlich bösartig war, meint aber, es sehe weniger nach einem Sarkom als einem Lymphom aus, einem häufigeren Krebstyp, der nicht die Knochenzellen selbst, sondern die Lymphozyten attackiert, weiße Blutzellen im Knochenmark.

Ein Lymphom hat «eine völlig andere Malignität», erklärt Briggs. Ein Osteosarkom ist aggressiv. Heute wird es mit Chemotherapie behandelt, dann folgt Chirurgie, um den Tumor vollständig zu entfernen, dann weitere Chemotherapie, und selbst dann überleben nur 60 Prozent der Patienten weitere fünf Jahre. Wenn Michelis Tumor ein Osteosarkom gewesen wäre, «wäre er heute tot».[32]

Bei Patienten mit Lymphom ist hingegen gewöhnlich keine Operation nötig, und sie reagieren unter Umständen sehr gut auf eine Chemotherapie. Und außerdem haben Briggs und seine Kollegen tief in den Lourdes-Akten verborgen einen Hinweis gefunden, dass Micheli ein Medikament namens Endoxan erhalten haben könnte. Das ist ein anderer Name für Cyclophosphamid, ein Immunsuppressivum, das oft zur Behandlung von Lymphomen eingesetzt wird, weil es weiße Blutzellen tötet. Der Bericht ist an dieser Stelle nicht eindeutig – an anderer Stelle steht, Michelis Krebs sei nicht behandelt worden –, aber für Briggs ist die einzige plausible Erklärung, dass die Erwähnung von Endoxan korrekt ist. Micheli habe «offensichtlich sehr gut darauf reagiert», meint er.

Nachdem der Krebs verschwunden war, wundert es Briggs nicht, dass sich Michelis Hüftgelenk regenerierte. «Nach einer Chemotherapie zeigen Knochen ein bemerkenswertes Regenerationsvermögen», sagt er. Er nimmt an, dies könne in Michelis Fall 6–12 Monate gedauert haben. Aus den begrenzten Informationen in dem medizinischen Bericht lässt sich nicht sicher ablesen, was genau geschah. Aber obgleich seine Genesung dem jungen Mann damals wie ein Wunder vorgekommen sein muss, ist daran offenbar nichts, was die Wissenschaft prinzipiell nicht erklären kann.

Zurück in Lourdes, beharrt de Franciscis darauf: Selbst wenn wir später eine medizinische Erklärung für einige der Wunder finden, so würde dies für diejenigen, die glauben wollen, nichts an ihrem Status als Zeichen göttlichen Eingreifens ändern. «Ein Wunder ist eine Frage der Deutung», sagt er.

Wenn das so ist, frage ich mich ziemlich verwirrt, was bringt es überhaupt, Heilungen wissenschaftlich zu bestätigen? Trotz all der sorgfältigen Arbeit des Komitees habe ich den Eindruck, dass die Existenz göttlicher Wunder eine Sache des Glaubens statt der Wissenschaft bleibt. Worin de Franciscis und ich jedoch übereinstimmen, ist, dass Religion – mit Lourdes als leuchtendem Beispiel – eine mächtige Mischung von all dem ist, mit dem der Geist dem Körper helfen kann, einschließlich sozialer Verbundenheit, Stressminderung und Placebo-Effekten. Und während dies Menschen durchaus helfen kann, sich in vielerlei Hinsicht besser zu fühlen, beweist es auch, dass der Intellekt in der Regel keine wunderbaren Genesungen bewirken kann. Trotz all ihrer Gläubigkeit kehren Lourdes-Pilger im Allgemeinen nicht körperlich verwandelt nach Hause zurück. Unter den vielen hundert Millionen Pilgern, die Lourdes besucht haben, gibt es nur ein paar tausend berichtete Genesungen und nur 69 anerkannte Wunder.

«Wenn sich Lourdes als Klinik verstünde, sollte sie sogleich zugemacht haben, sie ist ein völliger Fehlschlag!», erklärt de Franciscis. «Nein, Lourdes ist keine Klinik. Es ist ein Ort der Anbetung.» Heilungen zu zählen geht am Wesentlichen vorbei, argumentiert er; es gibt etwas viel Größeres, viel Verwandelnderes, als Lourdes zu bieten hat. Der ursprüngliche Zweck des Medical Bureau war es, Wunder zu dokumentieren und damit die Existenz Gottes zu beweisen. Aber inzwischen hat de Franciscis eine andere Mission.

○○○

Ich sage «Hallo», und Christopher strahlt mich an. Er ist 24, sieht aber deutlich jünger aus. Er ist klein, hockt in einem Rollstuhl, hat einen Buckel und zerbrechliche Extremitäten. Er zieht an meiner Hand und deutet dann auf sein breites Lächeln, um mich zu ermutigen, ihn mit meinem Phone aufzunehmen. Ich zeige ihm das Foto. Und er hält den Bildschirm dicht an seine schielenden Augen, um das Bild genau zu betrachten, bevor er nickt; er ist zufrieden mit dem Resultat.

Christopher wurde mit einer seltenen Erbkrankheit geboren, dem Rubinstein-Taybi-Syndrom. Eine Mutation in einem einzelnen Schlüssel-Gen führt zu einer ganzen Reihe von Problemen, von geistiger Behinderung bis Kleinwuchs, Herzproblemen und Problemen beim Atmen, Sehen und Sprechen. Christopher kann weder laufen noch sprechen, erzählt mir seine Mutter Rose. Er trägt Windeln und muss ständig betreut werden.

Ich bin noch dabei, diese Informationen zu verarbeiten, als mich Rose mit ihrer Tochter bekannt macht. Sie leidet ebenfalls unter einer schrecklichen Erbkrankheit, die jedoch nichts mit derjenigen ihres Bruders zu tun hat. Ihr Körper ist durchzogen von gutartigen Tumoren, die die Organe schädigen, in denen sie sitzen, in ihren Augen, ihrem Gehirn, ihrem Herz, ihrer Lunge. Mary-Rose ist größer und schwerer als Christopher. Sie trägt einen rosafarbenen Trainingsanzug, und ihr blondes Haar ist mit rosa- und orangefarbenen Blumen geschmückt. Wie Christopher sitzt Mary-Rose im Rollstuhl, trägt Windeln und kann nicht sprechen. Sie kann nicht allein essen. Sie hat Epilepsie und ist blind. Ich nehme ihre Hand und sage ihr, dass ich die Blumen in ihrem Haar sehr hübsch finde, aber ihr Gesichtsausdruck verändert sich nicht.

Rose und ihre Kinder stammen aus dem County Cork in Irland. Sie sind als Teil einer 130-köpfigen Pilgergruppe in Lourdes, deren Reise von einer kleinen irischen Wohlfahrtsorganisation namens Casa organisiert wird. Wir treffen uns direkt nach dem Abendessen in der Hotelhalle; Rose und ihre Gruppe werden eine

Woche lang bleiben. Rose wirkt heiter und bodenständig, doch aus ihren dunklen Augen spricht tiefe Erschöpfung.

Sie brachte Christopher zum ersten Mal mit vier Monaten hierher, erzählt sie mir. Er hatte das Krankenhaus noch nie verlassen, und die Ärzte meinten, er habe nur noch einen Monat zu leben. Begleitet von einem medizinischen Team, brachte sie ihn zum Flughafen und bestieg ein Flugzeug nach Lourdes. «Es ist der Ort, der dem Himmel am nächsten ist», sagt sie. «Ich wollte, dass er keine Schmerzen hat, wenn er stirbt.» Nun bringt sie ihre Kinder jedes Jahr hierher. In Lourdes, so Rose, werden sie akzeptiert. «Die Leute zu Hause verstehen nicht, dass sie liebevolle Individuen sind. Sie sehen nur die Rollstühle. Hier schließen die Menschen sie in ihr Herz und lieben sie.»

Seit diesem ersten Besuch hat Christopher alle Erwartungen übertroffen. Er ist 17 Mal operiert worden, erzählt Rose, «am Herz, an der Lunge, den Beinen, den Ohren, den Augen – alle Teile seines Körpers». Aber sie schreibt einen großen Teil seiner Fortschritte ihrer jährlichen Fahrt nach Lourdes zu. Sie ist überzeugt: «Wenn wir nicht nach Lourdes gekommen wären, wäre Christopher nicht mehr am Leben. Niemand hätte geglaubt, dass er jemals essen oder kommunizieren kann. Und sehen Sie sich ihn heute an.» Ihr Sohn spielt in der Tat gerade mit einem Ball und wirbelt mit seinem Rollstuhl in der Lobby herum, der Liebling der anderen Gäste. Und Mary-Rose «hatte 40 Krampfanfälle am Tag», erzählt Rose. «Nun sind es nur noch drei. Zum ersten Mal gelächelt hat sie in der Grotte, als sie neun Monate alt war. Da wusste ich, dass alles gut mit ihr werden würde.»

Ich habe jedoch den Eindruck, dass die Person, die Lourdes am meisten braucht, Rose selbst ist. Zu Hause kümmert sie sich die ganze Zeit um ihre beiden Kinder wie auch um ihren schwer kranken Mann. «Zu Hause kann ich nirgendwo hingehen», meint sie. «Ich kann nicht zwei Rollstühle gleichzeitig schieben.» Die Pilgerreise ist die einzige Auszeit, die sie hat. «Ich habe kein anderes

Leben», erklärt sie offen. «Hier kann ich Rose sein. Ich bin eine Person. Sobald die Kinder geboren waren, vergaßen die Leute zu Hause, dass ich existiere. Wenn ich hier bin, weiß ich, dass ich existiere. Die heilige Jungfrau weiß, dass ich existiere.» Ohne diese jährliche Reise und die Unterstützung des medizinischen Personals und der anderen Pilger hätte sie möglicherweise nicht die Kraft weiterzumachen, glaubt sie. «Auf meinen Schultern liegt eine große Last, und wenn ich heimreise, ist sie verschwunden», sagt sie. «Ich weiß nicht, ob es die Bäder sind. Die Grotte. Die Umarmungen. Die Blicke. Aber es passiert hier. Ich gehe als neuer Mensch nach Hause.»

Das Erstaunliche an Lourdes ist, stelle ich fest, dass ganz gleich, ob Heilung oder nicht, jeder, mit dem ich spreche, das Gefühl hat, ein Wunder erlebt zu haben.

Auf der anderen Seite des Flusses im Acceuil Notre Dame packt eine andere irische Pilgerin ihre Sachen zusammen, um heimzukehren. Hier treffe ich Caroline Dempsey aus Dungarven, eine 47-jährige Lehrerin mit kurzem, hellem Haar und dunkelroten Krücken. Sie teilt sich ein Krankenzimmer mit drei Frauen in ihren Achtzigern. Wir sitzen auf ihrem Bett und unterhalten uns, während die Krankenschwestern Kekse und Becher mit Tee bringen.

Ihr Partner starb an Krebs. Und nun hat Caroline ein Sarkom. Es trat vor sieben Jahren in ihrem Bein auf und wurde operativ entfernt, aber jetzt ist es zurück in ihrem Bauch. Caroline ist nicht besonders religiös, sie wollte nicht nach Lourdes kommen und ist nur hier, weil ihre Mutter darauf bestand. Aber nun will sie nicht wieder nach Hause gehen.

«Die Messen hier sind irgendwie anders», sinniert sie. «Zu Hause fühlt es sich wie ein Ritual an, niemand meint es wirklich so. Aber hier ist es echt. Es fühlt sich an, als ob Tausende von Menschen dafür beten, dass du wieder gesund wirst.» Die Bäder haben sie nicht sehr berührt. Aber zuvor an diesem Tag nahm sie an einer Messe mit Krankensalbung teil, und sobald sich ihr der Priester mit dem Öl näherte, «konnte ich mich nicht bewegen. Ich schmolz

348

dahin. Ich spürte eine immense Erleichterung.» Und als Carolines Krebs zurückkehrte: «Ich war so verängstigt. Aber heute habe ich dieses Gefühl. Gib die Hoffnung nicht auf, lebe dein Leben, fürchte es nicht.»

Auf der anderen Seite des Ganges liegt der 82-jährige John Flynn. Er ist kahl und keucht beim Sprechen. Auf seinem Bett verteilt liegt eine verwirrende Batterie von Pillen und Kapseln – rosa, weiß, rot-grün, eingepackt in gelben Flaschen, Folientütchen und weißen Plastikdosen. John arbeitete 30 Jahre lang in einer Eisengießerei, bis er sich die Sehnen in seiner Schulter zerrte und nicht mehr arbeiten konnte. Damals kam er zum ersten Mal nach Lourdes. «Es war eine wunderbare Erfahrung», sagt er. «Ich wurde süchtig danach.» Er ist inzwischen zum 16. Mal da.

Er leidet unter Nervenschmerzen und hat nach einem Schlaganfall vor sieben Jahren eine gelähmte Hand und ein geschädigtes Bein; zudem hat er Arthritis im ganzen Körper. Zu Hause belasten ihn die vielen Dinge, die er nicht mehr tun kann. Aber Lourdes rückt die Dinge wieder in die richtige Perspektive – man sieht Menschen, denen es viel schlechter geht als einem selbst, sagt er –, und das hilft ihm, seine Situation zu akzeptieren.

Vor dem Krankenhaus sitzen Frauen in der Dunkelheit, rauchen und reden, während sie über den Fluss zu der hell angestrahlten Grotte hinüberschauen. Ich werde von Joan und Ann aufgefordert, in einem leeren Rollstuhl Platz zu nehmen. «Ich habe MS und Krebs und Diabetes und Arthritis», sagt Joan. «Ich bin 56.» Ann leidet unter immer wiederkehrenden Depressionen. «Mein Bruder ertrank, als ich vier war», erzählt sie. «Mein Vater starb, als ich sieben war. Ich wurde als Kind sexuell missbraucht. Ich heiratete, und mein Mann brannte mit einer anderen durch.»

Das Besondere an Lourdes ist für sie die soziale Unterstützung. Die Gelegenheit, über Probleme zu sprechen, ist etwas, das ihnen die medizinische Profession – oder die Gesellschaft – zu Hause nicht bietet, meinen beide. Die beiden Frauen haben sich erst diese

Woche kennengelernt, doch «wir haben unser Leben geteilt», lächelt Joan. «Zu Hause bin ich allein auf meiner Reise. Hier gibt es ein großes Zusammengehörigkeitsgefühl.»

«Zu Hause spricht niemand mit dem anderen», stimmt Ann ihr zu, den Teebecher in der einen, die Zigarette in der anderen Hand. «Wenn wir zum Psychiater gehen, drückt man uns Pillen in die Hand. Der Psychiater sagte mir: ‹Ich bin nicht zum Zuhören hier. Ich bin hier, um eine Diagnose zu stellen und etwas zu verschreiben.›» Sie kritisiere die Ärzte nicht, sagt sie. Ärzte können sich nicht jede Geschichte anhören, und ohne Psychiatrien wäre sie heute nicht hier. «Aber hier herrscht weniger Angst. Die Leute haben keine Angst zu reden. Selbst die Wände strömen Liebe aus.» Und jeder Pilger, jede Pilgerin erwähnt die Betreuung und Unterstützung, die sie von den Freiwilligen hier erhalten, von Helfern im Teenageralter bis zu in Ehren ergrauten Ärzten. «Es ist wirklich phantastisch», meint Joan. «Sie behandeln uns mit Respekt.»

Überraschenderweise sagen die Freiwilligen selbst Ähnliches. Sie zahlen ihre Reise selbst und opfern jeden Sommer eine kostbare Ferienwoche. «Ich komme nicht wegen der Pilger hierher», erklärt mir ein Freiwilliger, während wir in der Personalcafeteria in der Warteschlange für das Abendessen stehen. «Ich komme meinetwegen her. Weil ich dies jedes Jahr in meinem Leben brauche.» Ein anderer Freiwilliger, ein Londoner Banker, der seinen Freunden nicht sagt, dass er nach Lourdes geht, erzählt mir, dass er das erste Mal als Teenager gekommen ist, um für die Genesung von einer Krankheit zu danken. Jahrzehnte später kommt er immer noch, weil ihn das Helfen «so begeistert».

Freiwillige und das medizinische Personal erzählen mir, dass Lourdes ihre eigenen Probleme in die richtige Perspektive rückt und eine Kameradschaft bietet, die sie in ihrem normalen Leben nicht finden. Es ist einer der Plätze, wo man sofort beste Freunde findet, sagen sie. Jeder hier – ob krank oder gesund – ist gleich, ganz egal, was die Leute zu Hause tun.

Ich habe gesehen, was sie meinen. Gesunde, Kranke, Reiche und Arme mischen sich hier tatsächlich in einer Weise, die ich noch nie erlebt habe, und zufällige Freundlichkeiten sind an der Tagesordnung. In den Bädern binden Freiwillige den Pilgern die Schuhe zu. In der Basilika erhalten die Kranken die vorderen Plätze. Selbst in den Hintergassen voller kitschiger Touristenläden gibt es anstelle von Radwegen Rollstuhlwege. Eine Nonne, die ich noch nie zuvor gesehen habe, zahlt heimlich für mein Mittagessen. Ich gehe zum Bahnhof, um Pilgern aus dem Zug zu helfen, und finde später heraus, dass zu meinen Mit-Freiwilligen ein Generaldirektor und ein Müllfahrer gehören.

Das, sagt de Franciscis, ist das wahre Wunder von Lourdes.

In der westlichen Gesellschaft, argumentiert er, werden die Kranken an den Rand gedrängt, und ihre Menschlichkeit wird ihnen genommen. «Sobald man ins Krankenhaus kommt, wird man zu einer Leukämie. Man wird zu einer Hypercholesterolämie. Man wird zu einer Diagnose.» In Lourdes werden kranke Menschen hingegen nicht als Krankheiten, sondern als Menschen behandelt, betont er, den leitenden Ärzten gleichgestellt. «Es ist normal in Lourdes, zusammen zu singen, zusammen zu beten, sich zu unterhalten, zu tanzen, ein Bier zu trinken.»

Das also ist de Franciscis' neue Mission. Als Leiter des Medical Bureau in Lourdes dokumentiert er noch immer unerklärte Heilungen. Aber vor allem geht es ihm darum, einer breiten Öffentlichkeit die Vorteile eines Ansatzes näherzubringen, in dem die Kranken von allen respektiert, geschätzt und umsorgt werden. Letztlich möchte er die Art und Weise transformieren, wie die Kranken nicht nur in Hospitälern und Kliniken behandelt werden, sondern auch im Alltag, eine andere Art zu leben für uns alle beflügeln, die nicht zwangsläufig eine religiöse Überzeugung verlangt. «Es geht um etwas, das über der Kirche steht», sagt er. «Es geht um ein anderes Gesellschaftsmodell.»

Bei diesem Modell ist unser biologischer Zustand verflochten mit unserer psychischen, emotionalen und spirituellen Gesundheit. Offenbar zielt dies auf eine andere Art des Heilens ab, eine, die über Zellen und Moleküle hinausgeht und auch unser Menschsein umfasst. Einigen Beispielen dafür sind wir das ganze Buch hindurch schon begegnet; immer wieder haben Forscher festgestellt, dass Menschen, die in einer stärker ganzheitlichen Weise behandelt wurden, körperlich wie emotional besser zurechtkommen. Hier in Lourdes wird dieser Ansatz in großem Maßstab umgesetzt. Und Millionen Patienten, Freiwillige und Medizinpersonal kommen Jahr für Jahr zurück, um daran teilzuhaben.

○○○

Es ist heiß in den Bädern, und mir läuft der Schweiß über die Stirn, während ich mich dem Ende meiner Schicht nähere. An diesem Nachmittag haben wir eine Krankenliege nach der anderen hochgehoben. Es war harte Arbeit, körperlich wie mental. Zu versuchen, die in Französisch gegebenen Anweisungen zu verstehen. Zu versuchen, nicht auf den nassen Fliesen auszurutschen. Zu versuchen, bei Unterwäsche aller Größen, Formen und Entwürfe den Überblick zu behalten. Und nun liegt hier die alte Dame mit dem riesigen Bauch.

Ihre Augen weiten sich, als wir sie ins Wasser tauchen. «Ohhhh!», sagt sie, und ihr zahnloser Mund bildet einen perfekten Kreis. Sie bleibt nur eine Sekunde eingetaucht, dann heben wir sie wieder heraus und klappen ihre Liege hoch. Während das Wasser von ihr abperlt, richtet sie ihren Blick auf die Marienstatue. Wir alle sprechen zusammen: «Notre-Dame de Lourdes, priez pour nous! Sainte Bernadette, priez pour nous!» Dann ersetzen wir das nasse Laken, das sie bedeckt, durch eine Decke.

Als wir sie zurück zu der Krankenliege tragen, ist sie ganz ruhig und zittert nicht mehr. Und während die anderen sie wieder anziehen, ergreift sie meinen Arm. «Merci!», sagt sie. Sie zieht mich näher an sich heran und lächelt. «Merci!» Ihre Augen sind hellgrau. Zuvor habe ich nur die Hässlichkeit ihres Alters gesehen: Falten, Fett, schlaffes Fleisch. Nun sehe ich Güte, Liebe, Lachen und bin gerührt von ihrer Schönheit. Ich frage mich, wer sie ist, was sie in ihrem Leben getan hat, wen sie gekannt hat. Wie es ist, dem Tod so nahe zu sein.

Ich weiß nicht, was ich sagen soll. Ich kann nur wenig Französisch und weiß nur wenig über ihren Glauben. «C'était parfait», flüstere ich. Es war perfekt.

Schlussfolgerung

«Können Sie sie sehen?» Mary Lee McRoberts stellt sich vor die Wand. «Senken Sie Ihre Lider und dunkeln Sie Ihre Augen ab», rät sie. «Sie wollen nicht allzu scharf sehen.» Wir befinden uns in einem kleinen, abgedunkelten Raum in McRoberts' Heim in Mill Creek, einer vornehmen Gemeinde im Staat Washington. Der Raum ist ausgekleidet mit Bücherregalen und wird dominiert von einem großen, mit Kissen und einer weichen Samtdecke gepolsterten Massagetisch, auf dem ich liege. McRoberts ist Reiki-Meisterin, und sie versucht, mir ihre Aura zu zeigen.

Die lokalen TV-Nachrichten haben kürzlich darüber berichtet, wie McRoberts angeblich einen Patienten mit Fibromyalgie geheilt hat.[1] Der Bericht beschrieb, wie sie mit den Energiefeldern der Hilfesuchenden arbeitet, um Blockaden zu beseitigen und den Körper zu heilen. Ihre Patientin, eine blonde Managerin namens Sue, erzählt, nach nur wenigen Sitzungen bei McRoberts seien ihre Schmerzen verschwunden. Sue verlor nach der Reiki-Therapie auch an Gewicht und sagt, Bluttests zeigten, dass auch ihre Cholesterin- und Blutzuckerwerte besser geworden seien.

Ich muss zugeben, dass ich skeptisch bin, was die Existenz von Auren und heilenden Energiefeldern angeht. Wissenschaftlich lassen sie sich nicht belegen, und in klinischen Studien ist Reiki nicht wirksamer als eine Schein-Therapie[2] (dasselbe gilt für Homöopathie[3]), daher kann ich mir nur schwer vorstellen, dass die Behandlung irgendeinen direkten physischen Effekt hat. Doch viele Leute haben wie Sue eindeutig das Gefühl, dass Reiki und andere alternative Therapien ihnen helfen, und geben trotz der vernichtenden Studienergebnisse Millionen Dollar dafür aus. Irgendetwas hilft diesen Patienten, und ich möchte gern wissen, ob dieses Etwas die Psyche ist. Daher bin ich hier, um herauszufinden, was Reiki für mich tun kann.

Meine Sitzung startet nicht allzu gut. Unsere Energiefelder strahlen über unseren Körper hinaus aus, erklärt mir McRoberts, und wir können sie sehen, wenn wir genau genug hinschauen. Alles, was ich sehe, sind jedoch McRoberts und die Wand. Sie rückt die Abschirmung zurecht, und ich starre, bis meine Augen tränen. «Es ist schwer zu sagen», meine ich schließlich zögernd, denn ich will sie nicht gleich verstimmen. Meine Therapeutin ist unverzagt. Kinder können es besser, meint sie mit einem Achselzucken, und wir fangen an.

McRoberts hat ein straffes, gebräuntes Gesicht, sie lächelt freundlich und trägt eine Menge wallender Schals. Heute, informiert sie mich, wird sie Reiki mit psychischem Heilen verbinden. Sie ruft ihre Geistführer und -begleiter herbei und dann auch meine. Es ist egal, ob man daran glaubt oder nicht, meint sie sanft. Sie kommen so oder so. Sie legt eine Hand auf meinen Bauch und hebt die andere, und ihre Finger machen in der Luft über meinem Körper flinke, schleudernde Bewegungen.

Meine Energie ist geschlossen, sagt sie, hart und glatt wie die Unterseite eines Fiberglasboots. Um sie zu erweichen, fordert sie mich auf, tief einzuatmen und mich zu entspannen. Ihre Stimme klingt beruhigend. Ich liege gemütlich unter der Decke, und von irgendwo höre ich das Geräusch tropfenden Wassers. Ich bekomme ein taubes Gefühl in meinen Extremitäten, sie kribbeln, es ist, als ob ich schwebe. Dann hat McRoberts eine Vision, sie sieht mich als Kind «alles Knie und Ellbogen», und ich rufe etwas, beklage mich, dass niemand mir zuhört. Sie fragt mich, ob das für mich einen Sinn ergibt, aber obwohl ich in meiner Kindheit zweifellos Momente der Frustration erlebt habe, war ich als Kind klein und rundlich und nie schlaksig, und ich bin mir ziemlich sicher, dass ich mir immer Gehör verschafft habe.

McRoberts fragt, ob jemand, der mir nahesteht, «gegangen» ist, und ich sage, mein Großvater. Ich kann mir vorstellen, was jetzt passiert, und tatsächlich erklärt sie mir, er sei im Raum. Hat er gewöhnlich etwas über einen Korken gesagt, fragt sie. «*Put a cork in a bottle* … nein, das ist es nicht ganz.» Ich frage mich, ob von mir erwartet wird, auf die bekannte Redewendung «*Put a cork in it*» (Halt den Mund!) anzuspringen, aber ich kann mich nicht erinnern, dass mein Großvater das jemals gesagt hätte, daher schweige ich.

Wie es mit meinem Vater sei, fragt sie, aber ich verneine, er lebt noch. Sie sagt, sie könne ihn ebenfalls sehen, sie empfange das Bild der Beine eines Mannes, eines über das andere geschlagen, die Hosenbeine mit Falten, der Fuß auf den Boden tappend. Sie wiederholt dieses Bild, suggeriert jemanden, der streng, wertend und unnachsichtig ist. So stellt sie sich vielleicht britische Väter vor, aber ich erkenne dieses Bild nicht wieder – und nun fühle ich mich allmählich schlecht, weil ich sie dauernd enttäusche.

McRoberts bewegt ihre Hände nun hinauf zu meinem Kopf, ihre Finger drücken auf meine Stirn und meine Schädelbasis und massieren eine Stelle hinter meinem Ohr. Ich habe keine ernsten körperlichen Beschwerden, aber McRoberts diagnostiziert Angst. Sie brodele in meiner Brust, teilt sie mir mit. «Sie fürchten, dass alles auseinanderfällt, wenn Sie lockerlassen.» Das ergibt einen gewissen Sinn, als berufstätige Mutter habe ich das Gefühl, dass ich eine Menge Dinge unter einen Hut bringen muss. Ich würde es Stress nennen, aber McRoberts sagt, es sei Furcht, die davon herrühre, dass ich als Kind nicht uneingeschränkt geliebt wurde.

Sie fragt mich, ob ich verheiratet sei. Nein, entgegne ich, aber ich lebe mit meinem Partner zusammen. Die Kinder erwähne ich nicht, weil sie nicht danach fragt, und wenn McRoberts tatsächlich meine Aura sehen kann, dann scheint sie ihr nicht diesen entscheidenden Teil meiner Identität zu enthüllen (später erklärt sie mir, dass sie nicht erwartet, jemandes Kinder zu sehen, «es sei denn, dort müsse die Heilung erfolgen»). In meiner Beziehung gebe es ebenfalls ernste Probleme, warnt sie mich, und es seien Entscheidungen zu treffen. Offenbar wiederhole ich die Fehler meiner Vergangenheit und verdiene es, mit jemandem zusammenzuleben, der mich liebt, ganz gleich, was passiert. Ich frage mich, ob sie in mir statt einer in einer festen Beziehung lebenden Mutter zweier Kinder jemanden sieht, der vergeblich darauf wartet, dass ihr nichtsnutziger Partner ihr endlich einen Antrag macht.

Zeit für die Heilung. McRoberts bewegt ihre Hände heftig hin und her über meinen Körper und erklärt mir, dass sie längs meiner Wirbelsäule einen Energiekanal öffnet, um die Furcht und den Schmerz freizusetzen, die ich gespeichert habe. Dann warnt sie mich, «eine tief greifende Bewusstseinsverlagerung» zu erwarten. Es spiele keine Rolle, ob ich daran glaube oder nicht, sagt sie. Mein Körper werde das Seine tun.

◦◦◦

Ich begann dieses Buch an einem Sommertag im Park, als ich überlegte, ob alternative Therapien dadurch, dass sie die Macht der Psyche nutzen, etwas bieten können, was der konventionellen Medizin fehlt.

Zwölf Kapitel später habe ich erfahren, wie unser Gehirn viele Aspekte der Physiologie einschließlich der Werkzeuge steuert, über die der Körper verfügt – von Hormonen und natürlichen Schmerzmitteln bis zum Immunsystem –, um Symptome zu lindern und Krankheiten zu bekämpfen. Statt allein auf körperliche Parameter zu reagieren, habe ich gesehen, wie das Gehirn unsere Wahrnehmung unserer Umgebung – einschließlich Erinnerungen an die Vergangenheit und Vorhersagen über die Zukunft – benutzt, um zu entscheiden, wie es seine Ressourcen am besten einsetzen soll.

Diese Vorgänge können sich innerhalb von Sekunden auswirken oder aber unsere Physiologie jahrelang beeinflussen.

Wir können diese Werkzeuge kaum bewusst einsetzen; wir können nicht einfach «wünschen», dass es uns bessergeht. Aber wie auf diesen Seiten beschrieben, gibt es Möglichkeiten, diese Werkzeuge bewusst zu beeinflussen; das kann die Überzeugung sein, eine wirksame Pille genommen zu haben, die Konzentration auf den Augenblick oder die Unterstützung von jemandem zu suchen, den wir lieben.

Fast alle Wege, denen ich nachgegangen bin, laufen auf *eine* zentrale Aussage hinaus: Wenn wir uns – in einem kritischen Moment bei einer Verletzung oder einer Krankheit oder ganz allgemein im Leben – sicher und umsorgt fühlen und uns unter Kontrolle haben, dann kommen wir besser klar. Wir spüren weniger Schmerzen, weniger Erschöpfung, fühlen uns weniger krank. Unser Immunsystem arbeitet für uns statt gegen uns. Unser Körper stellt sich vom Kampf-oder-Flucht-Modus, wie er für Notlagen gilt, wieder auf Reparatur und Wachstum um.

Was bedeutet das für die Alternativmedizin? Meine Reiki-Sitzung hat mich nicht von der Kraft heilender Energiefelder überzeugt (geschweige denn von der Existenz freundlich gesinnter Geister). Aber nachdem ich so viel über die verschiedenen Weisen gelernt habe, wie der Geist den Körper beeinflussen kann, verstehe ich, dass Therapeuten wie McRoberts selbst dann, wenn ihre Behandlungen nicht so funktionieren, wie sie behaupten, dennoch eine mächtige Mischung der in diesem Buch beschriebenen heilenden Elemente an ihre Klienten weitergeben können.

Zusätzlich zu einer empathischen persönlichen Konsultation, die für den Placebo-Effekt eine große Rolle spielt, ruft McRoberts einen entspannten Zustand hervor, der sich für mich ganz ähnlich wie Hypnose anfühlte, einschließlich positiver Suggestion und dramatischer visueller Bilder. Die mir versprochene Bewusstseinsveränderung trat nicht ein, aber ich kann mir durchaus vorstellen, dass ihr Ansatz bei jemandem, der besser hypnotisierbar ist oder stärker an ihre Kräfte glaubt, Stress, Schmerzen oder Erschöpfung wirksamer lindert als ein konventionelles Medikament.

Auch in Studien können alternative Therapien sehr wirksam sein, selbst wenn sie nicht besser abschneiden als ein Placebo. So führte Edzard Ernst von der University of Exeter 2001 eine streng kontrollierte Studie über Gesundbeten (eine Technik ähnlich Reiki) zur Behandlung chronischer Schmerzen durch.[4] Er verglich echte Therapeuten mit Schauspielern (die keinerlei Ausbildung als Heiler hatten und während der Sitzung im Kopf rückwärts zählten, um zu vermeiden, unabsichtlich heilende Gedanken auf den Patienten zu richten). Zwischen der echten und der vorgetäuschten Therapie gab es keinen Unterschied, doch den Patienten in beiden Gruppen ging es dramatisch besser, und einige von ihnen, erzählte Ernst später, «ließen ihren Rollstuhl noch während der Studie praktisch stehen».[5]

Sollten wir uns daher der alternativen Medizin zuwenden? Und sollte es uns überhaupt kümmern, wie sie wirkt, solange sie wirkt?

Ein Problem ist natürlich, dass Patienten, die sich alternativen Therapien zuwenden, nicht immer positive Erfahrungen machen. Bei der Recherche zu diesem Buch traf ich zum Beispiel die 37-jährige Tunde Balogh. Sie stammt ursprünglich aus Ungarn, lebt aber heute mit ihrem Mann und ihrem kleinen Sohn in Irland. Sie ist sehr schön, mit einem fein geschnittenen, ausdrucksvollen Gesicht und glatten braunen Haaren; im Inneren ist ihr Körper voller Schmerz und Krankheit. Ein Jahr zuvor war Krebs in ihrer rechten Brust festgestellt worden. Sie lehnte eine konventionelle medizinische Behandlung ab. «Ich war so sehr gegen Ärzte, Hospitäler, Krankenschwestern eingestellt», erzählte sie mir. «Sie boten mir Bestrahlung an. Sie wollten mir eine Chemotherapie geben. Oder meine Brüste abschneiden. Das wollte ich nicht.»

Stattdessen versuchte sie Reiki, dann Reflexologie. «Ich wusste in meinem Inneren – wenn ich das verursacht habe, dann kann ich es auch wieder reparieren.» Dann stieß sie auf die Germanische Neue Medizin, die lehrt, dass Krebs von emotionalen Konflikten hervorgerufen wird; wenn man diesen Konflikt löst, verschwindet der Krebs. Der Begründer dieser Lehre, Ryke Hamer, behauptet, Frauen entwickelten Brustkrebs, wenn sie sich in einem Konflikt hinsichtlich der Menschen, die sie lieben, oder ihrer Mutterrolle befinden.[6] Tunde sagt, das habe ihr eingeleuchtet, denn Unsicherheiten im Hinblick auf ihren Körper hätten sie ihrem Mann entfremdet. «Warum hast du das getan, nun hast du Krebs!», sagt sie. «Es hat rund sechs Monate gedauert, bis ich mir vergeben konnte.»

Aber ihr Krebs verschwand nicht. Im Januar 2014 begann sie, unter starken Gelenkschmerzen zu leiden, die Krankheit hatte ihre Knochen erreicht. «Krebs in den Knochen entsteht, wenn man sich wertlos fühlt», meint sie. Sie stellte sich jeden Tag vor ihren Schlafzimmerspiegel und wiederholte: «Ich bin wertvoll. Ich liebe mich!»

Ab Juni hatte Tunde Schwierigkeiten beim Laufen und litt starke Schmerzen. Sie war jedoch fest überzeugt davon, dass die Antwort in ihrem Inneren lag, und suchte immer noch nach Heilung. Ich traf sie in Lourdes, wo sie an derselben Pilgerfahrt wie Rose und ihre behinderten Kinder teilnahm. Sie hatte ihre Brust mit heiligem Wasser gewaschen und die Grotte in einem Rollstuhl besucht, wollte aber noch die Bäder aufsuchen. Warum nach Lourdes kommen, wenn man glaubt, dass Heilung von innen kommt? Vielleicht als Beichte, sagte sie, weil sie ihren eigenen Krebs verursacht hatte. «Vielleicht, um meine Sünde wegzuwaschen.»

Es ist wichtig, sich daran zu erinnern, dass die Psyche, auch wenn sie eine wichtige Rolle für die Gesundheit spielt, nicht alles heilen kann, oder dass jede Therapie, die die Psyche einbezieht, plötzlich gerechtfertigt ist. Brustkrebs hat im Allgemeinen eine gute Prognose, wenn er frühzeitig erkannt wird, ist aber nicht heilbar, sobald er einmal – wie bei Tunde – die Knochen angegriffen hat. Wenn Menschen konventionelle Behandlungen zugunsten ungetesteter Optionen zurückweisen, sterben sie möglicherweise daran.

Tundes Fall ist vielleicht extrem, doch es gibt zahlreiche aktenkundige Fälle von Menschen, die nach der Ablehnung einer konventionellen Behandlung zugunsten einer alternativen Therapie gestorben sind.[7] Und auch weniger dramatische Beispiele können lebensgefährlich sein. 2002 befragten britische Forscher 168 Homöopathen und stellten fest, dass fast die Hälfte von ihnen ihren Patienten von der Masern / Mumps / Röteln-Schutzimpfung ihrer Kinder abriet.[8] Ebenso stellte sich bei Nachforschungen des BBC-Programms *Newsnight* 2006 heraus, dass fast alle Homöopathen, die befragt wurden, Reisenden von konventionellen Anti-Malaria-Medikamenten abrieten und stattdessen unwirksame homöopathische Medikamente empfahlen.[9] Ein Homöopath in einer Hauptstraßen-Apotheke erklärte einen *Newsnight*-Forscher gegenüber: «Sie bewirken, dass Ihre Energie kein malariagroßes Loch hat, sodass die Malariamücke nicht kommt und es füllt.» Mir fällt es schwer, bei einem solchen unsinnigen – und gefährlichen – Ratschlag nicht wütend zu werden.

Physische Komplikationen, die aus alternativen Therapien resultieren, sind selten, aber es gibt sie. Akupunkturnadeln haben beispielsweise zu üblen Entzündungen geführt,[10] und unlizenzierte Kräutertinkturen können schwere Nebenwirkungen haben. Ein weiteres Problem sind die psychischen Schäden, die Therapeuten verwundbaren Patienten zufügen können. Tundes körperlicher Verfall ist herzzerreißend, aber am schlimmsten ist, dass sie sich schuldig fühlt, ihren eigenen Krebs provoziert zu haben. Schlecht ausgebildete Hypnotherapeuten können ihren Klienten unabsichtlich falsche Erinnerungen einpflanzen, zum Beispiel von einem stattgefundenen Missbrauch. Als mir McRoberts bei meiner Reiki-Sitzung erzählte, ich litte Schmerzen, weil ich nicht genug Liebe erhalte, kamen ihre Worte bei mir nicht an. Aber wenn jemand ernsthaft krank und verzweifelt auf der Suche nach Heilung ist, könnte ihre Behandlung dann dazu führen, dass er sich gegen die wendet, die ihm nahestehen, und sie gerade dann, wenn er ihre

Unterstützung am meisten braucht, für seinen Zustand verantwortlich macht.[11]

Zunehmend werden Anstrengungen unternommen, konventionelle und alternative Therapien zu integrieren; das reicht von einzelnen Allgemeinmedizinern wie Patricia Saintey – die in ihrer Privatklinik Therapien einschließlich Homöopathie offeriert – bis zu großen Hospitälern. So bietet das vom NHS finanzierte Centre for Integrative Care in Glasgow holistische Behandlungen wie Homöopathie und Misteltherapie an, während sich Krebspatienten im Stanford Center for Integrative Medicine in den USA neben ihrer Chemotherapie mit traditioneller Akupunktur behandeln lassen können. Das hilft sicherzustellen, dass die verabreichten Therapien überwacht werden und Patienten auch die konventionelle Versorgung erhalten, die sie brauchen.

Als ich das Stanford Center besuchte, erklärte mir der Therapeut Deming Huang, wie seine Nadeln «die Energiefunktion des Körpers ausrichten», und erzählte mir von den zwölf Hauptenergiekanälen oder Meridianen, auf die die Akupunktur abzielt. Westlichen Wissenschaftlern ist es nicht gelungen, irgendwelche Belege für diese Kanäle zu finden,[12] und die Daten über den Nutzen der Therapie sind umstritten. Eine Schein-Akupunktur – bei der die Nadeln die Haut nicht durchstechen oder an der falschen Stelle gesetzt werden – wirkt in der Regel genauso wie eine echte Akupunktur (aber beide schneiden signifikant besser ab als gar keine Behandlung), was dafür spricht, dass jeglicher Nutzen der Akupunktur bei den meisten Beschwerden auf einem starken Placebo-Effekt beruht. Strenge Analysen lassen allerdings vermuten, dass Akupunktur bei der Behandlung von Übelkeit und gewissen Formen chronischer Schmerzen besser abschneidet als ein Placebo.[13]

Huang führt Akupunktur bei Krebspatienten durch, um die Nebenwirkungen ihrer Behandlung zu lindern. «Die meisten unserer Patienten haben nur leichte Symptome», sagt er. «Sie können die ganze Behandlung leichter wegstecken.» Das erhöht die Überlebensrate, weil mehr Patienten in der Lage sind, die volle Behandlung zu absolvieren. Und es reduziert Kosten, weil Patienten bei Nebenwirkungen ihn aufsuchen statt ihren Onkologen. «Für die Kosten eines Onkologenbesuchs können sie vier oder fünf Mal zu uns kommen.»[14]

Dieser Ansatz ist umstritten. Steven Salzberg, ein Bioinformatiker an der University of Maryland, College Park, und ein prominenter Kritiker von alternativen Therapien, hat die integrative Medizin als «clever vermarktete, gefährliche Quacksalberei» beschrieben und argumentiert, dass Behandlungen wie Akupunktur in staatlich finanzierten medizinischen Zentren nichts zu suchen haben.[15] Jeremy Howick, Wissenschaftsphilosoph und Epidemiologe am Centre for Evidence-Based Medicine in Oxford, ist anderer Meinung. Seiner Meinung nach sollten wir uns nicht so sehr darum sorgen, zu verstehen, ob alternative Therapien über physische oder psychische Mechanismen (oder beides) wirken, sondern uns vielmehr darauf konzentrieren, wie sie im Vergleich zu etablierten Behandlungsformen abschneiden. «Ich denke, es ist wichtiger, zu wissen, dass etwas wirkt, als wie es wirkt», meint er. «Wenn ich Krebs hätte, würde es mich nicht interessieren, welche Erklärungen der Therapeut mir gibt. Ich würde wollen, dass er meine Schmerzen lindert. Sie etwa nicht?»[16]

Wahrscheinlich würde ich es genauso sehen. Aber ich fühle mich noch immer ein bisschen unwohl bei dem Gedanken, dass konventionelle Ärzte, wenn sie alternative Behandlungen anbieten, anscheinend ein alternatives Erklärungsmodell befürworten, das keine wissenschaftliche Basis hat. Ich sehe darin so etwas wie das Bekennen einer Niederlage, ein Eingeständnis, dass diese exotischen Erklärungen irgendeine Energiequelle anzapfen, die der Wissenschaft nicht zugänglich ist. Ist es dann überraschend, wenn Leute beginnen, an Energiefelder und Auren zu glauben, von denen ihnen Therapeuten erzählen, sie seien für die Verbesserungen verantwortlich, die sie verspüren (ganz zu schweigen von heilenden

Geistern, Germanischer Neuer Medizin oder was es sonst noch so alles gibt) oder dass sie ihr Vertrauen in tatsächlich lebensrettende Medikamente und Impfstoffe verlieren?

○○○

Statt unser Vertrauen auf mystische Rituale und Praktiken zu setzen, zeigt die in diesem Buch beschriebene Wissenschaft, dass wir in vielen Situationen die Fähigkeit haben, unsere eigene Gesundheit zu beeinflussen, indem wir uns die Macht unserer Psyche (ob bewusst oder unbewusst) zunutze machen. Wenn Sie das Gefühl haben, dass alternative Heilmittel bei Ihnen wirken, sehe ich keinen Grund, sie aufzugeben, vor allem, wenn die konventionelle Medizin noch nicht all dieselben Elemente bietet. Aber bleiben Sie kritisch, was die Ratschläge alternativer Therapeuten angeht. Und schenken Sie Ihrem Gehirn und Ihrem Körper ein gewisses Vertrauen. Es sind nicht unbedingt die Tinkturen oder Nadeln oder Handbewegungen, die dafür sorgen, dass Sie sich besser fühlen. Ziehen Sie die Möglichkeit in Betracht, dass dies nur eine clevere Weise ist, Ihre Knöpfe zu drücken und Sie in die Lage zu versetzen, Ihre eigene Physiologie in einer Weise zu beeinflussen, die Ihre Symptome lindert und Sie vor Krankheiten schützt.

Und was die Medizin angeht: Statt alternative Therapien *en gros* zu importieren, versuchen es viele der Wissenschaftler und Ärzte, denen wir in diesem Buch begegnet sind, mit einem anderen Ansatz. Sie wollen die wahren aktiven Bestandteile dieser Behandlungen (wie Empathie, soziale Unterstützung, Hoffnung) verstehen und herausfinden, wie man diese besser in die Betreuung von Patienten integriert.

Wir brauchen mehr Grundlagenforschung, denn wir beginnen gerade erst, die komplexen Verbindungen zwischen Gehirn und Körper zu verstehen. Eine spannende Frage ist zum Beispiel, ob Männer und Frauen unterschiedlich auf Stress reagieren. Bisherige Studien sprechen dafür, dass Männer empfindlicher auf Leistungsherausforderungen wie Kopfrechenaufgaben oder öffentliches Vortragen reagieren, während Frauen besonders sensibel auf zwischenmenschliche Probleme wie soziale Zurückweisung reagieren.[17] «Wir sind sehr unterschiedliche Tiere», meint die Stressforscherin Elissa Epel.[18] Sie möchte gern wissen, ob dies hilft zu verstehen, warum Männer und Frauen an unterschiedlichen stressbedingten Leiden erkranken: Männer häufiger an kardiovaskulären Erkrankungen und Diabetes, Frauen eher an Angststörungen und Depressionen.

Und wir brauchen mehr klinische Studien, um herauszufinden, was Patienten in der realen Welt wirklich hilft. Selbst bei besonders gut untersuchten Techniken wie Achtsamkeitsmeditation wollen Wissenschaftler zum Beispiel wissen, ob sie bei einigen Populationen besser wirkt als bei anderen, wie sie im Vergleich zu den besten verfügbaren Medikamenten für verschiedene Beschwerden abschneidet und ob sie über psychischen Nutzen hinausgeht, die biologischen Auswirkungen von Stress auf den Körper reduziert und das Erkrankungsrisiko langfristig vermindert.

Wir haben bereits an vielen Beispielen gesehen, dass Forscher einige in diesem Buch beschriebene Prinzipien einsetzen, um die Patientenbetreuung zu reformieren, und das mit erstaunlichem Erfolg. Dazu gehören Vicki Jackson, die mit todkranken Patienten darüber spricht, was für sie Lebensqualität bedeutet, Ted Kaptchuk, der ehrliche Placebos verteilt, Elvira Lang, die verändert, wie Radiologen mit ihren Patienten sprechen, und Hunter Hoffman, der virtuelle Welten entwirft, um Schmerzen zum Schmelzen zu bringen. Sie alle kombinieren eine ganzheitliche Betreuung mit einem streng evidenzbasierten Ansatz. Ihnen allen gelingt es, die Abhängigkeit von Medikamenten und anderen invasiven Interventionen zum Nutzen ihrer Patienten zu verringern.

Natürlich gibt es noch zahllose andere Beispiele, die ich aus Platzgründen nicht detailliert beschreiben konnte. Jeff Sloan, ein

Forscher, der sich an der Mayo-Klinik in Rochester, Minnesota, mit Gesundheitswissenschaften beschäftigt, möchte Ärzten helfen, darauf einzugehen, wie sich Patienten *fühlen*, statt sich nur auf körperliche Tests zu verlassen. Das ist bei einem rigiden Zeitplan schwierig. «In der modernen Medizin bleiben Ärzten bei einer klinischen Visite nur 1–3 Minuten pro Patient, die noch nicht verplant sind», meint er. «Der Rest der Zeit geht für die körperliche Untersuchung, das Anschauen der Labortests und die Diskussion der Ergebnisse drauf.»[19]

Daher werden jedem Patienten der Mayo-Klinik bei der Aufnahme drei einfache Fragen gestellt – sie sollen ihre Schmerzen, ihre Erschöpfung und ihre Lebensqualität auf einer Skala von 1 bis 10 bewerten. Diese simple Maßnahme, betont Sloan, hilft den Ärzten, Probleme zu erkennen, die sie ansonsten vielleicht übersehen hätten. Lebensqualität, zum Beispiel, mag wie ein vager psychologischer Parameter klingen, doch sie stellte sich als entscheidend fürs Überleben heraus. «Wir wissen inzwischen: Patienten, die bei dieser Frage fünf oder weniger angeben, haben ein doppelt so hohes Risiko, an ihrem Krebs zu sterben», erklärt Sloan.[20]

Ein wachsendes Netzwerk von sogenannten Maggie's-Zentren in Großbritannien bietet einen ganz anderen Ansatz, aber auch ihnen geht es vor allem darum, wie die Patienten ihre Situation erleben. Intendiert als Orte, wo Krebskranke praktische, emotionale und soziale Unterstützung erhalten, zielen sie vor allem darauf ab, «die Seele zu heben». Die Zentren sind von Stararchitekten wie Frank Gehry und Zaha Hadid so entworfen, dass sie einladend, gemütlich, intim, ästhetisch ansprechend wirken – das Gegenteil vieler konventioneller Krankenhäuser. Besucher können mit anderen Patienten reden, eine Onkologie-Krankenschwester oder einen Psychologen konsultieren, sich über Ernährung oder in Geldfragen beraten lassen oder sich auch nur in den Garten setzen und eine Tasse Tee trinken.

Ich kenne keine randomisierten kontrollierten Studien, die

untersuchen, wie Patienten, die Maggie's-Zentren besuchen, im Vergleich zu anderen abschneiden. Aber wie ein Befürworter im *British Medical Journal* argumentiert: «Wenn eines dieser Gebäude bei einem seiner Besucher zu einem schönen nachdenklichen Moment beiträgt, zu einem Moment mit Freunden oder Verwandten oder zu einem Moment der Hoffnung und der Ruhe, der ihm sonst verwehrt bliebe, dann haben sie bereits etwas Wunderbares vollbracht.»[21]

ooo

An dieser Stelle würde ich gern den Schluss ziehen, dass wir dank Studien und Projekten wie diesen Zeugen einer Revolution in der Medizin werden, dass wir die Rolle der Psyche für die Gesundheit bald vollständig verstehen werden und dass wir die menschlichen Aspekte der Patientenbetreuung zukünftig nicht als zusätzliches Sahnehäubchen, sondern als zentrales Leitprinzip ansehen werden. Leider ist zu vermuten, dass die Chancen dafür schlecht stehen.

Ein Hindernis ist die Art und Weise, wie Forschung finanziert wird: Mehr als drei Viertel der klinischen Studien in den USA werden von Pharmaunternehmen finanziert,[22] die verständlicherweise kein Interesse daran haben, den Nutzen eines Ansatzes nachzuweisen, der den Bedarf an ihren Produkten reduzieren könnte. Pillen und medizinische Geräte sind zweifellos eine attraktivere Geschäftsoption als Hypnotherapie oder Biofeedback. Die Begeisterung für physische Interventionen geht jedoch über reine Marktkräfte hinaus: Fast alle öffentlichen Gelder fließen ebenfalls in die konventionelle Medikamentenforschung. Das Jahresbudget der US National Institutes of Health (NIH) beträgt beispielsweise rund 30 Milliarden Dollar; davon gehen weniger als 0,2 Prozent in die Erforschung von Mind-Body-Therapien.[23]

Das größere Problem ist meines Erachtens ein breiteres, tief sit-

368

zendes Vorurteil gegen die Vorstellung, unsere Psyche besäße die Macht zu heilen oder uns gesund zu erhalten. Die materialistische Weltsicht, die ich in der Einleitung beschrieben habe – die auf physische Testergebnisse und Interventionen setzt und in subjektivem Erleben eine Ablenkung sieht – ist in der Wissenschaft noch immer unangefochten. (Als eine seiner Studien zeigte, dass einige todkranke Krebspatienten in palliativer Betreuung ihre Lebensqualität als ebenso hoch bewerteten wie Gesunde, erinnert sich Sloan, war die erste Reaktion der Gutachter: «Der Patient muss sich irren.») Subjektives Erleben zu ignorieren, ist eine gute Sache, wenn man versucht, Vorurteile aus wissenschaftlichen Experimenten herauszuhalten, doch nicht immer hilfreich, wenn man Patienten betreut, bei denen körperliches und geistiges Wohl unlösbar miteinander verflochten sind.

Die westliche Medizin basiert (zu Recht) auf Wissenschaft und medizinischer Evidenz, und für viele politische Entscheider «fühlen» sich physische Interventionen einfach wissenschaftlicher an als Körper-Geist-Ansätze. Der Bioelektronik-Forscher Kevin Tracey verfügt inzwischen über Millionen Dollar aus privater und öffentlicher Hand, um seine Idee weiterzuverfolgen, das Nervensystem elektrisch zu reizen, obgleich seine größte bisher publizierte Humanstudie nicht mehr als acht Probanden umfasst. Der Gastroenterologe Peter Whorwell hingegen kann lokale Leistungsträger nicht davon überzeugen, seinen Reizdarm-Patienten eine darmzentrierte Hypnotherapie zu bezahlen, obwohl er auf Jahrzehnte positiver Studien mit vielen hundert Patienten verweisen kann.

«Ich denke, hier wird tatsächlich mit zweierlei Maß gemessen», meint Howick vom Centre of Evidence-Based Medicine. «Häufig wird einfach behauptet, Studien über nicht konventionelle Therapien seien von geringerer Qualität», meint er. «Das stimmt aber nicht.» Achtsamkeit ist in vielen hundert gut geplanten Studien untersucht worden, betont er. Eine 2005 erschienene Analyse von

110 Homöopathie-Studien ergab, dass sie von höherer Qualität waren als entsprechende Studien konventioneller Medikamente.[24]

Dieser tiefverwurzelte Widerstand gegen Körper-Geist-Therapien ist etwas, auf das ich bei der Recherche für dieses Buch immer wieder gestoßen bin. Selbst wenn die Finanzierung gesichert ist, müssen die Forscher häufig gegen die Kultur in Krankenhäusern oder Universitäten ankämpfen, um eine Studie durchzuführen.

Elvira Lang erzählte mir, wie die lokale Ethikkommission in Harvard auf ihre Pläne reagierte, Patienten zu untersuchen, die sich einer Schlüssellochoperation unterzogen. «Ich erinnere mich an eine Zeit, als der Kommission zwei Studienanträge von mir vorlagen», meint sie. «Eine Studie bestand daraus, den Patienten ein Skript vorzulesen, damit sie sich bei dem Eingriff entspannten. Die zweite bestand in einer Stent-Implantation in die Carotis-Arterie in der Frühzeit des Verfahrens, und das Risiko war bei diesem Studiendesign nicht gering, dass dabei ein paar Menschen draufgingen. Die Carotidenstudie wurde in null Komma nichts genehmigt, während es bei der Hypnosestudie eine Ewigkeit dauerte.»[25]

Und die Expertin für perinatale Pflege, Ellen Hodnett, stieß auf Widerstand, als sie versuchte herauszufinden, ob Frauen weniger Komplikationen erleiden, wenn sie in einer «atmosphärischen» Umgebung – mit schwacher Beleuchtung, an die Wand geworfenen Naturszenen und einer Matratze auf dem Boden – statt in einem konventionellen Krankenhausraum gebären, in einem Bett, umgeben von technischen Geräten. Die meisten Krankenhäuser, die sie ansprach, lehnte es rundweg ab, die erforderlichen Veränderungen vorzunehmen, obgleich die medizinischen Geräte noch immer jederzeit griffbereit gewesen wären. «Jeder, der so etwas auf sich nimmt, muss sehr viel Überzeugungsarbeit leisten, damit so eine Studie auch nur stattfinden kann.»[26]

In einem medizinischen System, das auf Ergebnissen von Studien basiert, hängt die Medizin, mit der wir am Ende dastehen, von den Studien ab, die durchgeführt werden. Daher ist es vielleicht nicht verwunderlich, dass in der westlichen Medizin kaum der Versuch gemacht wird, die psychischen Ressourcen der Patienten einzusetzen. Trotz bester Absichten arbeiten die in der Medizin Tätigen mit einem System, das vor allem auf Medizintechnik setzt und für die menschlichen Aspekte der Betreuung immer weniger Raum lässt.

In den USA «sind Ärzte Teil einer Betreuung nach dem Fließbandprinzip geworden», meint Bill Eley, stellvertretender Dekan der Emory University School of Medicine in Atlanta, Georgia. «Wir werden zunehmend dazu gedrängt, mehr Patienten in immer kürzerer Zeit zu untersuchen.»[27] Er befürchtet, dass dieser Trend zu einem Verlust an Empathie unter den im Gesundheitswesen Tätigen führt (und damit seinerseits zu erschreckend hohen Raten von Depressionen und Burnout).[28] Um Kosten zu sparen, wird das Terminraster immer enger, obgleich das Land fast 3 *Billionen* Dollar pro Jahr für Gesundheitsfürsorge ausgibt; das sind mehr als 17 Prozent des Bruttoinlandsprodukts und mehr als irgendwo sonst in der Welt.[29] Inzwischen hat der Missbrauch von verschreibungspflichtigen Medikamenten schwindelerregende Ausmaße angenommen. Fast die Hälfte aller US-Amerikaner nimmt Medikamente,[30] am häufigsten wegen kardiovaskulärer Erkrankungen und eines hohen Cholesterinspiegels (beides wird von Stress beeinflusst), wobei fast zwei Drittel aller Menschen über 65 Jahre gleichzeitig fünf oder mehr unterschiedliche Medikamente nehmen (18 Prozent nehmen wenigstens zehn).[31]

Natürlich sind körperliche Eingriffe – von Medikamenten bis zu Herzoperationen – entscheidend wichtig. Als mein kleiner Sohn eine Lungenentzündung bekam, haben ihm die Antibiotika, die er erhielt, möglicherweise das Leben gerettet, und das Verhalten seines Arztes am Krankenbett kümmerte mich in diesem Augenblick nicht die Bohne. Die Fähigkeit, Infektionen vor allem im Kindesalter vorzubeugen und zu heilen, ist ein Geschenk, das wir in den Industrieländern heute als selbstverständlich betrachten dürfen.

Aber die Hauptbedrohungen, denen wir uns heute gegenübersehen, sind keine akuten Infektionen, die sich rasch mit einer Pille beheben lassen, sondern chronische, nicht selten stressbedingte Beschwerden, die sich mit Medikamenten nicht annähernd so effizient bekämpfen lassen. Wir haben gesehen, dass Schmerzmittel und Antidepressiva in vielen Fällen nicht besser wirken als Placebos. Die zehn umsatzstärksten Medikamente in den USA helfen nur zwischen 1 von 25 und 1 von 4 der Menschen, die sie nehmen; Statine nutzen möglicherweise nur 1 von 50.[32]

Zudem verursachen medizinische Interventionen Schäden, die diejenigen alternativer Behandlungen bei weitem in den Schatten stellen. 2015 kam eine Analyse von Studien psychiatrischer Medikamente zu dem Schluss, dass diese Medikamente jährlich für den Tod von mehr als einer halben Million Menschen in der westlichen Welt verantwortlich sind und im Gegenzug nur minimalen Nutzen bringen.[33] Allein in den USA verursachen Kunstfehler in Krankenhäusern Schätzungen zufolge jährlich 400 000 Todesfälle, was sie nach Herzkrankheiten und Krebs zum drittwichtigsten Mortalitätsfaktor macht; dazu kommen 4–6 Millionen Fälle, in denen Patienten schwerwiegende Schäden erleiden.[34] Weiterhin gibt es nach Angaben der US Food and Drug Administration pro Jahr zwei Millionen Fälle von schweren Arzneimittelschäden, darunter 100 000 Todesfälle.[35]

Diese Statistiken enthalten keine erwarteten Nebeneffekte und Komplikationen von Medikationen und Interventionen (von denen viele, wie wir in Kapitel 7 gehört haben, bei einem anderen Betreuungsmodell möglicherweise überflüssig wären); sie berücksichtigen auch nicht die riesigen Probleme, die beispielsweise mit dem Missbrauch von verschreibungspflichtigen Medikamenten einhergehen, oder die durch die zunehmende Antibiotikaresistenz hervorgerufen werden. Die Vereinigten Staaten sind das reichste Land der Welt, aber selbst mit Billionen Dollar, die ins Gesundheitswesen gesteckt werden, kann es seinen Bürgern nicht die Lebenserwartung eines Landes mit mittlerem Einkommen wie Costa Rica bieten.

Ich plädiere nicht dafür, sich nur auf die Psyche zu stützen, um uns zu heilen, aber ihre Rolle in der Medizin zu leugnen, ist sicherlich auch nicht die Antwort. Meine Hoffnung ist daher, mit diesem Buch dazu beizutragen, einige der Vorurteile gegen Körper-Geist-Ansätze zu überwinden. Ich möchte das Bewusstsein dafür stärken, dass eine Einbeziehung der Psyche in Fragen der Gesundheit tatsächlich eine wissenschaftlichere und *stärker* evidenzbasierte Vorgehensweise ist, als sich immer stärker auf physische Interventionen und Medikamente zu stützen.

Vielleicht könnte diese Erkenntnis eines Tages zu einem medizinischen System führen, das das Beste zweier Welten kombiniert: Ein System, das lebensrettende Medikamente und Techniken einsetzt, wo sie nötig sind, uns aber auch dabei unterstützt, unser Erkrankungsrisiko zu verringern und im Krankheitsfall richtig mit unseren Symptomen umzugehen, ein System, das uns, wenn es keine Heilung gibt, erlaubt, in Würde zu sterben. Ich wünsche mir, dass ein solches medizinisches System Patienten als gleichberechtigte Partner respektiert, deren Überzeugungen, Erfahrungen und Vorlieben bei ihrer Pflege eine Rolle spielen, ein System, das Menschen mit unerklärlichen Symptomen nicht stigmatisiert und das anerkennt, dass der allergrößte Teil unserer Gesundheitsprobleme weder allein physisch noch allein psychisch bedingt sind – sie sind beides.

Die Probleme mit der modernen Medizin sind tiefgreifend; natürlich werden sie sich nicht alle mit Body-Mind-Therapien lösen lassen. Aber zu versuchen, medizinische Ergebnisse dadurch zu verbessern, dass man Patienten als die komplexen menschlichen Wesen behandelt, die wir sind, statt einfach als Körpermaschinen, scheint mir kein schlechter Ausgangspunkt.

○○○

Die Konsequenzen, die es mit sich bringt, wenn man die Rolle der Psyche für die Gesundheit berücksichtigt, gehen natürlich über die Medizin hinaus. Für mich war eines der erstaunlichsten und schockierendsten der in diesem Buch beschriebenen Forschungsergebnisse, dass die Belastungen, die Armut und Ungleichheit mit sich bringen, große Gruppen unserer Gesellschaft zu lebenslangen chronischen Erkrankungen verurteilen, bevor sie überhaupt aus den Windeln sind. Es fällt schwer, den Forschern zu widersprechen, die sich für eine Sozialpolitik aussprechen, welche darauf abzielt, diese Ungleichheiten zu verringern und vor allem benachteiligte Frauen im gebärfähigen Alter zu unterstützen. Und was das andere Ende des Lebens abgeht, verweisen Projekte wie Experience Corps auf die Möglichkeit, Alter nicht als Bürde, sondern als Quell der Erfahrung zu betrachten.

Aber es gibt noch eine weitere Erkenntnis, die aus dem Verständnis der Verbindung zwischen Körper und Geist erwächst. Ich habe diesen Punkt bis zuletzt aufgehoben, weil es dabei nicht nur um Gesundheit, Medizin oder Gesellschaft geht, sondern um etwas Grundlegenderes. Er sagt uns etwas darüber, was es heißt, menschlich zu sein.

Letztlich können wir der Wissenschaft entnehmen, dass wir die Welt um uns herum nicht passiv erleben, wie es die meisten von uns annehmen, sondern dass wir dieses Erleben zu einem großen Teil konstruieren und beeinflussen. «Unser Körper ist nicht bloß ein Empfänger von Information», sagt der Placebo-Forscher Ted Kaptchuk. «Wir schaffen diese Information.» Das ist etwas, das Psychologen und Neurowissenschaftler bereits auf anderen Gebieten entdeckt haben, zum Beispiel beim Gedächtnis und beim Sehen. Erinnerungen sind keine zuverlässigen Aufzeichnungen, sondern dynamische Produkte, die wir bei jedem Abruf adaptieren und umschreiben, während unsere Wahrnehmung von Farben und Formen stark von früheren Erfahrungen und dem abhängt, was wir zu sehen erwarten.

Inzwischen ist deutlich geworden, dass dieses Prinzip auch für die Gesundheit gilt: Unsere Gedanken, Überzeugungen, unser Stresslevel und unsere Weltsicht – sie alle beeinflussen, wie schlecht oder wie gut wir uns fühlen. Wie der CFS-Forscher Tim Noakes in Kapitel 4 meinte «Man muss nicht alles glauben, was das Gehirn einem erzählt.»

Die wirklich neue Idee hier ist jedoch, dass unsere Psyche, wenn es um Gesundheit geht, viel mehr entscheidet als unser subjektives Erleben der Welt um uns herum. Zum Beispiel durch Veränderungen der Genexpression und der Weise, wie unser Gehirn verdrahtet ist, trägt die Art, wie wir unsere Welt sehen, auch dazu bei, unseren Körper zu formen. Daher gestalten wir nicht nur unsere Erfahrungen mit, sondern auch unsere *physische Realität*. Und im Gegenzug beeinflusst die Gesundheit unseres physischen Körpers unseren psychischen Zustand. Entzündungen rufen Erschöpfung und Depressionen hervor. Ein niedriger Blutzuckerspiegel macht uns gereizt.[36] Wenn wir unseren Körper beruhigen – beispielsweise durch langsames Atmen –, bessert sich unsere Stimmung.

Fast 400 Jahre nach Descartes' Trennung von Körper und Geist neigen wir noch immer dazu, uns als logische, rationale Geschöpfe mit einem hoch entwickelten Geist anzusehen, der uns erlaubt, uns über unsere animalische Natur zu erheben. Die Datenlage sieht ganz anders aus: Sie besagt, dass sich unser Körper und unser Geist im Lauf der Evolution völlig harmonisch entwickelt haben, so perfekt aufeinander abgestimmt, dass es unmöglich ist, das eine ohne das andere zu betrachten. Begriffe wie «Körper-Geist» und «ganzheitlich» werden oft als schwammig und unwissenschaftlich abgetan, aber tatsächlich ist es die Vorstellung von einem Geist, der getrennt vom Körper existiert, einer flüchtigen Entität, die wie ein Gespenst oder eine Seele irgendwo im Schädel schwebt, die wissenschaftlich keinen Sinn ergibt.

Diese Integration bringt es mit sich, dass wir nicht immer so objektiv und vernünftig sind, wie wir uns das vielleicht gern vorstellen. Die Evolution hat nicht nur unseren Körper, sondern auch unseren Geist geformt, und zwar so, dass wir Überzeugungen anhängen, die unserer Gesundheit und unserem Überleben dienen, die aber nicht unbedingt wahr sein müssen. Es gibt mächtige evolutionäre Kräfte, die uns dazu bringen, an Gott oder die Arzneien empathischer Heiler zu glauben oder daran, dass unsere Aussichten positiver sind, als sie tatsächlich sind. Die Ironie an der Sache ist, dass diese Überzeugungen zwar falsch sein können, aber dennoch manchmal funktionieren: Sie sorgen dafür, dass es uns bessergeht.

Wenn wir verstehen, wie unsere Psyche unsere Physiologie beeinflusst und widerspiegelt, können wir dieses Paradox vielleicht letztlich lösen – und in einer Weise in Einklang mit unserem Körper leben, die auf Evidenz basiert, nicht auf Täuschung.

Anmerkungen

Einleitung

1 Nahin, R. L. et al. *National Health Statistics Reports*, no. 18, July 2009. Abrufbar unter: https://nccih.nih.gov/sites/nccam.nih.gov/files/nhsrn18.pdf
Dieser Bericht enthält Zahlen über die Inanspruchnahme von komplementärer und alternativer Medizin (complementary and alternative medicine, CAM) im Jahr 2007; Zahlen für Gebete sind nicht enthalten. Der vorangegangene Bericht für 2002 fragte speziell nach Gebeten aus gesundheitlichen Gründen – und es stellte sich heraus, dass insgesamt 62 % der Erwachsenen irgendeine Form von CAM genutzt hatten (36 %, wenn man Gebete nicht mitzählt).
Barnes, P. M. et al. *National Health Statistics Reports*, no. 343, May 2004. Abrufbar unter: http://www.cdc.gov/nchs/data/ad/ ad343.pdf
Im Jahr 2015 wurde ein Bericht veröffentlicht, der Zahlen für 2012 angab, aber keine Kostendaten enthielt. Mit einer engeren Definition als in früheren Umfragen fand der Bericht, dass 34 % der Erwachsenen 2012 auf CAM zurückgegriffen hatten.
Clarke, T. C. et al. *National Health Statistics Reports*, no. 79, 10 February 2015. Abrufbar unter: http://www.cdc.gov/nchs/ data/nhsr/nhsr079.pdf

2 *National Ambulatory Medical Care Survey: 2010 Summary Tables.* Abrufbar unter: http://www.cdc.gov/nchs/data/ahcd/namcs_summary/2010_namcs_web_tables.pdf
Diese Zahl bezieht sich auf 2010.

3 Silberman, S. *The Journal of Mind-Body Regulation* 2011; 1: 44–52
Zu dem Zeitpunkt, an dem ich dieses schreibe, werden die Kosten für Homöopathie in einigen Teilen Großbritanniens noch immer vom NHS übernommen, siehe: http://www.nhs.uk/Conditions/homeopathy/Pages/Introduction.aspx#available [abgerufen am 30. April 2015]

4 Dunn, P. M. *Archives of Disease in Childhood – Fetal and Neonatal Edition* 2003; 88: F441–F443

377

Kapitel 1

1 Horvath, K. et al. *Journal of the Association for Academic Minority Physicians* 1998; 9: 9–15
   Zu anderen Quellen für die Sekretingeschichte gehören ‹Secretin Trials: A drug that might help, or hurt, autistic children is widely prescribed but is just now being tested› von Steve Bunk (*The Scientist*, 21. Juni 1999) und ein offener Brief von Victoria Beck. Abrufbar unter: https://groups.google. com/forum/#!topic/alt.support.autism/lnDCRgEwbJ4

2 Ein Transkript des Dateline-Programms über Sekretin ist abrufbar unter: http://psydoc-fr.broca.inserm.fr/fora/aut_for1.html

3 Telefoninterview mit Adrian Sandler, 7. Februar 2014.

4 Sandler, A. D. et al. *New England Journal of Medicine* 1999; 341: 1801–1806

5 Die Werte der Kinder in der Sekretin-Gruppe sanken von 59 auf 50; zwischen beiden Gruppen gab es keinen statistisch signifikanten Unterschied.

6 Telefoninterview mit Bonnie Anderson, 20. Mai 2014. Bonnie, die inzwischen in den Achtzigern ist, kann sich nicht an das genaue Datum erinnern, aber sie meint, es sei 2005 gewesen.

7 Interview mit Jerry Jarvik, University of Washington, Seattle, 7. Mai 2014.

8 Telefoninterview mit David Kallmes, 16. Mai 2014.

9 Kallmes, D. F. et al. *New England Journal of Medicine* 2009; 361: 569–79

10 Anon. *The Lancet* 1954; ii: 321

11 Sandler, A. D. et al. *New England Journal of Medicine* 1999; 341: 1801–1806

12 Huedo-Medina, T. B. et al. *British Medical Journal* 2012; 345: e8343

13 Hardy, J. et al. *Journal of Clinical Oncology* 2012; 30: 3611–3617

14 Wartolowska, K. et al. *British Medical Journal* 2014; 348: g3253

15 Rosanna sprach Italienisch; Elisa Frisaldi übersetzte das Gesagte ins Englische.

16 de la Fuente-Fernandez, R. et al. *Science* 2001; 293: 1164–1166

17 ‹The Power of the Placebo›, *Horizon* BBC2, Februar 2014

18 Benedetti, F. et al. *Nature Neuroscience* 2004; 7: 587–588

19 Siehe: http://www.redbullstratos.com/the-team/felix-baumgartner/

20 Interviews mit Fabrizio Benedetti, Breuil-Cervinia, 21. März 2014, und Plateau Rosa, 22. März 2014.

21 Levine, J. D., Gordon, N. C. und Fields, H. L. *The Lancet* 1978; 312: 654–657

22 Kirsch, I. *Epidemiologia e psichiatria sociale* 2009; 18: 318–322
   Kirsch, I. *The Emperor's New Drugs: Exploding the Antidepressant Myth* (Basic Books, 2011)

23 Benedetti, F., Carlino, E. und Pollo, A. *Clinical Pharmacology & Therapeutics* 2011; 90: 651–661

24 Wechsler, M. E. et al. *New England Journal of Medicine* 2011; 365:119–126

25 Chvetzoff, G. und Tannock, I. F. *Journal of the National Cancer Institute* 2003; 95: 19–29

26 Freed, C. R. et al. *New England Journal of Medicine* 2001; 344: 710–719

27 McRae, E. et al. *Archives of General Psychiatry* 2004; 6: 412–420

Kapitel 2

1 Interview mit Ted Kaptchuk, Cambridge, Massachusetts, 28. Mai 2014.

2 Kaptchuk, T. J., et al. *British Medical Journal* 2006; 332: 391

3 Moerman, D. J. *Medical Anthropology Quarterly* 2000; 14: 51–72
Moerman zufolge stammt eines der Hauptargumente für die Bedeutung als Quelle des Placebo-Effekts aus Belegen für solche kulturellen Unterschiede. Moerman hat sich intensiv mit diesem Gebiet beschäftigt, und viele seiner Befunde sind in Kapitel 6 seines 2002 erschienenen Buches *Meaning, Medicine and the Placebo Effect* zusammengefasst.

4 Amanzio, M., Pollo, A., Maggi, G. und Benedetti, F. *Pain* 2001; 90: 205–215

5 Telefoninterview mit Dan Moerman, 20. April 2011, bestätigt via E-Mail im Mai 2015.

6 Walsh, B. T., Seidman, S. N., Sysko, R. und Gould, M. *Journal of the American Medical Association* 2002; 287: 1840–7

7 Kaptchuk, T. J. et al. *PLoS ONE* 2010; 5: e15591

8 Kelley, J. M., et al. *Psychotherapy & Psychosomatics* 2012; 81: 312–314

9 Kam-Hansen, S. et al. *Science Translational Medicine* 2014; 6: 218ra5

10 Siehe: http://www.aplacebo.com/

11 Moerman, D. *Pain Practice* 2006; 6: 233–236

12 E-Mail-Interviews mit Edzard Ernst, 4. Februar 2014 und 13. April 2015.

13 Siehe: http://edition.cnn.com/2012/05/29/world/asia/afghanistan-girls-poisoned/

14 *World Health Organization Weekly Epidemiological Monitor* vol 5, issue 22: Sunday 27 May 2012

15 Lorber, W., Mazzoni, G. und Kirsch, I. *Annals of Behavioral Medicine* 2007; 33: 112–116
Witthöft, M. und Rubin, G. J. *Journal of Psychosomatic Research* 2013; 74: 206–212

16 Reeves, R. R., Ladner, M. E., Hart, R. H. und Burke, R. S. *General Hospital Psychiatry* 2007; 29: 275–277

17 Silvestri, A. et al. European Heart Journal 2003; 24: 1928–1932

18 Humphrey postuliert die Existenz eines «Gesundheitsregulators» im Ge-

hirn, der wie ein Krankenhausadministrator arbeitet, die zukünftigen Bedürfnisse des Körpers vorhersagt und die kostbaren Ressourcen (von Immunreaktionen bis zu selbst generierten Symptomen, wie Schmerzen oder Fieber) entsprechend einsetzt.

Diese Ideen werden in ‹Great Expectations: The evolutionary psychology of faith healing and the placebo effect› angesprochen, einem Aufsatz in Humphreys 2002 erschienenem Buch *The Mind Made Flesh* (pp. 255–285). Ein aktuellerer Reviewartikel ist Humphrey, N. und Skoyles, J. *Current Biology* 2012; 22: R1–R4.

19 Benedetti, F., Durando, J. und Vighetti, S. *Pain* 2014; 155: 921–928

20 Dieses Zitat erschien ursprünglich in dem Artikel ‹Heal Thyself› von Jo Marchant, *New Scientist*, 27. August 2011, pp. 30–34.

21 Walach befürwortet den Einsatz der Alternativmedizin, eine Sichtweise, die ihm 2012 den deutschen satirischen Negativpreis für pseudowissenschaftlichen Unfug einbrachte, das ‹Goldene Brett›.

22 Walach, H. und Jonas, W. B. *Journal of Alternative and Complementary Medicine* 2004; 10: 103–112

23 Telefoninterview mit Irving Kirsch, 20. April 2011, bestätigt via E-Mail im Mai 2015.

24 Kaptchuk, T. J. et al. *British Medical Journal* 2008; 336: 999

25 Gracely, R. H. et al. *The Lancet* 1985; 1: 43

26 McMillan, F. D. *Journal of the American Veterinary Medical Association* 1999; 215: 992–999

27 Jensen, K. B. et al. *Proceedings of the National Academy of Sciences* 2012; 109: 15959–15964

Kapitel 3

1 Im Vergleich zu einer gesunden Person gleichen Alters und Geschlechts hat jemand mit einer transplantierten Niere ein doppelt bis dreifach erhöhtes Risiko, an Krebs zu erkranken, vor allem deshalb, weil die Medikamente, die die Abstoßung des Transplantats unterdrücken, auch Immunreaktionen dämpfen, die normalerweise vor Krebs schützen würden. Wong, G. et al. *Kidney International* 2014; 85: 1262–1264

2 Interview mit Fabrizio Benedetti, Breuil-Cervinia, 21. März 2014, und ein E-Mail-Interview am 13. Februar 2014.

3 Telefoninterview mit Adrian Sandler, 7. Februar 2014.

4 Sandler, A. D. et al. *Journal of Developmental & Behavioral Pediatrics* 2010; 31: 369–375

5 Ader, R. und Cohen, N. *Psychosomatic Medicine* 1975; 37: 333–340

6 Interview mit Manfred Schedlowski, Universität Essen, 27. März 2014.

7 Vitello, P. *New York Times* 29. Dezember 2011, p. B8

8 *Healing and the Mind with Bill Moyers* 1993, Ambrose Video Publishing, Vol 2: The Mind Body Connection

9 Williams, J. M. et al. *Brain Research Bulletin* 1981; 6: 83–94

10 *The Rochester Review*, 1997; vol 59, no 3. Abrufbar unter: http://www.rochester.edu/pr/Review/V59N3/feature2.html

11 *Healing and the Mind with Bill Moyers* 1993, Ambrose Video Publishing, Vol 2: The Mind Body Connection

12 Ader, R. und Cohen, N. *Science* 1982; 215: 1534–1536

13 *Healing and the Mind with Bill Moyers* 1993, Ambrose Video Publishing, Vol 2: The Mind Body Connection.

14 Olness, K. und Ader, R. *Developmental and Behavioral Pediatrics* 1992; 13: 124–125

15 Giang, G. W. et al. *The Journal of Psychiatry & Clinical Neurosciences* 1996; 8: 194–201

16 Telefoninterview mit Karen Olness, 27. Februar 2014.

17 Exton, M. S. et al. *Transplantation Proceedings* 1998; 30: 2033

18 Exton, M. S. et al. *American Journal of Physiology – Regulatory, Integrative and Comparative Physiology* 1999; 276: 710–717

19 Vits, S. et al. *Brain, Behavior & Immunity* 2013; 29: S17

20 Goebel, M. U. et al. *Psychotherapy & Psychosomatics* 2008; 77: 227–234

21 Diese Statistik stammt von Witzke. Genaueres über diese Statistik findet sich unter: http://srtr.transplant.hrsa.gov/annual_reports/2012/

22 Interview mit Oliver Witzke, Universität Essen, 27. März 2014.

23 Ghanta, V. K. et al. *Annals of the New York Academy of Sciences* 1987; 496: 637–646
Ghanta, V. K. et al. *Annals of the New York Academy of Sciences* 1988; 521: 29–42
Ghanta, V. K. et al. *Cancer Research* 1990; 50: 4295–4299
Ghanta, V. K. et al. *International Journal of Neuroscience* 1993; 71: 251–265

24 Ader, R. et al. *Psychosomatic Medicine* 2010; 72: 192–197

25 Doering, B. K. und Rief, W. *Trends in Pharmacological Sciences* 2012; 33: 165–172

Kapitel 4

1 West, J. B. *High Life: A History of High-Altitude Physiology and Medicine* (1998), Oxford University Press, p. 281

2 West, J. B. *High Life: A History of High-Altitude Physiology and Medicine* (1998), Oxford University Press, p. 282

3 Grocott, M. P. W. et al. *New England Journal of Medicine* 2009; 360: 140–149

4 Der Sauerstoffgehalt der Luft, die wir atmen, sinkt natürlich, wenn wir steigen, aber bis zu 7100 Meter war der Körper – bei diesen erfahrenen, akklimatisierten Bergsteigern zumindest – in der Lage, dies zu kompensieren, indem er die Menge an Hämoglobin (das Molekül, das den Sauerstoff transportiert) erhöhte.

5 E-Mail-Interview mit Dan Martin, 11. Mai 2015.

6 Noakes, T. D. *Journal of Applied Physiology* 2009; 106: 737–738

7 Das ist unter Experten als «Lactat-Paradox» bekannt. Eine Diskussion dieses Effekts findet sich bei:
West, J. B. *Journal of Applied Physiology* 2007; 102: 2398–2399
Van Hall, G. *Journal of Applied Physiology* 2007; 102: 2399–2401
West, J. B. *Journal of Applied Physiology* 2007; 102: 2401

8 Berichterstattung der BBC London 2012; Clip abrufbar unter:
http://www.bbc.co.uk/sport/0/olympics/18912882

9 Berichterstattung der BBC London 2012; Artikel verfügbar unter:
http://www.bbc.co.uk/sport/0/athletics/19230671

10 Nathan, M. et al. *South African Medical Journal* 1983; 64: 132–137
Kew, T. et al. *South African Medical Journal* 1991; 80: 127–133
Noakes, T. et al. *British Medical Journal* 1995; 310: 1345–1346

11 Noakes, T. D. *South African Medical Journal* 2012; 102: 430–432

12 E-Mail-Interview mit Tim Noakes, 22. April 2014.

13 St. Clair Gibson, A. et al. *American Journal of Physiology – Regulatory, Integrative and Comparative Physiology* 2001; 281: R187–R196
Kay, D. et al. *European Journal of Applied Physiology* 2001; 84: 115–121

14 Noakes, T. D. et al. *The Journal of Experimental Biology* 2001; 204: 3225–3234
Noakes, T. D. *Applied Physiology, Nutrition and Metabolism* 2011; 36: 23–35
Was weitere Diskussionen über Befunde zu Noakes' zentralem Regler angeht, siehe den Artikel ‹Running on Empty› von Rick Lovett, *New Scientist*, 20. März 2004, pp. 42–45

15 E-Mail-Interview mit Dan Martin, 18. Mai 2015.

16 Swart, J. et al. *British Journal of Sports Medicine* 2009; 43: 782–788

17 Okano, A. H. et al. *British Journal of Sports Medicine* 2013; doi:10.1136/bjsports-2012-091658

18 Beedie, C. J. und Foad, A. *Sports Medicine* 2009; 39; 313–329
19 Interview mit Chris Beedie, London, 10. April 2014.
20 Pollo, A. et al. *European Journal of Neuroscience* 2008; 28: 379–388
21 Cairns, R. und Hotopf, M. *Occupational Medicine* 2005; 55: 20–31
22 Das könnte sich jedoch bald ändern. Eine aktuelle Studie (2015), bei der Blutproben von fast 650 Probanden analysiert wurden, stellte fest, dass diejenigen, die weniger als drei Jahre lang krank waren, einen höheren Spiegel an entzündungsinduzierenden Substanzen im Blut hatten als gesunde Kontrollpersonen, während der Spiegel bei denjenigen, die schon länger krank waren, unter dem Normalniveau lag.
    Hornig, M. et al. *Science Advances* 2015; 1: e1400121
23 White, P. D. et al. *The British Journal of Psychiatry* 1998; 173: 475–481
24 Informationen über diese Studien finden sich bei:
    Edmonds, M. et al. *Cochrane Database of Systematic Reviews* 2004; 3: CD003200
    Bagnall, A.-M. et al. ‹The Treatment and Management of Chronic Fatigue Syndrome (CFS)/Myalgic Encephalomyelitis (ME) in Adults and Children: Update of CRD Report 22›. Abrufbar unter: http://www.york.ac.uk/media/crd/crdreport35.pdf
    Malouff, J. M. et al. *Clinical Psychology Review* 2008; 28: 736–45
    Price, J. R. et al. *Cochrane Database of Systematic Reviews* 2008; 3: CD001027
25 Telefoninterview mit Peter White, 2. Mai 2014.
26 White, P. D. et al. *The Lancet* 2011; 377: 823–836
27 *The Lancet* 2011; 377: 1808
28 Collings, A. D. und Newton, D. Response to White, P. D. *British Medical Journal* 2004; 329: 928. Abrufbar unter: http://www.bmj.com/content/329/7472/928/rr/702549
29 Blackmore, S. J. Response to White, P. D. *British Medical Journal* 2004; 329: 928. Abrufbar unter: http://www.bmj.com/content/329/7472/928/rr/759419
30 Weitere Informationen über Samanthas Kunst finden sich unter: http://www.samantha-miller.co.uk/

Kapitel 5

1 Interview mit Peter Whorwell, Withington Community Hospital, Manchester, 14.–15. Mai 2014.
2 Herr, H. W. *Urologic Oncology: Seminars and Original Investigations* 2005; 23:346–351

3 Interview mit David Spiegel, Institut Curie, Paris, 23. Oktober 2013.

4 Wir unterscheiden uns darin, wie hypnotisierbar wir sind. Die klassische Skala der Hypnotisierbarkeit umfasst eine Reihe von Tests, bei denen Menschen zum Beispiel suggeriert wird, ihr Arm würde sich von selbst heben oder sie würden ihren besten Freund im Raum sehen, und sie folgen diesen Suggestionen oder nicht. Einer Daumenregel zufolge liegen rund 80 % der Bevölkerung im mittleren Bereich, 10 % sind leicht zu hypnotisieren und weitere 10 % sind kaum hypnotisierbar (siehe zum Beispiel hypnosis.tools/measurement-of-hypnosis.html). Wie Leute bei diesen Tests abschneiden, variiert bei verschiedenen Studien und bei verschiedenen getesteten Populationen jedoch leicht (siehe zum Beispiel Bongartz, W. *International Journal of Clinical and Experimental Hypnosis* 1985; 33: 131–139).

5 Kosslyn, S. M. et al. *The American Journal of Psychiatry* 2000; 157: 1279–1284

6 Dikel, W. und Olness, K. *Pediatrics* 1980; 66: 335–340

7 Telefoninterview mit Karen Olness, 27. Februar 2014.

8 Casiglia, E. et al. *American Journal of Clinical Hypnosis* 1997; 40: 368–375

9 Casiglia, E. et al. *International Journal of Psychophysiology* 2006; 62: 60–65

10 Casiglia, E. et al. *American Journal of Clinical Hypnosis* 2007; 49: 255–266

11 E-Mail-Interview mit Edoardo Casiglia, 4. März 2014.

12 Zum Beispiel:

Kiecolt-Glaser, J. K. et al. *Journal of Consulting and Clinical Psychology* 2001; 69: 674–682

Naito, A. et al. Brain Research Bulletin 2003; 62: 241–253

13 Zum Beispiel:

Hewson-Bower, B. und Drummond, P. D. *Journal of Psychosomatic Research* 2000; 51: 369–377 (Infektionen in den oberen Atemwegen)

Spanos, N. P. et al. *Psychosomatic Medicine* 1990; 52: 109–114 (Warzen)

Die Ergebnisse sind jedoch gemischt. Karen Olness führte eine Studie mit 61 Kindern mit Warzen durch, die entweder Hypnotherapie, Standardbehandlung oder keine Behandlung erhielten. Zwischen den drei Gruppen ergab sich kein signifikanter Unterschied.

Felt, B. T. et al. *American Journal of Clinical Hypnosis* 1998; 41: 130–137

14 Whorwell, P. J. et al. *The Lancet* 1984; 324: 1232–1234

15 Miller, V. und Whorwell, P. W. *International Journal of Clinical and Experimental Hypnosis* 2009; 57: 279–292

16 Calvert, E. L. et al. *Gastroenterology* 2002; 123: 1778–1785

17 Miller, V. und Whorwell, P. W. *International Journal of Clinical and Experimental Hypnosis* 2009; 57: 279–292

Miller, V. und Whorwell, P. J. *International Journal of Clinical and Experimental Hypnosis* 2008; 56: 306–317

Mawdsley, J. E. et al. *The American Journal of Gastroenterology* 2008; 103: 1460–1469

Keefer, L. et al. *Alimentary Pharmacological Therapy* 2013; 38: 761–71

18 Gonsalkorale, W. M. et al. *Gut* 2003; 52: 1623–1629

19 Lea, R. et al. *Alimentary Pharmacology & Therapeutics* 2003; 17: 635–642

20 Chiarioni, G., Vantini, I., de Iorio, F. und Benini, L. *Alimentary Pharmacology & Therapeutics* 2006; 23: 1241–1249

21 Whorwell, P. J. et al. *The Lancet* 1992; 340: 69–72

22 Siehe zum Beispiel:
Lindfors, P. et al. *American Journal of Gastroenterology* 2012; 107: 276–285
Moser, G. et al. *American Journal of Gastroenterology* 2013; 108: 602–609

23 Peters, S. L. et al. *Alimentary Pharmacology & Therapeutics* 2015; doi: 10.1111/apt.13202

24 Siehe: http://www.nhs.uk/conditions/hypnotherapy/Pages/Introduction. aspx [abgerufen am 24. März 2015]

25 Interview mit Jeremy Howick, Oxford, 20. April 2015.

26 Der online-Suchmaschine der NIH zufolge, projectreporter.nih.gov, finanzieren die NIH gegenwärtig fünf Forschungsprojekte mit «Hypnose» oder «Hypnotherapie» im Titel (im Vergleich zu 35 mit «Achtsamkeit»).

27 Miller, V. et al. *Alimentary Pharmacology & Therapeutics* 2015; doi: 10.1111/apt.13145

Kapitel 6

1 Sam Browns Geschichte wird in ‹Burning Man› von Jay Kirk erzählt, *GQ Magazine*, Februar 2012. Abrufbar unter: http://www.gq.com/news-politics/newsmakers/201202/burning-man-sam-brown-jay-kirk-gq-february-2012

2 Hoffman, H. G. et al. *Annals of Behavioral Medicine* 2011; 41: 183–191

3 Pilkington, E. ‹Painkiller Addiction: The plague that is sweeping the US›, *The Guardian*, 28. November 2012. Abrufbar unter:
http://www.theguardian.com/society/2012/nov/28/painkiller-addiction-plague-united-states

4 The American Society of Interventional Pain Physicians (ASIPP) Fact Sheet. Abrufbar unter: https://www.asipp.org/documents/ASIPPFactSheet 101111.pdf

5 ‹Opioids Drive Continued Increase in Overdose Deaths›, *CDC Press Release*, 20. Februar 2013. Abrufbar unter: http://www.cdc.gov/media/releases/2013/p0220_drug_overdose_deaths.html

Siehe auch ‹Vital Signs: Overdoses of opioid prescription pain relievers –
United States, 1999–2008›, *Centers for Disease Control and Prevention
Morbidity and Mortality Weekly Report* 2011; 60: 1487–1492. Abrufbar un-
ter: http://www.cdc.gov/mmwr/preview/mmwrhtml/mm6043a4.htm

6 Ahmed, A. ‹Painkiller Addictions Worst Drug Epidemic in US History›, *Al
Jazeera America*, 30. August 2013. Abrufbar unter: http://america.aljazeera.
com/articles/2013/8/29/painkiller-kill-morepeoplethanmarijuanause.html

7 ‹Aron Ralston Shares His Incredible Story of Survival›. Abrufbar unter:
https://www.youtube.com/watch?v=83nk6zmu5_o

8 Telefoninterview mit Hunter Hoffman, 7. Mai 2014.

9 Zahl aus dem Interview mit Sam Sharar, University of Washington Medical Center, 8.–9. Mai 2014. Siehe auch Hoffman, H. et al. *Annals of Behavioral Medicine* 2011; 41: 183–191

10 Besprochen in Hoffman, H. et al. *Annals of Behavioral Medicine* 2011; 41:
183–191

11 Maani, C. V. et al. *Journal of Trauma and Acute Care Surgery* 2011; 71:
S125–130

12 Dieses Zitat stammt aus ‹Burning Man› von Jay Kirk, *GQ Magazine*, Februar 2012. Abrufbar unter: http://www.gq.com/news-politics/newsma-
kers/201202/burning-man-sam-brown-jay-kirk-gq-february-2012

13 Esdailes Behandlung von Goroochuan Shah ist beschrieben in *Hidden
Depths: The Story of Hypnosis* (2002) von Robin Waterfield, pp. 196–197.

14 Interview mit David Patterson, Seattle, Washington, 10. Mai 2014.

15 Patterson, D. R. et al. *The International Journal of Clinical & Experimental
Hypnosis* 2004; 52: 27–38

16 Patterson, D. R. et al. *The International Journal of Clinical & Experimental
Hypnosis* 2010; 58: 288–300

17 Barnsley, N. et al. *Current Biology* 2011; 21: R945–946

18 Moseley, G. L. *Neuroscience & Biobehavioral Reviews* 2012; 36: 34–46

19 Telefoninterview mit Candy McCabe, 19. Dezember 2014.

20 McCabe, C. *Journal of Hand Therapy* 2011; 24: 170–179
Preston, C. und Newport, R. *Rheumatology* 2011; 50: 2314–2315

21 Rothgangel, A. S. et al. *International Journal of Rehabilitation Research* 2011;
34: 1–13

22 Interview mit David Spiegel, Institut Curie, Paris, 23. Oktober 2013.

Kapitel 7

1 ‹Childhood, Infant and Perinatal Mortality in England and Wales›, *Office for National Statistics Bulletin* 2012. Abrufbar unter: http://www.ons.gov. uk/ons/dcp171778_350853.pdf

2 Waldenstrom, U. et al. *Journal of Psychosomatic Obstetrics & Gynecology* 1996; 17: 215–228

3 Olde, E. et al. *Clinical Psychology Review* 2006; 26: 1–16

4 In England (2013/14) betrug die Rate «nicht-assistierter Entbindungen» (ohne Geburtseinleitung, Kaiserschnitt, Instrumentenentbindung oder Dammschnitt, aber einschließlich Schmerzlinderung, z. B. durch eine Epiduralanästhesie, 44,5 %.
http://www.birthchoiceuk.com/Professionals/index.html

5 Hodnett, E. D. et al. *Cochrane Database of Systematic Reviews* 2012; issue 10, article no. CD003766

6 Telefoninterview mit Ellen Hodnett, 10. März 2014.

7 Gibbons, L. et al. ‹The Global Numbers and Costs of Additionally Needed and Unnecessary Caesarean Sections Performed Per Year: Overuse as a barrier to universal coverage›, *World Health Report* 2010. Background Paper 30. Abrufbar unter: http://www.who.int/healthsystems/topics/financing/healthreport/30C-sectioncosts.pdf

8 England, Statistiken: http://www.birthchoiceuk.com/Professionals/index.html
USA, Statistiken: http://www.cdc.gov/nchs/fastats/delivery.htm

9 Das ist aus Tierversuchen wohlbekannt. Bei Menschen gibt es nur sehr wenige Studien zu diesem Thema, aber siehe zum Beispiel:
Lederman, R. P. *American Journal of Obstetrics & Gynecology* 1978; 132: 495–500
Lederman, R. P. *American Journal of Obstetrics & Gynecology* 1985; 153: 870–877

10 Hodnett, E. D. et al. *Journal of the American Medical Association* 2002; 288: 1373–1381

11 Brocklehurst, P. et al. *British Medical Journal* 2011; 343: d7400

12 Symon, A. et al. *British Medical Journal* 2009; 338: b2060
Babys in der Gruppe unabhängiger Hebammen hatten ein höheres Sterberisiko, aber die Autoren kamen zu dem Schluss, dies sei so, weil in diese Gruppe signifikant mehr «Risiko»-Schwangere mit vorher existierenden medizinischen Beschwerden und Komplikationen fielen. Als sie diese Fälle aus ihrer Analyse ausschlossen, war die Todesrate in beiden Gruppen gleich.

13 Olsen, O. und Clausen, J. A. *Cochrane Database of Systematic Reviews* 2012, issue 9. Art. No. CD000352.

14 ‹New Advice Encourages More Home Births›, NHS Choices, 13 May 2014. Abrufbar unter: http://www.nhs.uk/news/2014/05May/Pages/New-advice-encourages-more-home-births.aspx

15 Mein Sohn wurde am Morgen des 18. Oktober 2012 geboren. Meine Hebammen, Jacqui Tomkins und Elke Heckel, gehören zur London Birth Practice (www.londonbirthpractice.co.uk). Tomkins ist seit 2013 Vorsitzende der Independent Midwives UK (IMUK) und wurde 2014 vom British Journal of Midwifery Awards wegen ihres Einsatzes für die Versicherung von selbständigen Hebammen zur «Hebamme des Jahres» gewählt.

16 Da ich zuvor einen Kaiserschnitt hatte, galt meine zweite Schwangerschaft wegen der Gefahr, dass meine Narbe aufgrund der vorangegangenen Operation bei der Geburt aufbricht, was ernste Konsequenzen für Mutter und Kind haben könnte, offiziell als «Risikoschwangerschaft».
Nach den NHS-Richtlinien hätte ich nicht versuchen sollen, zu Hause zu gebären. Mein Partner und ich sahen uns die Datenlage zum Thema Uterusruptur an und kamen zu dem Schluss, dass das zusätzliche Risiko in meinem Fall sehr gering war. Wir entschieden – unterstützt von der Leiterin der Geburtshilfe an meinem heimischen Krankenhaus –, dass die Vorteile einer ständigen Betreuung zu Hause dieses Risiko in unserem Fall aufwogen.

17 ‹NICE Confirms Midwife-led Care During Labour is Safest for Straightforward Pregnancies›, *NICE Press Release*, 3. Dezember 2014. Abrufbar unter: https://www.nice.org.uk/news/press-and-media/midwife-care-during-labour-safest-women-straightforward-pregnancies

18 Hodnett, E. D. et al. *Journal of the American Medical Association* 2002; 288: 1373–1381

19 ‹The Cost of Having a Baby in the United States›, *Truven Health Analytics Marketscan Study*, Januar 2013. Abrufbar unter: http://transform.childbirthconnection.org/wp-content/uploads/2013/01/Cost-of-Having-a-Baby1.pdf

20 Skypevideo-Interview mit Elvira Lang, 24. April 2014.

21 Lang, E. V. et al. *The Lancet* 2000; 355: 1486–1490
Lang, E. V. et al. *Pain* 2006; 126: 155–164
Lang, E. V. et al. *Journal of Vascular and Interventional Radiology* 2008; 19: 897–905

22 Lang, E. V. und Rosen, M. P. *Radiology* 2002; 222: 375–382

23 Langs Unternehmen heißt Hypnalgesics (siehe www.hypnalgesics.com). Lang hat zudem zwei Bücher über Comfort Talk geschrieben – *Patient*

Sedation Without Medication (2011), das auf im Gesundheitswesen Tätige abzielt, und *Managing Your Medical Experience* (2014), das für Patienten geschrieben ist.

24 Lang, E. V. *Journal of Radiology Nursing* 2012; 31: 114–119

25 Lang, E. V. et al. *Pain* 2005; 114: 303–309

26 Werkzeuge zu liefern, die Patienten selbst einsetzen können, um allein zurechtzukommen, statt einfach mit ihnen zu reden oder ihnen auf andere Weise Trost zuzusprechen, ist offenbar entscheidend wichtig. In einer Studie mit 201 Patienten, deren Tumoren chemisch oder elektrisch zerstört wurden, richtete Lang eine Kontrollgruppe ein, die eine «empathische Betreuung» erhielt, bei der darauf geachtet wurde, negative Sprache zu vermeiden und auf Bitten rasch einzugehen (Lang, E. V. et al. *Journal of Vascular and Interventional Radiology* 2008; 19: 897–905). Diese Patienten waren am Schluss weitaus ängstlicher als diejenigen, die die Standardbetreuung erhalten hatten. Sie brauchten mehr Medikamente und litten unter so vielen Komplikationen – Dinge wie fallende Sauerstoffspiegel oder gefährliche Blutdruckspitzen –, dass Lang die Studie vorzeitig abbrechen musste (Patienten in der Comfort-Talk-Gruppe, denen auch ein Entspannungsskript vorgelesen wurde, schnitten viel besser ab als die Standardgruppe). Lang sagt, dass die Schwestern der Empathie-Gruppe versuchten, ihre Patienten zu trösten, indem sie ihnen zum Beispiel von ihren eigenen Krankheitserfahrungen berichteten oder ihnen über die Stirn strichen, und sie denkt, dass dies die Bemühungen der Patienten störte, selbst mit ihrer Situation fertig zu werden. Das gehörte nicht zur beabsichtigten Intervention, aber «plötzlich wollten alle im Zimmer besonders nett sein», glaubt sie, «und manchmal wollten die Patienten einfach nur in Frieden gelassen werden.»

27 Lang, E. V. et al. *Academic Radiology* 2010; 17: 18–23

28 Temel, J. S. et al. *The New England Journal of Medicine* 2010; 363: 733–742

29 Telefoninterview mit Vicki Jackson, 16. Dezember 2014.

30 Temel, J. S. et al. *The New England Journal of Medicine* 2010; 363: 733–742

Kapitel 8

1 Telefoninterview mit Robert Kloner, 23. April 2013.

2 Kloner, R. A. et al. *Journal of the American College of Cardiology* 1997; 30: 1174–1180

3 Meisel, S. R. et al. *The Lancet* 1991; 338: 660–661
Trichopoulos, D. et al. *The Lancet* 1983; 1: 441–444
Suzuki, S. et al. *The Lancet* 1995; 345: 981

4   Als Kloner beispielsweise im Anschluss an die Terrorattacken vom 11. September 2001 nach einer Häufung von kardialen Todesfällen in New York suchte, fand er nichts. Er vermutet, dass dies so ist, weil die meisten Menschen, die direkt in Gefahr waren und daher unter diesem Effekt hätten leiden können – diejenigen, die sich in den beiden Türmen befanden –, beim Kollabieren der Gebäude sowieso starben.

5   Weitere Informationen zu den Whitehall-Studien finden sich hier: https://www.ucl.ac.uk/whitehallII

6   Bobak, M. und Marmot, M. *British Medical Journal* 1996; 312: 421–425

7   Dhabhar, F. S. et al. *Psychoneuroendocrinology* 2012; 37: 1345–1368

8   Glaser, R. und Kiecolt-Glaser, J. K. *Nature Reviews Immunology* 2005; 5: 243–251
    Cohen, S. et al. *Journal of the American Medical Association* 2007; 298: 1685–1687

9   Cohen, S. et al. *Proceedings of the National Academy of Sciences* 2012; 109: 5995–5999

10 Christian, L. M. et al. *Neuroimmunomodulation* 2006; 13: 337–346
    Godbout, J. P. und Glaser, R. *Journal of Neuroimmune Pharmacology* 2006; 1: 421–427

11 McDade, T. W. *Proceedings of the National Academy of Sciences* 2012; 109 supp 2: 17281–17288

12 Chung, H. Y. et al. *Ageing Research* 2009; 8: 18–30

13 Chida, Y. et al. *Nature Clinical Practice Oncology* 2008; 5: 466–475
    Heikkilä, K. et al. *British Medical Journal* 2013; 346: f165

14 Jenkins, F. J. et al. *Journal of Applied Biobehavioral Research* 2014; 19: 3–23

15 Sloan, E. K. et al. *Cancer Research* 2010; 70: 7042–7052 (Brustkrebs)
    Lamkin, D. M. et al. *Brain, Behavior & Immunity* 2012; 26: 635–641 (akute lymphoblastische Leukämie)
    Kim-Fuchs, C. et al. *Brain, Behavior & Immunity* 2014; 40: 40–47 (Pankreaskrebs)

16 Lemeshow, S. et al. *Cancer Epidemiology, Biomarkers & Prevention* 2011; 20: 2273–2279

17 Blackburns Rolle bei der Aufklärung ihrer Funktion wurde 2009 mit einem Teil des Nobelpreises für Physiologie oder Medizin geehrt.

18 Epel, E. S. et al. *Proceedings of the National Academy of Sciences* 2004; 101: 17312–17315

19 Sapolsky, R. *Proceedings of the National Academy of Sciences* 2004; 101: 17323–17324

20 Was ein Review angeht, siehe: Lin, J. et al. *Mutation Research* 2012; 730: 85–89

Es gibt auch Hinweise, wie Stress Telomere beeinflusst; in Laborexperimenten reduziert das Stresshormon Cortisol die Telomeraseaktivität, während Moleküle, die an Entzündungsprozessen beteiligt sind, Telomere direkt zerstören. Dieser Prozess scheint in beide Richtungen zu wirken – wenn die Telomere von Immunzellen zu kurz werden, setzen sie Substanzen frei, die die Entzündungen weiter anfachen, siehe: Rodier, F. und Campisi, J. *Journal of Cell Biology* 2011; 192: 547–556.

21 Dieses Zitat stamm aus ‹Can Meditation Really Slow Ageing?› von Jo Marchant, erschienen bei Mosaic, 1. Juli 2014. Abrufbar unter: http://mosaicscience.com/story/can-meditation-really-slow-ageing. (Der Teil von Absatz 1 auf Seite 215 bis Absatz 2 auf Seite 216 lehnt sich an diesen Artikel an.)

22 Cawthon, R. M. et al. *The Lancet* 2003; 361: 393–395

23 Armanios, M. und Blackburn, E. H. *Nature Reviews Genetics* 2012; 13: 693–704

24 Codd, V. et al. *Nature Genetics* 2013; 45: 422–427

25 Epel, E. S. et al. *Aging* 2009; 1: 81–88
Zhao, J. et al. *Diabetes* 2014; 63: 354–362

26 «Arm» wird durch die Armutsschwelle der Regierung definiert – diese lag beispielsweise 2014 für eine vierköpfige Familie (mit zwei Kindern) bei einem Jahreseinkommen von weniger als 24 008 Dollar. Mehr Informationen über die wirtschaftlichen Herausforderungen, denen sich Gemeinden im Schwarzen Gürtel gegenübersehen, finden sich in: Brody, G. H., Kogan, S. M. und Grange, C. M. (2012). ‹Translating Longitudinal, Developmental Research with Rural African American Families into Prevention Programs for Rural African American Youth›. In V. Maholmes und R. B. King (Hg.), *Oxford Handbook of Poverty and Child Development*. London: Oxford University Press.

27 Telefoninterview mit Gene Brody, 8. Januar 2015, und Interview, Emory University, Atlanta, 4. Februar 2014.

28 Brody, G. H., Kogan, S. M. und Grange, C. M. (2012). ‹Translating Longitudinal, Developmental Research with Rural African American Families into Prevention Programs for Rural African American Youth›. In V. Maholmes und R. B. King (Hg.), *Oxford Handbook of Poverty and Child Development*. London: Oxford University Press

29 Miller, G. E. et al. *Psychological Bulletin* 2011; 137: 959–997

30 Siehe beispielsweise: http://www.ted.com/talks/richard_wilkinson?language=en

31 Telefoninterview mit Greg Miller, 4. Dezember 2014.
Diese Forschung ist zusammengefasst in Marmot, M. *The Status Syndrome:*

How Social Standing Affects Our Health and Longevity (2005), Holt Paperbacks.

32 Miller, G. E. et al. *Proceedings of the National Academy of Sciences* 2009; 106: 14716–14721

33 Osler, M. et al. *International Journal of Epidemiology* 2006; 35: 1272–1277

34 Kittleson, M. M. et al. *Archives of Internal Medicine* 2006; 166: 2356–2361

35 Lin, J. et al. *Mutation Research* 2012; 730: 85–89

36 Siehe beispielsweise:
Szanton, S. L. et al. *International Journal of Behavioral Medicine* 2012; 19: 489–495
Chae, D. H. et al. *American Journal of Preventive Medicine* 2014; 46: 103–111
Brody, G. H. et al. *Child Development* 2014; 85: 989–1002

37 Blackburn, E. H. und Epel, E. S. *Nature* 2012; 490: 169–171

38 Dieses Zitat (und dasjenige im folgenden Absatz) stammt aus ‹Can Meditation Really Slow Ageing?› von Jo Marchant, erschienen bei Mosaic, 1. Juli 2014. Abrufbar unter: http://mosaicscience.com/story/can-meditation-really-slow-ageing. (Der Text auf Seite 222, Absatz 3, bis S. 223, Absatz 2, lehnt sich an diesen Artikel an.)

39 Telefoninterview mit Elissa Epel, 24. Februar 2014.

40 Dieses Konzept (wie auch das Beispiel mit den Skiern) ist ausführlicher beschrieben in:
Jamieson, J. P. et al. *Current Directions in Psychological Science* 2013; 22: 51–56.

41 Telefoninterview mit Wendy Mendes, 17. September 2014.

42 Jamieson, J. P. et al. *Current Directions in Psychological Science* 2013; 22: 51–56

43 Jamieson, J. P. et al. *Journal of Experimental Social Psychology* 2010; 46: 208–212

44 Chen, E. et al. *Child Development* 2004; 75: 1039–1052

45 Miller, G. E. et al. *Psychological Bulletin* 2011; 137: 959–997

46 McEwen, B. S. und Gianaros, P. J. *Annals of the New York Academy of Sciences* 2010; 1186: 190–222
McEwen, B. S. und Morrison, J. H. *Neuron* 2013; 79: 16–29

47 Ganzel, B. L. et al. *NeuroImage* 2008; 40: 788–795

48 Miller, G. E. et al. *Psychological Bulletin* 2011; 137: 959–997

49 Sweitzer, M. M. et al. *Nicotine & Tobacco Research* 2008; 10: 1571–1575

50 Gianaros, P. J. et al. *Cerebral Cortex* 2011; 21: 896–910

Kapitel 9

1 Die Absätze 1–2 und 18–19 in diesem Kapitel sind angelehnt an ‹Can Meditation Really Slow Ageing?› von Jo Marchant, erschienen bei Mosaic, 1. Juli 2014. Abrufbar unter: http://mosaicscience.com/story/can-meditation-really-slow-ageing

2 Telefoninterview mit Mark Williams, 9. Februar 2009, bestätigt via E-Mail im April 2015.

3 Pagnoni, G. et al. PLoS One 2008; 3: e3083

4 Dieses Zitat stammt aus Gareth Walkers Videozeugnis, gepostet unter: http://www.everyday-mindfulness.org/gareths-video-testimonial/ [abgerufen am 2. April 2015]. Alle anderen Aussagen von Gareth Walker stammen aus meinem Interview, Barnsley, 23. Januar 2015.

5 Interview mit Trudy Goodman, Santa Monica, 22. November 2013.

6 *National Health Statistics Reports*, no. 79, 10. Februar 2015. Abrufbar unter: http://www.cdc.gov/nchs/data/nhsr/nhsr079.pdf

7 Siehe Pickert, K. ‹The Mindful Revolution›, *TIME Magazine*, 23. Januar 2014. Abrufbar unter: http://time.com/1556/the-mindful-revolution/

8 Siehe beispielsweise:
Lauche, R. et al. *Journal of Psychosomatic Research* 2013; 75: 500–510
Lerner, R. et al. *Cancer and Clinical Oncology* 2013; 2: 62–72
Veehof, M. M. et al. *Pain* 2011; 152: 533–542
Piet, J. et al. *Journal of Consulting and Clinical Psychology* 2012; 80: 1007–1020
Hofmann, S. G. *Journal of Consulting and Clinical Psychology* 2010; 78: 169–183
Chiesa, A. und Serretti, A. *The Journal of Alternative and Complementary Medicine* 2011; 17: 83–93
Cramer, H. et al. *Current Oncology* 2012; 19: e343–351

9 Was Diskussionen zu diesem Thema angeht, siehe zum Beispiel:
Blomfield, V. ‹Buddhism and the Mindfulness Movement: Friends or foes?›, Blog-Post 6. April 2012. Abrufbar unter: http://www.wiseattention.org/blog/2012/04/06/buddhism-the-mindfulness-movement-friends-or-foes/
‹Mindfulness: Panacea or fad?›, BBC Radio 4, 11. Januar 2015. Moderiert von Emma Barnett. Produziert von Phil Pegum. Abrufbar unter: http://www.bbc.co.uk/programmes/b04xmqdd

10 Szalavitz, M. *Scientific American*, Juli 2014: 30–31

11 Barker, K. *Social Science & Medicine* 2014; 106: 168–176

12 Interview mit Gareth Walker, Barnsley, UK, 23. Januar 2015.

13 Siehe: http://www.everyday-mindfulness.org/

14 Interview mit Willem Kuyken, University of Exeter, 23. Februar. Seit unserem Treffen ist Kuyken nach Oxford gewechselt und ist nun Direktor des Oxford Mindfulness Centre.

15 Teasdale, J. D. et al. *Journal of Consulting and Clinical Psychology* 2000; 68: 615–623

Ma, S. H. und Teasdale, J. D. *Journal of Consulting and Clinical Psychology* 2004; 72: 31–40

Diese beiden randomisierten kontrollierten Studien verglichen MBCT mit Standardbetreuung, schlossen jedoch Patienten aus, die gerade Antidepressiva nahmen. Kuykens anschließende Studien der Therapie verglichen MBCT mit einer medikamentösen Behandlung.

16 Kuyken, W. et al. *Journal of Consulting and Clinical Psychology* 2008; 76: 966–978

17 Kuyken, W. et al. *The Lancet* 2015; doi: 10.1016/S0140-6736(14)62222-4

18 Interview mit Sara Lazar, Harvard University, Boston, 27. Mai 2014.

19 Dieses Zitat stammt aus ‹Can Meditation Really Slow Ageing?› von Jo Marchant, erschienen bei Mosaic, 1. Juli 2014. Abrufbar unter: http://mosaicscience.com/story/can-meditation-really-slow-ageing

20 Lutz, A. *Proceedings of the National Academy of Sciences* 2004; 101: 16369–16373

21 Lazar, S. W. et al. *NeuroReport* 2005; 16: 1893–1897

22 Eriksson, P. S. et al. *Nature Medicine* 1998; 4: 1313–1317

23 Hölzel, B. K. et al. *SCAN* 2010; 5: 11–17

Hölzel, B. K. et al. *Psychiatry Research: Neuroimaging* 2011; 191: 36–43

24 Luders, E. *Annals of the New York Academy of Sciences* 2014; 1307: 82–88

25 Gard, T. et al. *Frontiers in Aging Neuroscience* 2014; 6: 76

26 Mohr, D. C. et al. *British Medical Journal* 2004; doi:10.1136/bmj.38041.724421.55

27 Buljevac, D. et al. *British Medical Journal* 2003; 327: 646

28 Mohr, D. C. et al. *Neurology* 2012; 79: 412–419

29 Die Ergebnisse der dreimonatigen Meditationsstudie von Blackburn und Epel finden sich in: Jacobs, T. L. et al. *Psychoneuroendocrinology* 2011; 36: 664–681

Zu anderen Beispielen für Studien, die dafür sprechen, dass Meditation die Telomerase stärken oder die Telomere verlängern könnten, gehören:

Ornish, D. et al. *The Lancet Oncology* 2013; 14: 1112–1120

Lavretsky, H. et al. *International Journal of Geriatric Psychiatry* 2013; 28: 57–65

30 Dieses Zitat (und das Zitat von Elizabeth Blackburn im folgenden Absatz)

stammen aus ‹Can Meditation Really Slow Ageing?› von Jo Marchant, erschienen bei Mosaic, 1. Juli 2014. Abrufbar unter: http://mosaicscience.com/story/can-meditation-really-slow-ageing

31 Interview mit Elizabeth Blackburn, Paris, 23. Oktober 2013.

32 Kabat-Zinn, J. et al. *Psychosomatic Medicine* 1998; 60: 625–632

33 Davidson, R. J. et al. *Psychosomatic Medicine* 2003; 65: 564–570

34 Barrett, B. et al. *Annals of Family Medicine* 2012; 10: 337–346

35 Simpson, R. et al. *BMC Neurology* 2014; 14: 15

36 Telefoninterview mit Robert Simpson, 7. Januar 2015.

Kapitel 10

1 Rosero-Bixby, L. ‹Costa Rican Nonagenarians: Are they the longest living male humans?› Artikel, vorgestellt auf der I USSP V International Population Conference, Tours, Frankreich, 2005

2 Rosero-Bixby, L. et al. *Vienna Yearb. Popul. Res.* 2013; 11: 109–136

3 Dan Buettner beschreibt den Besuch in seinem 2010 erschienenen Buch *Blue Zones: Lessons for Living Longer From the People Who've Lived the Longest*, veröffentlicht von der National Geographic Society.

4 Rehkopf, D. H. et al. *Experimental Gerontology* 2013; 48: 1266–1273

5 Telefoninterview mit Michel Poulain, 2. September 2013.

6 House, J. S. et al. *American Journal of Epidemiology* 1982; 116: 123–140

7 House, J. S. et al. *Science* 1988; 241: 540–545

8 Holt-Lunstad, J. et al. *PLoS Medicine* 2010; 7: e1000316

9 Telefoninterview mit Charles Raison, 30. März 2011, bestätigt via E-Mail im Mai 2015. Dieses Zitat stammt aus dem Artikel ‹Heal Thyself› von Jo Marchant, *New Scientist*, 27. August 2011, pp. 30–34. Als wir uns unterhielten, war Raison Professor an der Emory University in Atlanta, Georgia. Heute arbeitet er an der University of Wisconsin-Madison.

10 Vespa, J. et al. *America's Families & Living Arrangements*: 2012 www.census.gov/prod/2013pubs/p20-570.pdf

11 McPherson, M. et al. *American Sociological Review* 2006; 71: 353–375

12 Eisenberger, N. I. et al. *Science* 2003; 302: 290–292
Eisenberger, N. I. und Cole, S. W. *Nature Neuroscience* 2012; 15: 1–6

13 Cacioppo, J. T. et al. *Annals of the New York Academy of Sciences* 2011; 1231: 17–22
Hawkley, L. C. und Cacioppo, J. T. *Annals of Behavioral Medicine* 2010; 40: 218–227

14 Telefoninterview mit John Cacioppo, 21. April 2011.

15 Dieses Zitat stammt aus dem Artikel ‹Heal Thyself› von Jo Marchant, *New Scientist*, 27. August 2011, pp. 30–34

16 Luo, Y. et al. *Social Science & Medicine* 2012; 74: 907–914

17 Cole, S. W. et al. *Genome Biology* 2007; 8: R189

18 Interview mit Steve Cole, University of California Los Angeles (UCLA), 21. November 2013.

19 Cole, S. W. et al. *Proceedings of the National Academy of Sciences* 2011; 108: 3080–3085

20 Cole, S. W. *PLoS Genetics* 2014; 10: e1004601

21 Antoni, M. H. et al. *Biological Psychiatry* 2012; 71: 366–372

22 Telefoninterviews mit Michael Antoni, 18. September 2013 und 6. März 2014.

23 Dieses Zitat stammt aus ‹The Pursuit of Happiness› von Jo Marchant, *Nature* 2013; 503: 458–460

24 Spiegel, D. et al. *The Lancet* 1989; 334: 888–891

25 Das war David Spiegels Zählung, als ich ihn im Institut Curie, Paris, am 23. Oktober 2013 interviewte. Zu den negativen Studien gehörte eine große kanadische Studie mit 235 Frauen mit metastasierendem Brustkrebs, die 2001 veröffentlicht wurde (Goodwin, P. J. et al. *New England Journal of Medicine* 2001; 345: 1719–1726), und Spiegels eigener Versuch, seine 1989er Studie mit 125 Frauen mit diesem Leiden zu wiederholen, veröffentlicht 2007 (Spiegel, D. et al. *Cancer* 2007; 110: 1130–7). Spiegel argumentiert, dass einige dieser Studien problematisch sind, zum Beispiel, dass die getestete Intervention von vornherein keine psychologischen Veränderungen hervorrief und daher nicht zu erwarten war, dass sie irgendwelche körperlichen Auswirkungen hatte.

Die prominenteste der positiven Studien ist eine 2008 publizierte Studie unter Leitung von Barbara Andersen von der Ohio State University mit 227 Frauen, die an einem nicht-metastasierenden Brustkrebs litten (Andersen, B. L. et al. *Cancer* 2008; 113: 3450–3458). Diese Frauen absolvierten einen viermonatigen Kurs, der darauf abzielte, ihnen soziale Unterstützung zu bieten und ihnen zu helfen, mit dem Stress in ihrem Leben besser fertig zu werden. Andersen verfolgte das Schicksal dieser Frauen durchschnittlich 11 Jahre lang. Ihre Stimmung und ihre Immunreaktionen verbesserten sich, und ihre durchschnittliche Überlebenszeit stieg um sechs Monate, von 2,2 Jahren in der Kontrollgruppe auf 2,8 Jahre in der Therapiegruppe. Der Skeptiker James Coyne hat die in dieser Studie verwendete statistische Analyse kritisiert und argumentiert, die Daten zeigten tatsächlich kein positives Resultat (Stefanek, M. E. et al. *Cancer* 2009; 115: 5612–5616).

26 Aizer, A. A. et al. *Journal of Clinical Oncology* 2013; 31: 3869–3876

Bei Prostata-, Brust-, Dickdarm-, Speiseröhren- und Kopf/Hals-Krebs kamen die Autoren zu dem Schluss, dass der Überlebensvorteil, verheiratet zu sein, größer war als derjenige, der für Chemotherapie publiziert wurde.

27 Interview mit David Spiegel, Institut Curie, Paris, 23. Oktober 2013.

28 Telefoninterview mit James Coyne, 19. September 2013.

29 Buchen, L. *Nature* 2010; 467: 146–148

30 McGowan, P. O. et al. *Nature Neuroscience* 2009; 12: 342–348

31 Lam, L. L. et al. *Proceedings of the National Academy of Sciences* 2012; 109: 17253–17260
Romans, S. E. et al. *Child Development* 2014; 86: 303–309
Naumova, O. Y. et al. *Development & Psychopathology* 2012; 24: 143–155
Fraga, M. F. et al. *Proceedings of the National Academy of Sciences* 2005; 102: 10604–10609

32 Einer der Ersten, die diese Idee veröffentlichten, war der Biologe Bruce Lipton, und zwar in seinem 2005 erschienenen Buch *The Biology of Belief: Unleashing the Power of Consciousness, Matter & Miracles*. Dies ist heute eine populäre Behauptung auf New-Age- und Gesundheits-Webseiten, siehe zum Beispiel:
http://www.abundance-and-happiness.com/epigenetics.html
http://healthscamsexposed.com/2014/06/epigenetics-proves-cancer-is-not-mysterious-or-inevitable/
http://healingthecause.blogspot.co.uk/2014/03/ancestral-healing-epigenetics.html

33 Diese Ideen werden ausführlich diskutiert in:
Cole, S. W. *Current Directions in Psychological Science* 2009; 18: 132–137
Cole, S. W. *PLoS Genetics* 2014; 10: e1004601

34 Brody, G. H., Kogan, S. M. und Grange, C. M. (2012). ‹Translating Longitudinal, Developmental Research with Rural African American Families into Prevention Programs for Rural African American Youth›. In V. Maholmes und R. B. King (Hg.), *Oxford Handbook of Poverty and Child Development*. London: Oxford University Press.
Mehrere andere Studien, beispielsweise von Greg Miller von der Northwestern University, haben ebenfalls ergeben, dass eine warmherzige oder unterstützende Erziehung Menschen vor den biologischen Auswirkungen von Stress im späteren Leben schützt.
Miller, G. E. und Chen, E. *Child Development Perspectives* 2013; 7: 67–73

35 Brody, G. H. et al. *Journal of Adolescent Health* 2008; 43: 474–481

36 Miller, G. E. et al. *Proceedings of the National Academy of Sciences* 2014; 111: 11287–11292

37 Telefoninterview mit Greg Miller, 4. Dezember 2014.

38 Einsamkeit wie auch chronischer Stress erhöhen vermutlich das Demenz-
risiko. Siehe zum Beispiel:

Holwerda, T. J. et al. *Journal of Neurology, Neurosurgery and Psychiatry*
2014; 85:135–142

Greenberg, M. S. et al. *Alzheimer's & Dementia* 2014; 10: S155–S165

39 Telefoninterview mit Michelle Carlson, 24. Februar 2015.

40 Fried, L. P. et al. *Journal of Urban Health* 2004; 81: 64–78

41 Carlson, M. C. et al. *Journal of Gerontology: Medical Sciences* 2009; 64:
1275–1282

Carlson, M. C. et al. *Alzheimer's & Dementia*. Erscheint noch.

42 Telefoninterview mit Lobsang Negi, 10. Dezember 2014, und Interview,
Emory University in Atlanta, Georgia, 3. Februar 2015.

43 Weitere Informationen über CBCT finden sich unter: http://tibet.emory.
edu/cognitively-based-compassion-training/index.html

44 Pace, T. W. W. et al. *Psychoneuroendocrinology* 2009; 34: 87–98

45 Pace, T. W. W. et al. *Psychoneuroendocrinology* 2013; 38: 294–299

46 Mascaro, J. S. et al. *SCAN* 2013; 8: 48–55

47 Interview mit Brendan Ozawa-de Silva, Atlanta, 4. und 5. Februar 2015.

Kapitel 11

1 Novella, S. ‹Energy Medicine: Noise-based pseudoscience›, Wissenschaftlicher Medizin-Blog, 12. Dezember 2012. Abrufbar unter: https://www.
sciencebasedmedicine.org/energy-medicine-noise-based-pseudoscience/

2 Die hier wiedergegebenen Details aus Janice' Geschichte (Janice ist nicht
ihr wirklicher Name) stammen aus einer elektronischen Version von Kevin Traceys 2005 erschienenem Buch *Fatal Sequence: The Killer Within*,
erschienen bei Dana Press. Tracey bemerkt in der Einleitung des Buches,
dass er während Janice' Krankenhausaufenthalt keine Aufzeichnungen
machte, sondern die Einzelheiten aus dem Gedächtnis rekonstruierte.

3 Levinson, A. T. et al. *Seminars in Respiratory and Critical Care Medicine*
2011; 32: 195–205

4 Tracey, K. *Fatal Sequence*, Kapitel 5

5 Tracey, K. *Fatal Sequence*, Einleitung

6 Lehrer, P. *Biofeedback* 2013; 41: 88–97

7 Vaschillo, E. et al. *Applied Psychophysiology & Biofeedback* 2002; 27: 1–27

8 Lehrer, P. *Biofeedback* 2013; 41: 26–31

9 Thayer, J. F. und Lane, R. D. *Biological Psychology* 2007; 74: 224–242

10 Telefoninterview mit Paul Lehrer, 26. Januar 2015.

11 Del Pozo, J. M. et al. *American Heart Journal* 2004; 147: E11
   Lin, G. et al. *Journal of Alternative & Complementary Medicine* 2012; 18: 143–152

12 Gevirtz, R. *Biofeedback* 2013; 41: 110–120

13 Benson, H. *The Relaxation Response*, Avon Books, 1976, p. 83

14 Siehe beispielsweise:
   Benson, H. et al. *The Lancet* 1974; i: 289–291
   Benson, H. et al. *Journal of Chronic Diseases* 1974; 27: 163–169

15 Benson beschreibt die Ergebnisse seiner anfänglichen Studien in seinem 1976 erschienenen Buch *The Relaxation Response* (pp. 87–95). Beispielsweise sank der Sauerstoffverbrauch während der Meditation abrupt um 10–20 % (verglichen mit rund 8 % während des Schlafs). Langsame Hirnwellen, sogenannte Alpha-Wellen, wurden verstärkt. Die Milchsäurekonzentration im Blut (ein Abfallprodukt des Stoffwechsels) sank um rund 40 %. Die Herzrate verlangsamte sich im Durchschnitt um rund drei Schläge pro Minute.

16 Park, G. und Thayer, J. F. *Frontiers in Psychology* 2014; 5: 278
   Porges, S. W. *Biological Psychology* 2007; 74: 116–143

17 Thayer, J. F. et al. *Neuroscience and Biobehavioral Reviews* 2012; 36: 747–756

18 Lehrer, P. *Psychosomatic Medicine* 1999; 61: 812–821

19 Gevirtz, R. *Biofeedback* 2013; 41: 110–120

20 Beschrieben in Tracey, K. *Fatal Sequence*, Kapitel 7

21 Beschrieben in Tracey, K. *Fatal Sequence*, Kapitel 8

22 Beschrieben in Tracey, K. *Fatal Sequence*, Kapitel 9

23 Watkins, L. R. et al. *Neuroscience Letters* 1995; 183: 27–31

24 Borovikova, L. et al. *Nature* 2000; 405: 458–462

25 Tracey, K. J. *Nature* 2002; 420: 853–859

26 Tracey erzählt diese Geschichte in Tracey, K. ‹Shock Medicine›, *Scientific American* März 2015, pp. 28–35.

27 Kok, B. E. und Fredrickson, B. L. *Biological Psychology* 2010; 85: 432–436

28 Kok, B. E. et al. *Psychological Science* 2013; 24: 1123–1132

29 Telefoninterview mit Bethany Kok, 8. Dezember 2014.

30 Siehe: http://www.heartmath.com/science-behind-emwave/

31 Diese Ideen werden in diesem Interview mit dem Forschungsdirektor von HeartMath, Rollin McCraty, in ‹Sufism: An inquiry› (vol 16, no 2, pp. 33–58) diskutiert. Abrufbar unter: http://issuu.com/iasufism/docs/sufism.vol16.2
   Siehe auch:
   McCraty, R. et al. *The Journal of Alternative & Complementary Medicine* 2004; 10: 133–143

McCraty, R. et al. *The Journal of Alternative & Complementary Medicine* 2004; 10: 325–336

McCraty, R. und Childre, D. *Alternative Therapies in Health and Medicine* 2010; 16: 10–24

32 Zum Beispiel:

Farkas, B. ‹Is Heartmath's emWave Personal Stress Reliever Scientific?›, James Randi Educational Foundation blog, 31. Januar 2011. Abrufbar unter: http://archive.randi.org/site/index.php/swift-blog/1202–is-heartmaths-emwave-personal-stress-reliever-scientific-.html

Novella, S. ‹Energy Medicine: Noise-based pseudoscience›, Wissenschaftlicher Medizin-Blog, 12. Dezember 2012. Abrufbar unter: https://www.sciencebasedmedicine.org/energy-medicine-noise-based-pseudoscience/

33 Xin, W. et al. *American Journal of Clinical Nutrition* 2013; 97: 926–35

34 Videointerview für Sky News. Abrufbar unter: http://news.sky.com/story/1396464/nerve-hack-offers-arthritis-sufferers-hope

35 Koopman, F. A. et al. *Arthritis & Rheumatism* 2012; 64 Suppl. 10: 581

36 Moore, T. «‹Nerve hack› Offers Arthritis Sufferers Hope», Sky News, 23. Dezember 2014. Abrufbar unter: http://news.sky.com/story/1396464/nerve-hack-offers-arthritis-sufferers-hope

37 Tracey, K. ‹Shock Medicine›, *Scientific American* März 2015, pp. 28–35

38 Fritz, J. R. und Huston, J. M. *Bioelectronic Medicine* 2014; 1: 25–29

39 Miller, L. und Vegesna, A. *Bioelectronic Medicine* 2014; 1: 19–24

40 Behar, M. ‹Can the Nervous System Be Hacked?›, *New York Times Magazine*, 23. Mai 2014. Abrufbar unter: http://www.nytimes.com/2014/05/25/magazine/can-the-nervous-system-be-hacked.html

41 Martin, J. L. R. und Martín-Sánchez. E. *European Psychiatry* 2012; 27: 147–155

42 Behar, M. ‹Can the Nervous System Be Hacked?›, *New York Times Magazine*, 23. Mai 2014. Abrufbar unter: http://www.nytimes.com/2014/05/25/magazine/can-the-nervous-system-be-hacked.html

43 Weintraub, A. ‹Brain-altering Devices May Supplant Drugs – and Pharma is OK With That›, Forbes.com, 24. Februar 2015. Abrufbar unter: http://www.forbes.com/sites/arleneweintraub/2015/02/24/brain-altering-devices-may-supplant-drugs-and-pharma-is-ok-with-that/

Tracey, K. ‹Shock Medicine›, *Scientific American* März 2015, pp. 28–35

44 Guerrini, F. ‹DARPA's ElectRx Project: Self-Healing Bodies through Targeted Stimulation of the Nerves›, Forbes.com, 29. August 2014. Abrufbar unter: http://www.forbes.com/sites/federicoguerrini/2014/08/29/darpas-electrx-project-self-healing-bodies-through-targeted-stimulation-of-the-nerves/

45 Tracey, K. *Fatal Sequence*, Kapitel 10

46 Siehe beispielsweise:

Nolan, R. P. et al. *Journal of Internal Medicine* 2012; 272: 161–169

Lehrer, P. et al. *Applied Psychophysiology and Biofeedback* 2010; 35: 303–315

Kox, M. et al. *Psychosomatic Medicine* 2012; 74: 489–494

Olex, S. et al. *International Journal of Cardiology* 2013; 18: 1805–1810

47 Behar, M. ‹Can the Nervous System Be Hacked?›, *New York Times Magazine*, 23. Mai 2014. Abrufbar unter: http://www.nytimes.com/2014/05/25/magazine/can-the-nervous-system-be-hacked.html

48 Tracey, K. *Fatal Sequence*, Kapitel 10

Kapitel 12

1 Dawkins, R. *The God Delusion* (2006) Bantam Press (deutsch: *Der Gotteswahn*, Ullstein, 2008)

Hawking, S. und Mlodinow, L. *The Grand Design* (2010), Bantam Press (deutsch: *Der große Entwurf*, Rowohlt, 2012)

2 ‹Religion, Spirituality and Public Health: Research, applications and recommendations.› Aussage von Harold G. Koenig vor dem Subcommittee on Research and Science Education of the US House of Representatives, 18. September 2008. Abrufbar unter: https://science.house.gov/sites/repu blicans.science.house.gov/files/documents/hearings/091808_koenig.pdf

3 Zum Beispiel fand eine Studie mit 36 000 Erwachsenen in Norwegen 2011, dass deren Blutdruck um so niedriger war, je häufiger sie die Kirche besuchten: Sorensen, T. et al. *The International Journal of Psychiatry in Medicine* 2011; 42: 13–28.

Eine andere Studie mit fast 40 000 Menschen in 22 Ländern fand, dass diejenigen, die in die Kirche gingen, über einen besseren Gesundheitszustand berichteten: Nicholson, A. et al. *Social Science & Medicine* 2009; 69: 519–528.

Eine Übersicht findet sich in Koenig, H. G. et al. *Handbook of Religion and Health* (2012), Oxford University Press.

4 Siehe zum Beispiel Sloan, R. P. et al. *The Lancet* 1999; 353: 664–667.

5 ‹Religion, Spirituality and Public Health: Research, applications and recommendations.› Aussage von Harold G. Koenig vor dem Subcommittee on Research and Science Education of the US House of Representatives, 18. September 2008. Abrufbar unter: https://science.house.gov/sites/repu blicans.science.house.gov/files/documents/hearings/091808_koenig.pdf

6 Telefoninterview mit Richard Sloan, 28. Februar 2015.

7 Chida, Y. et al. *Psychotherapy & Psychosomatics* 2009; 78: 81–90

8 Fox-News-Umfrage, 2011, Frage 29. Abrufbar unter: http://www.foxnews. com/us/2011/09/07/fox-news-poll-creationism/

9 Dieses Zitat und dasjenige im nächsten Abschnitt stammen aus einem 2005 geführten Interview mit Sheri Kaplan, erschienen bei TheBody.com, Abrufbar unter: http://www.thebody.com/hivawards/winners/skaplan.html
Die biographische Information stammt aus jenem Artikel wie auch aus zwei anderen: Cheakalos, C. ‹Positive Approach: Sheri Kaplan gives heterosexuals with HIV a place to celebrate the joys of life›, *People* Magazine, 4. März 2002. Abrufbar unter: http://www.people.com/people/archive/article/0,,20136502,00.html
Bradley Hagerty, B. ‹Can Positive Thoughts Help Heal Another Person?›, *NPR*, 21. Mai 2009. Abrufbar unter: http://www.npr.org/templates/story/story.php?storyId=104351710
Es ist mir nicht gelungen, Sheri zu kontaktieren, um herauszufinden, wie es ihr heute geht.

10 *Spiritual Transformation and Healing: Anthropological, Theological, Neuroscientific and Clinical Perspectives.* Koss-Chioino, J. und Hefner, P. J. (Hg.), AltaMira Press (2006), p. 245
(Sheri wird in diesem Artikel «Susan» genannt).

11 Cotton, S. et al. *Journal of General Internal Medicine* 2006; 21: S5–13

12 Ironson, G. et al. *Journal of General Internal Medicine* 2006; 21: S62–68

13 Sloan, E. et al. 2007. ‹Psychobiology of HIV infection.› In Ader, R. (Hg.), *Psychoneuroimmunology.* Academic Press, San Diego, pp. 869–895
Cole, S. W. *Psychosomatic Medicine* 2008; 70: 562–568

14 Leserman, J. et al. *Psychological Medicine* 2002; 32: 1059–1073

15 Carrico, A. W. und Antoni, M. H. *Psychosomatic Medicine* 2008; 70: 575–584
Creswell, J. D. et al. *Brain, Behavior and Immunity* 2009; 23: 184–188

16 Telefoninterview mit Andrew Newberg, 10. März 2014.

17 Pargament, K. I. et al. *Archives of Internal Medicine* 2001; 161: 1881–1885

18 Ironson, G. et al. *Journal of Behavioral Medicine* 2011; 34: 414–425

19 Ironson, G. et al. *Journal of Behavioral Medicine* 2011; 34: 414–425

20 Wachholtz, A. B. und Pargament, K. I. *Journal of Behavioral Medicine* 2005; 28: 369–384

21 Wachholtz, A. B. und Pargament, K. I. *Journal of Behavioral Medicine* 2008; 31: 351–366

22 Telefoninterview mit Kenneth Pargament, 12. März 2014.

23 Wachholtz, A. B. und Pargament, K. I. *Journal of Behavioral Medicine* 2005; 28: 369–384

24 Pargament, K. I. und Mahoney, A. *The International Journal for the Psychology of Religion* 2005; 15: 179–198

25 Jacobs, T. L. et al. *Psychoneuroendocrinology* 2011; 36: 664–681

26 Telefoninterview mit Clifford Saron, 4. April 2014.

27 Dieses Zitat stammt aus ‹How Meditation Might Ward Off the Effects of Ageing› von Jo Marchant, *Observer*, 24. April 2011. Abrufbar unter: http://www.theguardian.com/lifeandstyle/2011/apr/24/meditation-ageing-shamatha-project

28 Fredrickson, B. L. et al. *Proceedings of the National Academy of Sciences* 2013; 110: 13684–13689
Marchant, J. ‹The Pursuit of Happiness›, *Nature* 2013; 503: 458–460

29 Cacioppo, J. und Patrick, W. *Loneliness: Human Nature and the Need for Social Connection* (2008), p. 262 (deutsch: Einsamkeit: Woher sie kommt, was sie bewirkt, wie man ihr entrinnt. Spektrum Akademischer Verlag, Heidelberg, 2011)

30 Interview mit Alessandro de Franciscis, Lourdes Medical Bureau, 12. Juni 2015.

31 Dieses Zitat stammt aus einem Vortrag von Vittorio Micheli in Our Lady of Lourdes Church, Dublin, 23. Mai 2014.

32 Interview mit Tim Briggs, Royal National Orthopaedic Hospital, Stanmore, Middlesex, 16. Januar und 20. Februar 2015.

Schlussfolgerung

1 ‹Lending a hand that heals›, King5, 16. September 2014. Abrufbar unter: http://www.king5.com/story/entertainment/television/programs/evening magazine/2014/09/16/lending-a-hand-that-heals/15740091/
Mehr Informationen über Mary Lee McRoberts und ihre Arbeit finden sich unter: http://www.maryleemcroberts.com/

2 Während qualitativ unzureichende Studien manchmal ergeben, dass Patienten von Reiki profitieren, verschwindet dieser Nutzen, wenn er in qualitativ hochwertigen Studien geprüft wird, in denen Reiki mit einer Schein-Therapie verglichen wird. Edzard Ernst und seine Kollegen führten 2008 eine systematische Überprüfung von RCTs durch (Lee, M. S. et al. *The International Journal of Clinical Practice* 2008; 62: 947–954). Im Allgemeinen zeigten diese Studien, dass echtes Reiki nicht besser wirkte als Schein-Reiki. Es gab ein paar positive Resultate bei Reiki, aber dabei handelte es sich in der Regel um einmalige Angelegenheiten, wo ein bestimmter Nutzen in einer Studie auftrat, in anderen Studien aber nicht

reproduziert werden konnte. Die meisten dieser Studien weisen Mängel auf, sie sind zum Beispiel zu klein, qualitativ unzureichend oder die Daten wurden nicht ausreichend dokumentiert. Die Autoren kommen zu dem Schluss, dass «der Wert von Reiki unbewiesen bleibt».

3 Eine der rigorosesten Analysen dieser Therapie wurde 2005 veröffentlicht (Shang, A. et al. *The Lancet* 2005; 366: 726–732). Sie umfasste 110 Homöopathie-RCTs und verglich diese mit 110 äquivalenten Studien konventioneller Pharmaka. Als die Autoren ihre Analyse auf die «qualitativ hochwertigen» Studien beschränkten, schnitten die konventionellen Medikamente deutlich besser ab als Placebos, während die homöopathischen Heilmittel nur einen marginalen Nutzen zeigten, was die Ansicht bestätigt, dass sie sich nicht von Placebos unterscheiden (vor allem, wenn man berücksichtigt, dass positive Studien eher veröffentlicht werden als negative). Es gibt weitere Metaanalysen und systematische Übersichtsartikel über homöopathische Studien, doch keine hat jemals überzeugende Belege dafür gefunden, dass homöopathische Mittel besser als Placebos wirken. Und Wissenschaftler haben auch keine messbaren Unterschiede zwischen homöopathischen Heilmitteln und inaktiven Flüssigkeiten oder Pillen finden können.

4 Abbot, N. C. et al. *Pain* 2001; 91: 79–89
Ernst ist inzwischen im Ruhestand und ist emeritierter Professor für Complementary Medicine an der Exeter University. Mehr Informationen über seine Arbeit finden sich unter: http://edzardernst.com

5 Ernst, E. ‹Running on faith›, *The Guardian*, 15. Februar 2005. Abrufbar unter: http://www.theguardian.com/society/2005/feb/15/health.medicine andhealth1

6 Siehe beispielsweise die Webseite der Neuen Germanischen Medizin über Brustkrebs: http://www.newmedicine.ca/breast.php

7 Mehrere Familien berichten, dass ihre Verwandten gestorben seien, nachdem sie auf Ryke Hamers Rat eine konventionelle Behandlung abgelehnt haben, siehe beispielsweise: http://www.ariplex.com/ama/amamiche.htm
Zu Todesfällen aufgrund alternativer Betreuung auf Rat anderer Ärzte siehe:
Sheldon T. ‹Dutch Doctor Struck Off for Alternative Care of Actor Dying of Cancer›, *British Medical Journal* 2007; 335: 13
‹Alternative Cure Doctor Suspended›, BBC News, 29. Juni 2007. Abrufbar unter: http://news.bbc.co.uk/1/hi/england/london/6255356.stm

8 Schmidt, K. und Ernst, E. *British Medical Journal* 2002; 325:597

9 Jones, M. «Malaria Advice ‹risks lives›», *Newsnight*, BBC2, 13. Juli 2006

10 Siehe beispielsweise:

Kent, G. P. *American Journal of Epidemiology* 1988; 127: 591–598

Ernst, G. et al. *Complementary Therapies in Medicine* 2003; 11: 93–97

11 McRoberts antwortet, sie sei sich sicher, dass die Geister, mit denen sie verkehrt, ihr nichts zeigen würden, was einem ihrer Patienten schaden könnte. «Meine Informationen kommen direkt von der anderen Seite», sagt sie, «und ich vertraue völlig darauf, dass es genau so ist, wie es sein soll. Wenn ich mein Gehirn einsetzte, um mir zu überlegen, was ich mit meinem Klienten tun sollte, wäre das eine ganz andere Sache. Aber ich stelle meinen Verstand ab, wenn ich mit der anderen Seite in Verbindung trete, und lasse mich von den Geistern direkt inspirieren.» E-Mail von Mary Lee McRoberts, 29. August 2015.

12 Eine Diskussion über die Geschichte und den Mechanismus der Akupunktur findet sich bei: Singh, S. und Ernst, E. *Trick or Treatment* (2008), Kapitel 2, pp. 39–88.

13 Was die meisten Beschwerden angeht, so finden sich in qualitativ hochwertigen Studien keine Belege, dass Akupunktur besser als Placebo wirkt. Bei gewissen Formen von chronischen Schmerzen und Übelkeit könnte sie jedoch einen positiven körperlichen wie auch einen psychologischen Effekt haben. Ein systematischer Übersichtsartikel 2012, in dem 29 Studien über chronische Schmerzen mit insgesamt 17 922 Patienten analysiert wurden (Vickers, A. J. et al. *Archives of Internal Medicine* 2012; 172: 1444–1453), fand, dass echte Akupunktur ein wenig besser wirkt als Schein-Akupunktur (und beides wirkte besser als überhaupt keine Akupunktur in der Kontrollgruppe). Die Autoren kamen zu dem Schluss, dass der größte Teil der Wirkung von Akupunktur dem Placebo-Effekt zuzuschreiben ist, die Nadeln jedoch auch einen bescheidenen Effekt haben könnten.

14 Interview mit Deming Huang, Stanford Center for Integrative Medicine (SCIM), Stanford, Kalifornien, 26. November 2013.

15 Freedman, D. H. ‹The Triumph of New-age Medicine›, *The Atlantic*, Juli / August 2011. Abrufbar unter: http://www.theatlantic.com/magazine/archive/2011/07/the-triumph-of-new-age-medicine/308554/

16 Interview mit Jeremy Howick, Oxford, 20. April 2015.

17 Stroud, L. R. et al. *Biological Psychiatry* 2002; 52: 318–327

Kudielka, B. M. et al. *Biological Psychology* 2005; 69: 113–132

18 E-Mail-Interview mit Elissa Epel, 9. April 2015.

19 Telefoninterview mit Jeff Sloan, 25. Februar 2015.

20 Siehe auch Sloans Arbeit mit Messparametern für Lebensqualität:

Frost, M. H. und Sloan, J. A. *The American Journal of Managed Care* 2002; 8: 5574–9

Sloan, J. A. et al. *Journal of Clinical Oncology* 2012; 30: 1498–1504

21 Heathcote, E. *British Medical Journal* 2006; 333: 1304–1305

22 Thomas Bodenheimer von der University of California, San Francisco, schätzte den Anteil 2002 auf 70 % (Bodenheimer, T. *New England Journal of Medicine* 2000; 342: 1539–44). John Abramson von der Harvard University, Autor des 2004 erschienenen Buches *Overdosed America*, sagt, dass dieser Prozentsatz 2009 85 % erreicht habe. Siehe: http://www.ourbodie sourselves.org/health-info/who-paid-for-that-study/

23 Das Jahresbudget des National Center for Complementary and Integrative Health betrug 2015 124,1 Millionen Dollar (0,4 % des NIH-Jahresbudget von 30 Milliarden Dollar). Ich habe keine exakten Zahlen gefunden, wie viel davon für Studien über Mind-Body-Therapien ausgegeben wird, aber dem dritten strategischen Plan (2011–2015) des Zentrums zufolge werden die Mittel zwischen zwei Hauptforschungsgebieten verteilt – Mind-Body-Therapien und Naturprodukte. Ein Teil der Mittel fließt auch in Untersuchungen, wie viele Menschen komplementäre und alternative Medizin (CAM) benutzen, und in die Verbreitung von evidenzbasierter Information über CAM-Interventionen.
Siehe: https://nccih.nih.gov/sites/nccam.nih.gov/files/about/plans/2011/NCCAM_SP_508.pdf

24 Shang, A. et al. *The Lancet* 2005; 366: 726–732
Die Autoren analysierten 110 homöopathische RCTs und verglichen sie mit 110 äquivalenten Studien konventioneller Pharmaka. Von den homöopathischen Studien wurden 21 als «qualitativ hochwertig» bewertet, im Vergleich zu nur 9 der konventionellen Studien.

25 Skypevideo-Interview mit Elvira Lang, 24. April 2014.

26 Telefoninterview mit Ellen Hodnett, 10. März 2014.

27 Interview mit Bill Eley, Emory University in Atlanta, Georgia, 5. Februar 2015.

28 Mindestens 400 US-amerikanische Ärzte scheiden jedes Jahr freiwillig aus dem Leben (das entspricht dem Verlust einer gesamten medizinischen Fakultät); das Selbstmordrisiko von Ärzten ist doppelt so hoch wie in der Gesamtbevölkerung.
Andrew, L. B. et al. ‹Physician Suicide›, *Medscape* 2014. Abrufbar unter: http://emedicine.medscape.com/article/806779-overview
Junge Ärzte sind besonders gefährdet, wobei die Probleme bereits in der Medizinischen Hochschule beginnen. In einer 2009 erschienenen Studie gaben fast 10 % der Medizinstudenten im 4. Jahr zu, in den vergangenen zwei Wochen an Selbstmord gedacht zu haben.
Goebert, D. et al. *Academic Medicine* 2009; 84: 236–241
Burnout – ein psychologisches Syndrom, das durch emotionale Erschöp-

fung und Entpersönlichung gekennzeichnet ist – betrifft Schätzungen zufolge die Hälfte der Medizinstudenten und mehr als ein Drittel der Ärzte.
Hojat, M. et al. *International Journal of Medical Education* 2015; 6: 12–16
Aktuelle Studien sprechen dafür, dass ein Verlust an Empathie für Patienten ein Faktor ist, der zum Burnout beitragen kann. Bei Brain-Imaging-Studien zeigen Ärzte im Allgemeinen weniger mit Empathie verknüpfte Hirnaktivität als andere, wenn sie Menschen sehen, die Schmerzen leiden, und die niedrigsten Niveaus an mit Empathie verknüpfter Hirnaktivität werden mit schwereren Burnout-Fällen assoziiert.
Tei, S. et al. *Translational Psychiatry* 2014; 4: e393

29 Im Jahr 2013 gaben die Vereinigten Staaten 2,9 Billionen Dollar oder 17,4 % des BIP für das Gesundheitswesen aus, siehe: http://www.cms.gov/Research-Statistics-Data-and-Systems/Statistics-Trends-and-Reports/NationalHealth-ExpendData/downloads/highlights.pdf
Was einen Vergleich mit anderen Ländern angeht, siehe: http://data.worldbank.org/indicator/SH.XPD.TOTL.ZS

30 Siehe: http://www.cdc.gov/nchs/fastats/drug-use-therapeutic.htm
Thompson, D. ‹Prescription Drug Use Continues to Climb in US›, WebMD News, 14. Mai 2014. Verfügbar unter:
http://www.webmd.com/news/20140514/prescription-drug-use-continues-to-climb-in-us

31 Budnitz, D. S. et al. *New England Journal of Medicine* 2011; 365: 2002–2012

32 Schork, N. J. *Nature* 2015; 520: 609–611

33 Gøtzsche, P. C. *British Medical Journal* 2015; 350: h2435

34 James, J. T. *Journal of Patient Safety* 2013; 9: 122–128
Was Statistiken über die wichtigsten Todesursachen angeht, siehe: http://www.cdc.gov/nchs/fastats/leading-causes-of-death.htm

35 http://www.fda.gov/Drugs/DevelopmentApprovalProcess/DevelopmentResources/DrugInteractionsLabeling/ucm-114848.htm
Diese Zahlen stammen aus dem Jahr 2000, daher könnten sie inzwischen deutlich höher liegen.

36 Siehe Young, E. *SANE: How I Shaped Up My Mind, Improved My Mental Strength and Found Calm* (2015), eine faszinierende und evidenzbasierte Erkundung, in welcher Weise körperliche Faktoren wie Ernährung, Bewegung und Schlaf unsere Psyche beeinflussen.

Danksagung

Bei der Recherche für dieses Buch hat mich die Großzügigkeit derjenigen, die meine Fragen beantwortet und ihre Ideen und Erfahrungen mit mir geteilt haben, beeindruckt und berührt. Das Ergebnis, *Heilung von innen – Die neue Medizin der Selbstheilungskräfte*, würde ohne die Expertise, Geduld und Unterstützung zahlloser Menschen nicht existieren, und ich hoffe, es erfüllt die Erwartungen, die sie in mich gesetzt haben.

Zuerst möchte ich den Wissenschaftlern und dem medizinischen Personal danken, die sich die Zeit nahmen, mir ihre Arbeit zu erklären, und mich in ihre Labors und Sprechzimmer einluden. Besonders dankbar bin ich Fabrizio Benedetti dafür, dass er mich auf dem Plateau Rosa willkommen hieß; Elisa Frisaldi und Elisa Carlino für ihre Erlaubnis, ihre Experimente im Molinette Hospital in Turin zu beobachten; Ted Kaptchuk und Nicholas Humphrey in Cambridge, Massachusetts, bzw. Cambridge, Großbritannien, dafür, dass sie ihre Ansichten über Placebos mit mir teilten; Manfred Schedlowski und seinem Team an der Universität Essen dafür, dass sie mich ihr berühmtes grünes Getränk probieren ließen, und Peter Whorwell sowie Pamela Cruickshanks dafür, dass sie mich bei ihren Patienten in Manchester einführten.

Ebenso dankbar bin ich David Patterson, Sam Sharar, Christine Hoffer, Hunter Hoffman und allen bei Harborview dafür, dass sie mir das Potenzial der virtuellen Welt gezeigt haben; Elvira Lang bei Hypnalgesics sowie Kelly Bergeron und Pamela Kuzia am Boston Medical Center, dass sie mich Comfort Talk live erleben ließen;

Patricia Saintey von Heartfelt Consulting für die Demonstration des Herzfrequenzvariabilitäts-Biofeedbacks; Steve Cole für mehrere Interviews und für das Herumführen an der UCLA; Lobsang Negi, Bill Eley, Brendan Ozawa-de Silva, Samuel Fernandez-Carriba, Jennifer Mascaro und vor allem Timothy Harrison für seine Einführung in die CBCT. Ein großes Dankeschön auch Michael Moran und seinen Kollegen für die Erlaubnis, in Lourdes als Freiwillige zu arbeiten. Ihr Mitgefühl und ihre Hingabe haben mich tief beeindruckt.

Viele andere opferten mir ihre Zeit und Expertise, während ich für dieses Buch recherchierte, und versorgten mich mit Artikeln, die in dieses Buch eingeflossen sind. Dazu gehören Jerry Jarvik, David Kallmes, David Spiegel, Sara Lazar, Alessandro de Franciscis, Jon Stoessl, Dan Moerman, Irving Kirsch, Edzard Ernst, Adrian Sandler, Karen Olness, Oliver Witzke, Tim Noakes, Chris Beedie, Peter White, Elizabeth Blackburn, Elissa Epel, Jue Lin, Edoardo Casiglia, Enrico Facco, Candy McCabe, Ellen Hodnett, Vicki Jackson, Jennifer Temel, Robert Kloner, Mary Armanios, Gene Brody, Greg Miller, Wendy Mendes, Paul Lehrer, Barbara Fredrickson, Bethany Kok, Richard Sloan, Andrew Newberg, Kenneth Pargament, Clifford Saron, Olive Conyers, Tim Briggs, Mark Williams, Giuseppe Pagnoni, Trudy Goodman, Christiane Wolf, Willem Kuyken, David Gorski, Robert Simpson, David Rehkopf, Michel Poulain, John Cacioppo, Michelle Carlson, Charles Raison, James Coyne, Michael Antoni, Simon Norburn, Bonnie McGregor, Mary Lee McRoberts, Catherine Mayer, Jeremy Howick, Ben Goldacre, Jeff Sloan, Tom Stannard, Kavita Vedhara, Gaëlle Desbordes, Jacqui Tomkins, Dan Martin, Michael Irwin, Helen Lavretsky, Clare Stevinson und Marc Schoen.

Ich begann dieses Buch, fasziniert von der Wissenschaft, die zu erforschen sucht, wie unser Geist unseren Körper beeinflussen könnte, aber meine Gespräche mit Patienten und freiwilligen Studienteilnehmern halfen mir zu erkennen, dass dieses Thema jenseits seiner intellektuellen Bedeutung profunde praktische Konsequenzen für unsere Gesundheit und dafür hat, wie wir alle unser Leben leben. Für mich haben ihre Geschichten das Buch zum Leben erweckt. Dazu gehören Bonnie Anderson, Rosanna Consonni, Linda Buonanno, Simon Bolingbroke, Karl-Heinz Wilbers, Samantha Miller, Gareth Walker, Lupita Quereda, Rose Wise, Caroline Dempsey, John Flynn und Tunde Balogh. Es gibt noch andere, deren Namen ich nicht genannt habe, um ihre Privatsphäre zu schützen, und viele mehr, die in diesem Buch nicht zitiert werden – sie alle haben zu diesem Buch beigetragen, und ich bin jedem Einzelnen von ihnen sehr dankbar.

Dieses Buch begann als ein Sonderbeitrag im *New Scientist Magazine*. Dank an Michael Le Page dort, der meine Idee nicht nur akzeptierte, sondern die Story auf den Titel setzte, und an all die Lektoren, die seitdem mit mir an verwandten Artikeln gearbeitet haben, darunter Mun-Keat Looi bei Mosaic und alle bei *Nature*. Ich danke Kevin Fong, Mark Henderson und Niki Jakeways dafür, dass sie die Zeit gefunden haben, den fertigen Entwurf zu lesen und zu kommentieren.

Dank auch an Gaia Vince und Emma Young dafür, dass sie meinen Stresspegel dank ihrer Freundschaft, ihrer Ratschläge und gemeinsamer Abenteuer, darunter die Entdeckung des besten Spa in der Welt, niedrig gehalten haben.

Meine großartige Agentin, Karolina Sutton, glaubte von Anfang an an dieses Buch und stand mir während des ganzen Entstehungsprozesses unermüdlich zur Seite. Dank auch an meine wunderbare Copy-Editorin Octavia Reeve und meine Lektorinnen Amanda Cook bei Crown und Katy Follain bei Canongate dafür, dass sie sahen, was dieses Buch sein konnte, und mich dazu brachten, dieses Potenzial zu realisieren. Ich bin sehr dankbar, dass ich die Gelegenheit hatte, mit so geduldigen und talentierten Menschen zu arbeiten.

Und schließlich danke ich meiner Familie: Ian Sample, meinem Partner und besten Freund, für seine felsenfeste Ermutigung und Unterstützung, und Poppy und Rufus, meinen wundervollen Kindern, für Umarmungen, Spaß und all die Inspiration, die ich jemals brauchen werde.

Peter Sedlmeier
DIE KRAFT DER MEDITATION

Meditieren zu lernen ist eine gute Idee. Viele Menschen berichten von positiven Effekten auf Gesundheit und Wohlbefinden. Meditieren liegt im Trend. Aber: Was genau macht man dabei? Welche Meditationsformen gibt es? Was können sie bewirken – und was eben nicht? Peter Sedlmeier beantwortet diese Fragen und lässt dabei Erfahrungen aus seiner eigenen Meditationspraxis einfließen. Unter Einbezug neuester wissenschaftlicher Studien gibt er einen Überblick darüber, wie die Wirkung der Meditation in westlichen und östlichen Theorien erklärt wird.

Erscheint am 23.09.2016
272 Seiten

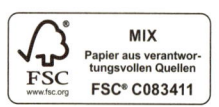